医用治疗设备

——原理与结构导论

主　　编　程海凭
副 主 编　刘　红
参编人员　吕　丹　林　敏　陆宏伟
　　　　　蒋　欣　卜朝晖

上海交通大学出版社

内 容 简 介

本书较为系统地阐述了主要医用治疗设备的治疗机理、主要类型、技术指标、结构原理和应用要点。内容共分 8 章，主要内容包括：医用治疗设备概述、心脏起搏器、心脏除颤器、高频手术设备、物理治疗设备、冲击波碎石装置、激光治疗装置、放射治疗设备等。全书内容丰富，阐述深入浅出，系统性强。为便于自学，各章均附有思考题。

本书可作为高等院校医用治疗设备专业的教材，也可以供相关专业技术人员、医务工作者作参考用书。

图书在版编目(CIP)数据

医用治疗设备：原理与结构导论/程海凭主编. —上海：
上海交通大学出版社，2012
ISBN 978-7-313-08221-3

Ⅰ. 医… Ⅱ. 程… Ⅲ. 医疗器械 Ⅳ. R197.39

中国版本图书馆 CIP 数据核字(2012)第 041104 号

医用治疗设备
——原理与结构导论

程海凭 主编

上海交通大学出版社出版发行

(上海市番禺路 951 号 邮政编码 200030)
电话：64071208 出版人：韩建民
上海华业装璜印刷有限公司 印刷 全国新华书店经销
开本：787mm×1092mm 1/16 印张：15.75 字数：385 千字
2016 年 7 月第 2 版 2016 年 7 月第 1 次印刷
ISBN 978-7-313-08221-3/R 定价：42.00 元

前　言

　　随着工程技术的发展,医疗仪器的种类、应用领域有了极大的拓展。医用治疗设备作为医疗仪器的重要组成部分,对于医疗事业的促进作用也日益显著。医用治疗设备是利用各种能量作用于人体,以改善患者的机能或变更病程的发展。由于有能量作用于人体的特点,使其应用的危险性大大高于其他医疗仪器。因此,对于医用治疗设备的安全性,在设计、制造、使用和监管中都是要求最高的。并且,医用治疗设备在使用中与患者的状况关系密切,其使用方式、作用部位、能量种类、能量大小和治疗时间等都必须依据人体及其病症的需要,它与人体的关联性互动性很强。所以,理解其治疗原理常常需要了解人体及其病症的特点。由此可见,医用治疗设备具有不同于其他医疗仪器的特殊性。

　　近年来,为了培养医用治疗设备应用领域的技术人才,在国内多所院校相继开设医用治疗设备课程,甚至设立医用治疗设备应用技术专业。在教学中十分需要系统阐述医用治疗设备基本原理、基本类型、基本结构的教材。由于目前这方面的教材很少,所以才促使我们编写这本教材。

　　本书第一章介绍了医用治疗设备的基本要求、类别,及其能量控制的意义和方法;第二章介绍了心脏起搏器的原理、类别和结构特点;第三章介绍了心脏除颤器的原理,典型体外和体内心脏除颤器的结构特点;第四章介绍了高频手术设备的类型,高频电刀、高频氩气刀、超声外科系统的原理和结构特点;第五章介绍了运用电、光、超声、磁场、温热、低温、水、机械力等物理能量的理疗设备的原理、类型和结构特点;第六章介绍了体内和体外冲击波碎石装置的原理和结构;第七章介绍了激光的基础知识,基本激光器和医用激光治疗装置的原理和结构;第八章介绍了远距离和近距离放射治疗机、医用电子加速器、伽玛刀和 X 刀治疗系统等的原理和结构特点。为便于自学,各章均附有思考题。

　　本书参考教学课时约 60 学时。可作为高等院校相关课程的教材,也可作为医用治疗设备工程技术人员、医务人员和管理人员的参考用书。

　　本书是在程海凭几年前编写的教学讲义的基础上,再次收集整理和参考了大量资料,依靠集体的智慧共同修改编写完成的。书中第一章、第二章、第六章由程海凭编写,第三章由程海凭与吕丹共同编写,第四章由程海凭与林敏共同编写,第五章、第八章由刘红编写,第七章主要由程海凭编写,陆宏伟补充了部分内容。书中大部分图由程海凭绘制。另外,蒋欣为本书搜集整理了有价值的资料,卜朝晖为本书搜集和翻译了部分资料。上海沪通电子有限公司、上海光电医用电子仪器有限公司、上海精诚医疗器械有限公司等也为本书提供了宝贵的资料。在此,向所有参与本书编写以及提供资料的人员表示衷心的感谢!

　　由于水平有限,错误和不足之处敬请读者批评指正!

编　者

2012 年 4 月

目　　录

第一章　医用治疗设备概述

本章介绍医用治疗设备的概况,包括医用治疗设备的应用目的和要求,以及能量类型和能量控制方法,以便理解各种治疗设备之间的异同和特点,有助于以后各章的学习。

1.1　医用治疗设备的目的和要求

1.1.1　诊断、治疗和监护设备的区别和关系

一般的医疗过程包括三种性质不同又有联系的内容:诊断、治疗和监护。诊断是确定生理上发生异常的原因和程度;治疗是采用各种方法作用于生物体,以期在结构和功能上向正常方向变化;而监护则是在治疗过程中,监视疾病及其治疗进程,并据此改进医疗措施。用于上述医疗内容的医疗设备分别称为:诊断设备、治疗设备和监护设备。各类医疗设备有不同的应用目的和要求,见表1.1。

表 1.1　各类医疗设备的应用目的和要求

分　类	应用目的	要　　求
诊断设备	确定机能失常的原因和程度	对生物体的影响极小,精确测量
治疗设备	改善机能或变更病程	对生物体有益的影响大,副作用小
监护设备	在治疗进程中监视患者的状况	对生物体的影响极小,趋势测定

诊断设备和监护设备在功能上很相似,都是测定生物体的状况,并要求对生物体的影响极小。但因目的不同,测量的时间和精度要求也不同。诊断设备是在医疗过程的开始和结束时短时间运用,并且要求精确的定量测量;而监护设备是在治疗的过程中长时间地运用,精度要求低,主要是趋势的测定。治疗设备与其他二者有很大的区别,诊断和监护设备要求对生物体的改变越小越好,而治疗设备是要对生物体的机能或状况产生改变。对治疗设备的要求是:对生物体必须确保应有的治疗效果,而不引起不必要的变化。由于治疗设备是有能量作用于人体的,因此多少总有些副作用,即使是同一种治疗设备,随着环境的复杂变化,不同患者病情的不同,同一患者治疗部位的不同,同一部位病情的变化,各种情况可能需要不同的能量形式和能量水平,否则副作用就会增大。这使应用的危险性大大高于诊断设备和监护设备。因此,对于医用治疗设备的安全性,在设计、制造和使用维护中都是要求最高的。

在分类上,由于功能上的相似性,诊断设备和监护设备有时被归为一类,确实它们有时有相同的检测内容,如心电图。甚至可能以相同的仪器用于诊断和监护。然而,在结构上治疗设备常常合并有监护仪器,这样可以更方便地监护治疗的进程,提高治疗的效果。例如,除颤器有监护心电图的功能,而麻醉设备可能包括压力、容积和流量指示器。有些治疗设备中有机地

结合了监测环节,成为闭环控制系统,这些治疗设备的输出受到监测参数的直接控制。

1.1.2 临床治疗手段与治疗设备的关系

临床医学上的治疗有多种手段。以大剂量用药为主的内科治疗,以手术及人工脏器为中心的外科治疗,物理治疗,放射治疗,以及精神治疗等,见表1.2。它们之间有很大的区别。各种治疗手段都可能或多或少地使用有关的治疗设备。物理治疗、放射治疗是直接运用医用治疗设备的,人工脏器治疗也主要是运用治疗设备,甚至药剂治疗中也渐渐运用物理的作用而用到有关的治疗设备。如超声雾化器配合气管、支气管炎患者的药物吸入治疗。

表 1.2 治疗手段的种类

治 疗 法	主 要 内 容
药剂治疗(内科)	食疗,营养,内服,注射,外用,坐药,吸入
手术治疗(外科)	切除,止血,缝合,烧灼,冻结,蒸发,移植
人工脏器治疗	形态修补,脏器机能代偿,机能辅助,辅助循环,运动机能代偿,免疫机能辅助,机能增强,新机能
物理治疗	温热,寒冷,水疗,温泉,电疗,光线,按摩,运动,作业,针灸,高气压,机械力
放射治疗	X射线,γ射线,中性粒子射线,中间粒子,重粒子射线
精神治疗	精神分析,劝说,暗示,鼓励,催眠,自律训练,作业,游戏

以外科手术治疗为例,手术的基本步骤由切开、止血、缝合三部分组成。在切开、切除、割离过程中,除了需要手术刀、剪刀之类的手术器械之外,也可以运用如电刀、激光刀、超声波刀等治疗设备。

止血是非常重要的一个环节。手术死亡的病例,其中大部分是因失血而死。止血的方法一般为用线缝合,另外还有电刀凝结、激光烧灼、微波凝固等。有了这些治疗设备,出血很少的无出血手术就成为可能,从而提高了外科手术的安全程度。

缝合一般采用针和线。医用缝合线是一种能在伤口愈合的同时被人体分解吸收的新型医用材料。这被称为可吸收性缝合线。在缝合血管时,则必须采用极细的线和精巧的手术器械。在耳鼻喉科、眼科、脑外科、血管外科中,手术用显微镜也普遍采用。

现代的外科治疗,已不单单是切除坏死的组织,促进伤口的愈合,进而对缺损的组织、机能的修复、再造也成为可能。在以置换、补充疗法代替简单的切除疗法的技术进步背景下,以人工骨、填充材料为代表的医用材料和人工脏器治疗已得到了很大的发展。

总之,对提高临床治疗效果而言,除了药物的作用,医用治疗设备已越来越成为不可替代的重要治疗手段。

1.1.3 治疗设备的内科或外科目的

任何治疗设备都是为了以下一个或几个治疗目的:①维持或重建内环境稳定。②改变结构以增强机能。③功能的直接辅助。④丧失功能的替代。

1. 维持或重建内环境稳定

内环境稳定是指,在体外环境或个体发生变化的情况下,机体所表现出的使内环境变化尽可能小的能力。机体内环境的稳定机制,对由营养失去平衡、运动、疾病或损伤引起的体内变化起反应,其中我们最关心的是疾病和损伤。像任何其他控制系统一样,人体的内在反馈机理在一定限度内是有效的,当超越这些限度时,体内调节不再可能,而死亡可能临近。医用治疗设备可用来暂时地弥补人体内环境出现过度的变化。

体内平衡调节机理的实例包括:温度调节,血气含量,血糖浓度,肌肉张力,血压,电解质平衡和体液平衡,通过植物神经系统、循环系统、呼吸系统以及脾脏、肝脏和胰腺等的相互作用,使各种参数保持在正常范围内。如果疾病或损伤影响了上述任何一个系统,体内环境的调节即受损。医用治疗设备可在以下两个方面弥补受损情况:①直接代替有缺陷的器官系统。例如,血液透析器有助于纠正电解质平衡、体液平衡和血糖浓度的失常;呼吸机有助于控制血气含量;气囊泵有助于克服中央循环的机能不足。②直接影响所有的机能。例如,早产婴儿恒温箱代偿初生婴儿温度调节机能的不足。

有时为了实现某一治疗步骤,必须抑制身体的调节机能。麻醉设备抑制了植物神经系统并改变身体对外界的反应。因此,我们也可能在施行麻醉期间采用其他生命支持系统,例如呼吸机和血液氧合器。这一类型的设备是维持生命的,故可靠性要求极高。并在治疗过程中要求严密的参数监测。

2. 改造结构以增强机能

许多治疗过程要求改造结构以增强机能。常用的结构改造有多种类型,切割或割断组织则是多种设备的功能。切割通常会引起失血,所以其次的结构效应是凝血。有时也可能需要破坏对生物体不利的组织,但这种效果与前两种结构改造相比目的不同。医用治疗设备经常对这些过程起辅助作用,因此要求它把结构改造增加到最大限度,同时把不要求的变化减到最小限度。

结构改造本身不是最终目的,更确切地说它仅是达到增强机能的一种手段,因此必须突出特殊效果并尽量减小副作用。

在所有情况下,结构上的变更形式必须与内科或外科目的一致。必须考虑到避免出现失血过多,切除过量的组织或产生可能延缓愈合过程的影响,使用设备后能使外科手术时间压缩到最低限度。

3. 功能的直接辅助

医用治疗设备也能对特定器官系统机能的增进起作用。我们称辅助机能的设备为矫形设备或矫形器,在使用这种设备前,必须全面了解被辅助器官的生理学和病理状况。例如辅助心脏的设备,必须首先明确心脏活动异常(心律不齐)要求的辅助参数,起搏器输出的刺激电压、电流和持续时间等。心律不齐的类型也支配着起控制作用的参数和模式,一个稳定的三度心脏传导阻塞需要的设备不同于二度传导阻塞时所用的设备。心力衰竭也对使用要求不同。

有时设备用于抢救生命。例如当患者在几分钟内就会发生死亡或严重损伤时,我们可采用除颤器,而其他设备只能改善患者的生活质量而不是维持生命。例如可以利用神经辅助设备以减小难以消除的慢性疼痛。在考虑选择治疗设备时,设备维持生命的作用比改善生活质量更为重要。

4. 丧失功能的替代

在许多情况下,疾病或损伤能造成机能全部丧失。当一个医疗器件用于替代丧失的或残缺的机能时,我们称它为替代器或假体,也称人工脏器。它们的主要目的是替代机能。替代装置的结构可以与生物系统完全不相似。如替代心脏瓣膜可以用浮球或转碟而不用类似正常瓣膜的叶片结构。因为重要的是机能近似而不是结构模仿。

有些装置是复制人体需要替代的部分结构。例如人工髋部的结构与天然髋关节非常相似。这是由于髋部的机能是结构性的,并且存在能复制天然结构的材料。

1.2 医用治疗设备的一般结构

图 1.1 表明了医用治疗设备的主要组成部分。治疗设备的输出部分产生用于治疗的能量,该能量具有多种形式。输出的能量通过接口进入生物系统内。接口可以是体内的或是体外的,具体要根据所用能量的类型来确定。用于超声治疗的压电晶体,用于心脏起搏器的电极,用于热凝结的金属丝环,以及用于麻醉的呼吸回路都是接口的例子。这些接口通常都是独立的系统部件。在有些场合下,接口与患者完全不接触。例如在射线治疗和激光手术时,能量是通过辐射传输给生物系统的。

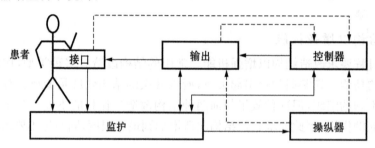

图 1.1　医用治疗设备的一般结构

控制器对输出能量进行改变、聚焦和屏蔽,它调整输出的强度、波长、持续时间,以取得最大治疗效果。在呼吸机中,控制器通过对输出泵的控制来供给所要求的空气流量和压力。

监护可以通过体检、使用者的反馈或自动的方式来进行。操纵器是操作者输入指令的变换器,是与操作者之间的输入接口。

1.3 医用治疗设备的输出能量

1.3.1 治疗设备输出的能量形式

治疗设备的一切效果归因于能量输入生物系统。在某些情况下,输出换能器产生一种具有直接生物学效应的能量。如心脏起搏系统的电极产生一种直接刺激心肌的电流。在另一些情况下,通过生物系统的内在能量产生二次转换,并由这第二种形式的能量产生所期望的生物学效应。例如在超声治疗中,输出换能器的生物效应来自产生高频机械振动的压电晶体继发的热能。

表 1.3 治疗设备的能量形式和代表设备

能量形式	能量状态	设 备 实 例
电磁波	低频波	除颤器,低频治疗器,心脏起搏器,静电治疗器,电麻醉器,神经、肌肉刺激装置,直流电浴
	高频波	电手术刀,超短波治疗器,微波治疗器
	光波	光治疗器,激光治疗器,光凝固装置
热	低温	冷冻手术器
	常温	石蜡浴装置,电热包扎带,输液加温器,保育箱
	高温	电烧灼器
放射线	电子射线	X 射线治疗装置,电子感应加速器,回旋加速器
	粒子射线	直线加速器
机械力	静压	高压氧气室,加压水按摩装置,牵引器,吸引器,脊椎矫正器
	动压	心按摩器,气囊泵装置,气泡浴装置,人工呼吸器,输液泵,振动器,结石粉碎机
声波	超声波	超声波吸引器,超声喷雾器,温热治疗器,超声波治疗器
化学		血液透析机,麻醉器,血液氧合器

表 1.3 列出治疗设备所供给能量的主要形式,以及有关设备的实例,这些形式的能量对生命组织具有独特的效应,一般都可满足 1.3 节所讨论的一个或一个以上的内科和外科目的。有时一种能量的原始形式具有继发的破坏性形式,通常是化学的或高温的。例如在使用电外科设备时可能烧伤患者,长期电刺激会由于电解作用而产生化学性副产品。因此,必须谨慎地选择能量的原始形式,并对之有足够的认识,尽量减小可能出现的副作用。

中低频电磁波的电能是通过直接与身体接触输出的。输出传感器是一对电极,电流流过电极获得生物学效应。为了获得有用的效应,传感器必须能在给定时间内送出最适宜的电荷。心脏起搏器和神经辅助装置周期性地在长时期内提供刺激,而除颤器和电灼环的利用仅为在生物体上产生即刻的变化,而不是长期使用,但这两种能量形式相同,而它们的电极设计和输出电流则完全不一样。化学的(由于电解)和热的继发效应可能导致烧伤或产生有毒物质。

高频电磁波是非电离辐射,包括电磁场、相干光及非相干光。它们和前述方法之间的主要差别在于能量通过辐射而不是通过直接接触传输给患者。例如修复视网膜剥离的激光外科是使用相干光,用于初生婴儿光线疗法的胆红素光是利用非相干光源。外科设备和射频透热疗法两者均利用电磁辐射引起继发的热能效应。在电外科中应用能对小血管有致热作用的能量止血。有时热效应也会是需要避免的,可能产生的化学性效应虽在胆红素光的情况下是合乎需要的,可是在电灼法中电解或蒸发所致的效应都是不需要的。

通过对流、传导或辐射可获得热效应。热辐射严格来说是一种电磁能形式,把它列在热能范畴内是因为它对生物系统产生的是加热效应。对流设备通过气流加热。呼吸机中空气预热后泵给患者起到加热作用,早产婴儿保温箱使用辐射热,心肺机在把血液回输到患者体内以前,给血液提供传导热。

放射线是电离辐射,是通过应用控制原子核(例如钴)衰变的输出或者产生高能 X 射线实现的,在设计和使用时必须保证对操作者和患者的防护。利用射频能的直线加速器在超高压 X 射线装置中用直接加速方式产生 X 射线,在需要的情况下可通过选择参数,对其加以控制。放射性原子核设备的输出控制是由承载器的机械结构来实现的。

把机械能直接传递给生物系统可使结构增强。有时机械能也可表现为压力或流的形式,如呼吸机产生有与呼吸系统相应的压强气流,主动脉气囊泵产生传递给心脏的压力,增加血流量、减少心脏负担。超声波是振动的传播,也是一种机械能,治疗性超声波的晶体振动输出能量,通过皮肤传递给深层组织实现治疗作用。机械系统主要是热和化学的继发效应,超声的加热作用就是一个例子。呼吸机产生继发的血-气效应。

由物质的不同浓度所形成的化学势,能产生化学能,这种形式的能量在透析器中主要是建立跨膜化学梯度产生治疗效果。麻醉系统也是利用化学能作为主要的治疗形式。

1.3.2 治疗设备输出的能量水平

在使用治疗设备时能量水平是最重要的。例如热效应有时可以是温和的,但在理疗时则是剧烈的,而在冷冻外科时又完全相反。

许多治疗设备所用的输出能量形式与那些对应的诊断或监护仪相类似。例如,诊断超声和治疗超声两者都使用压电晶体产生的高频机械能,其主要差别是应用到生物组织的功率不同。同样,还有都产生 X 射线的 X 射线诊断系统和 X 射线治疗设备。一般,治疗要求功率高,但在功率发生的方法和安全操作条件方面限制同样严格。

表 1.4 诊断和治疗用几种能量的量值比较

能量类型	诊断用能量水平	治疗用能量水平
超声	<1 mW	1.5 W/cm^2
X 射线	约 50 keV	3～25 MeV
电	1.6 mW(阻抗体积描记)	20 kW(体外除颤) 15 mW(体内起搏)

表 1.4 所列为诊断和治疗用的几种方式的能量比较。有效的治疗所需的能量要比诊断的大几个数量级。如超声诊断的功率小到不会引起生物效应,而在超声治疗中它的治疗效果取决于所作用的面积。X 射线因其治疗能量水平需根据发生器和患者体内目标的位置不同,在很宽的范围内变化,因此,其能量级要比诊断高得多。

表 1.4 中还比较了阻抗体积描记法和心脏除颤与起搏的电功率水平。因为除颤脉冲在到达心脏以前必须经过胸腔,而起搏能量直接供给心脏,所以除颤的功率要比起搏的功率高几个数量级。另外一个因素就是所要求的生理效应,由于心脏起搏不像除颤时那样要使全部心室细胞同时去极化,所以消耗的能量要小。阻抗体积描记法也是在体外应用的,只需要很小的电流作测量用。

1.3.3　扩大治疗效果和减小副作用

通常需要在尽量扩大治疗效果的同时,又使正常组织不受破坏,为此治疗设备应能把能量的应用限制在一个比较小的范围内。这可以通过屏蔽、聚焦或仔细安放接口来达到。确定电外科的发散电极的位置,或安放除颤器电极以期对其他组织的影响减到最小,就是这方面的例子。

射线治疗是使用屏蔽技术的典型。利用准直器和铅屏蔽,能使 X 射线或 γ 射线的能量在肿瘤上达到最高水平,而对正常组织则极小。该技术还可以将设备的能量聚集在特定的区域内。例如,使用激光切割设备即为考虑组织的光学特性和能量聚集而使效果达到最大。另一个聚焦的方法是利用生物组织的频率响应特性而按某一种频率递送能量,以使收效增加到最大限度,而继发效应减少到最小限度。例如 X 射线束的穿透深度与其波长成比例;输出电流频率为 1MHz 的电外科法,能使生物效应大大减小。

输出的机械结构还可以控制能量的释放。例如电灼器探头的几何形状明显影响能量的释放。改变呼吸机中的流量和压力曲线使呼吸作用增加到最大限度,而不合乎需要的心血管副作用尽可能减小。实际上,治疗本身是对人体加以某种侵袭,完全无害的治疗是极少的。虽然各种能量副作用的成因不同,但一般而言,通过皮肤向人体内传播的能量密度如果超过 100mW/cm^2,就会对人体产生损伤。因此,治疗通常是一柄“双刃剑”。评价一个治疗设备的原则可用图 1.2 来说明。图中,两条直线分别表示某一种治疗设备的输出能量密度 E 相对于治疗主作用(治疗效果)M 和副作用(危险性)S 的关系。假定主作用起于 $E=0$,副作用起始于 $E=E_0=100\text{mW/cm}^2$。如果,主作用线上对应于开始产生治疗效果的治疗阈值 M_1 的能量密度为 E_1,副作用线上对应于人体致死界限 S_2 的能量密度为 E_2,那么,治疗宽裕度为 E_2-E_1。治疗能量密度应在此范围内选取。显然,治疗宽裕度越大,控制越容易,安全性越高。此外,在特定的能量密度下,治疗效果 M 和副作用 S 之比 M/S,称为治疗效果度。这个比值越大,对治疗越有利。可见,选择主作用线斜率越大,副作用线斜率越小的治疗方法,这两个指标都将提高。

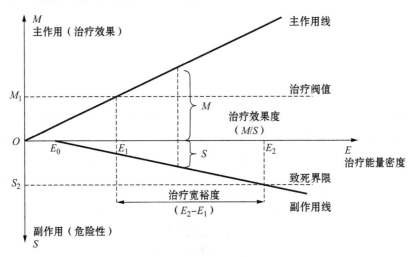

图 1.2　治疗能量与主作用和副作用之间的关系

1.4 医用治疗设备的控制

治疗设备的控制取决于医疗效果的反馈。这种反馈可以是自动系统的一个部分。在这样的系统中,传感器直接测量输出并影响设备。现代的治疗设备更常见的是采用一个操纵控制回路,在这个回路中包括医师、治疗员或护士来监视设备的效果,并据此进行相应的调整。这在工程术语中称为"开环控制"。本节讨论反馈控制系统的一般特性,并说明治疗设备的控制。

1.4.1 治疗设备的开环控制

大多数医用治疗设备具有开环控制系统。这个术语意指系统的输出不利用反馈进行内部调节。图1.1表明几种常用的外部反馈。医师根据理想的治疗效果确定设备必要的预置参数,然后由治疗员或护士调节设备。这个过程的关键是连续监视患者和设备的性能,调节机器的预置参数,从而修正随时变化而出现的问题。

开环控制存在着两个主要缺点。首先,系统动态响应很慢。预置得不恰当其影响在几小时内可能不明显,直到进行离线测量方能发觉。例如人工呼吸机主要的监测和反馈建立在血-气含量的基础上,到我们抽血确定 O_2 和 CO_2 浓度的时候,几小时可能已过去了,再进行校正为时已晚。再者在分析新的血气样品以前不可能有明显的征兆,会造成总控制系统常常是欠阻尼或过阻尼的,具有过分的超调或欠调。

其次是不能考虑患者随时间变化的生理状态。在进行脱机抽样检查以前,观察不到生理学或接口参数的变化。例如主动脉内气囊泵的压力,取决于某种压力负荷的大小,如果血管的阻力变化显著,那么气囊泵可能提供太高或太低的压力。使用开环系统时,必须注意这种情况并且迅速校正,以避免损伤循环系统,或者引起供血不足。

闭环反馈控制系统能弥补开环控制系统的这两个不足。

1.4.2 治疗设备的闭环控制

1. 闭环控制对参数变化的作用

我们把反馈定义为具有某种形式能使变化了的参数回复的系统。图1.3所示为最普通的反馈结构。包括受控系统、控制器和比较器组成。为便于自校,控制器(反馈系统)将参数的变化提取并放大,通过比较器将反馈信号与输入信号比较,产生的差值去控制受控系统。信号可以是任何类型,但在医疗应用中不外乎电的、光的、热的、机械的、流量的或化学的几种类型。

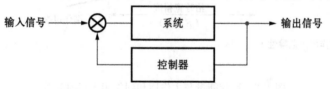

图1.3 基本的闭环控制系统

也可以是任何形式,连续的、经采样的、二进制的等等。应用反馈的最通常原因是减少由于参数变化引起的影响。在线性连续闭环系统中,这些参数变化既可能由设备本身及生理系统造成,也可能由连接二者的传感器所造成。下面举几个在治疗设备中成功应用该技术的实例。

在起搏心脏时,必须确保起搏器释放的能量恒定,当电池电压随时间下降时,可用增大起搏器的占空比(脉冲宽度)进行补偿。这是一种用反馈检测输出并校正设备参数变化的例子。

另一个例子是,用于人工呼吸机的驱动风箱的压力可以用反馈进行校正。这个系统之所以必要,是因为我们必须精确地知道呼吸机每一运转周期供给患者的空气量,以便保证获得适当的每分钟通气量。以风箱作为驱动器的呼吸机,有因风箱本身的压缩,在较高的压力下不能供给预定的吸气量(潮气量)的缺点。但用了反馈系统后可以对此进行补偿,这个反馈系统利用系统压力和机器预定量,计算依从的补偿体积和要求的体积之差,改变供给体积达到内部参数变化的补偿。

利用反馈还可校正患者的生理变化。利用计算机注射药物对心脏患者术后血压进行控制就是利用这种反馈的例子。图 1.4 为这个反馈系统的方框图,系统的目的是通过注射硝普盐(一种快速作用的舒血管剂)降低动脉的平均压力(MAP)。用该药控制动脉血压时,需要测量有规则的血压或平均动脉血压,从而频繁调整注射速度,因为该药是快速作用的,给药时周围血管的阻力会很快减小,而注射停止后药物作用又会迅速消退,因此用人工控制有困难,故采用自动反馈控制方式。

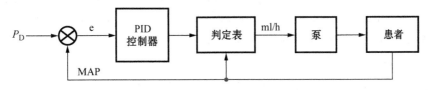

图 1.4　装置了药品注射的平均动脉压(MAP)闭环控制系统

图 1.4 中的控制参数 P_D 为要求的压力,该值由护理医师或护士确定。手术后马上面临的医疗问题是使每一生理学的亚系统达到最佳性能,同时保持适当的储备,使药物的干扰为最小。设计者制定了一套在这种条件下确定药物注射剂量的规则,该规则倾向于药物注射速度和总量尽可能小,既使用了建立在比较实时的平均动脉压(MAP)和要求的压力值 P_D 基础上的反馈,又使用前馈(当 MAP 超过预置值不小于 5mmHg 时用来减小该压力)。图 1.5 是人工控制和计算机控制 MAP 的比较。自动系统给出较稳定的 MAP 值以后,利用反馈对未知

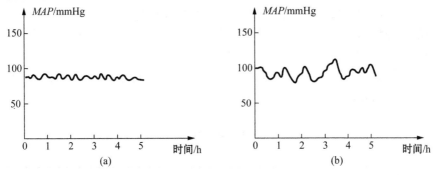

图 1.5　人工和计算机控制 MAP 比较

的生物学参数的变化进行补偿。

2. 闭环控制对系统动态特性的影响

利用反馈的第二个同等重要的原因是能够改变设备的、或生理系统的、或两者兼而有之的系统动态性能。例如,当我们把电压加在电动机上时,转轴开始转动,直到电压被切断,转轴转过的角度是难以控制的。可是当我们把电压加在带有反馈的电动机上时,电动机旋转,直到某一角度,使角度传感器的输出电压与输入电压相等时为止。这时电动机的驱动电压为零,电动机转轴的角度保持不变。重新输入不同的控制电压时,可使电机转到新的角度。

有一些治疗设备应用反馈来影响系统动态特性,其中最常用的是按需起搏器,这种设备检测心房或心室电图,并确定心率。它将心率与预置的心率比较,如果实际心率低于预置水平就激发起搏器。在助听器中也利用了反馈来改变系统的动态特性。助听器包括防止失真或过激的自动增益控制电路,当输入超过最大允许声压水平时,这个电路利用闭环反馈将输出调到预置值。在这种电路中,其增益具有适当的响应时间,以避免任何听觉信息的遗漏,但响应又不能太快,否则会引起严重的振荡失真。正确使用反馈,可以通过补偿变化和调整系统动态特性来改善系统的性能,以便按最佳方式响应输入信号电平的变化。

使用反馈技术时,克服参数变化的敏感性和提高系统动态特性之间是有矛盾的。意欲减小由参数变化所引起误差的反馈也势必会产生不适宜的系统动态特性。例如回路高增益保证了内部参数变化引起误差最低,但势必会产生无阻尼系统动态特性,助听器的自动增益控制中面临的情况正是如此。因此,反馈系统必须在两者之间有一个折中方案。通常,越要求对参数变化不敏感,系统动态特性越要求改善,为实现控制所需测量的信号也就越多。

3. 治疗设备闭环控制的技术障碍

治疗设备的闭环控制是一种监测和治疗相结合的系统,它需要精确、稳定、低噪声,并且带宽足够的传感器提供必要的控制信号。许多治疗设备的参数建立在不易被连续监测的信号的基础上,例如可以离线精确测量的血-气含量,如果要设计一个稳定的长时间植入传感器来完成,却会困难得多。因为离线系统只要通过每一个样品重复校正就能确保其精度,但插入静脉或动脉的传感器则必须在相当长的时期内保持读数稳定。不仅如此,血液内气体的创伤性测量还可能引起感染等问题。

已经有科技人员研制出一种泵系统,能在长时期内输送药物。这个系统对于需要连续注入胰岛素的糖尿病患者来说最为理想。但因为对糖尿病患者注入胰岛素的速度要随食物的摄取和身体的活动程度而变化,所以,确定注射速度必须知道当时的血糖浓度,而可以用于控制回路的合适的葡萄糖检测器还没有,致使这种系统作为糖尿病患者的全植入式注射胰岛素设备,仍存在着令人遗憾的缺点。

总之,闭环控制是许多治疗设备未来完善的方向。尚有待于研制出更多能够精确提供反馈信号以满足控制需要的新传感器。

思 考 题

1. 对医用治疗设备的要求相对于诊断和监护设备来看有怎样的不同? 这个特点决定了治疗设备在设计、制造和使用维护中需要特别注重什么?

2. 一般医用治疗设备应用的外科或内科目的有哪些?

3. 医用治疗设备输出能量的形式有哪些?

4. 为什么必须控制医用治疗设备输出能量的范围和大小?

第二章 心脏起搏器

2.1 心脏的解剖与生理学基础

由于心脏起搏器是帮助或部分替代患者心脏的起搏和传导功能，与心脏一起协调工作的仪器，所以，了解一定的心脏解剖学、生理学知识，对理解起搏技术是必要的。

2.1.1 心脏的结构和泵血功能

图2.1是心脏内部结构的简图。心壁是一种肌肉组织，称为心肌。心脏分为四个腔，分别是左、右心房和左、右心室。心房与心室之间存在着瓣膜，左心房室之间是二尖瓣，右心房室之间是三尖瓣。此外，右心室与肺动脉接口处有肺动脉瓣，左心室与主动脉之间有主动脉瓣。所有瓣膜都起着单向阀门的作用，使血流只能从心房流至心室和心室流至动脉。

心脏是血管系统的泵，其作用是保证血液在体内所有器官中流动，而血液是人体内氧气、营养、代谢产物等的运输介质。血液的流通路径是：上、下腔静脉—右心房—三尖瓣—右心室—肺动脉瓣—肺动脉—肺毛细血管—肺静脉—左心房—二尖瓣—左心室—主动脉瓣—主动脉—大小动脉—毛细血管—大小静脉—上、下腔静脉。这一过程中从肺动脉至肺静脉这一部分称肺（或小）循环，通过身体其他部位的部分称为体（或大）循环。

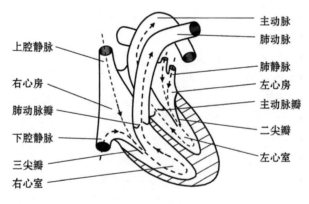

图2.1 心脏的结构和其中血流方向

2.1.2 心脏起搏电的发生与传导

心肌细胞被源于一种特殊心肌细胞的电活动刺激而收缩。图2.2描述了自主起搏系统与传导系统的位置。在正常情况下，兴奋起源于窦房（SA）结，它位于右心房靠近上腔静脉开口处。从这里沿三组纤维束(结间束)通向位于右心房与右心室交接处的房室(AV)结。AV 结将刺激传至希氏束。希氏束跨过心房与心室之间的交界,并穿过间隔到达心脏的左半部,此后,希氏束分为左束支与右束支,左束支再分叉为左前分束支与左后分束支,这两束分支与右束支又都分叉成很小的纤维束(蒲氏纤维)沿间隔表面分布到心室的顶端。

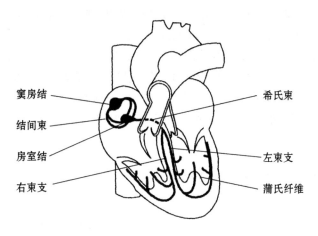

图 2.2 自主起搏和传导系统结构和位置

除了 SA 结之外,AV 结与传导系统的其他部分也有起搏活性。在生理条件下,休息时 SA 结起搏频率约为每分钟 70 次,称为一级起搏,而 AV 结与传导系统的较低部位为潜在起搏点。如 SA 结的起搏功能停止,则某一潜在起搏点就会取而代之成为实际起搏点。AV 结作为实际起搏点时称为二级起搏,其自发频率约为 40~60 次/分(结性心律)。如 AV 结的起搏也停止,则心室的传导系统可作为三级起搏点而开始起作用,但此时的频率(称为室性心律)只有 25~40 次/分左右,基本上不能满足需要。以 SA 结起搏的心律称为窦性心律,而其他起搏点起搏的心律统称为异位心律。

观察心脏电信号的标准方法是心电图(ECG)(如图 2.3),图中 P 波相应于心房的兴奋,QRS 波群相应于心室肌的兴奋,T 波反映了心室的复极过程。正常走纸速度横向为 25mm/s,

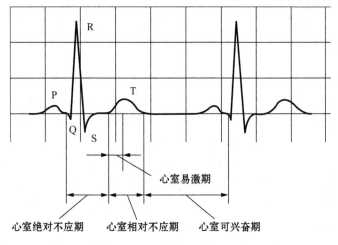

图 2.3 心电图波形与心室肌兴奋性周期

纵向为 10mm/mV。

所有的心肌细胞都可能将瞬间刺激发展,使跨膜电位极性变化,产生暂时的兴奋。能使心肌细胞暂时兴奋的瞬间刺激的最小值称为动作电位(AP)。在整个 AP 期间,细胞对继之而来的外部刺激不作反应(或反应迟钝)——也即此时心肌细胞是"不响应的"。此不应期可分成两段:第一阶段为绝对不应期(ARP),在此期内,任何强度的刺激都不能触发一次新的 AP;ARP 之后是相对不应期(RRP),此时一个强刺激能够触发一次新的 AP,不过其幅度与宽度都会很明显地减小,然后直到膜电位回复到其静息电位之前,细胞都不能完全恢复其正常可兴奋性。在相对不应期的前段,各部分心肌的兴奋性和传导速度差异显著,此时若受到一适当强度的刺激,可发生多处的单向阻滞和折返激动而引起颤动,称为易激期或易颤期,心室肌易激期相当于心电图 T 波波峰前一短暂的时间,在此期间心室被刺激易激发室性心动过速、心室扑动或心室颤动。

2.1.3 心脏活动的神经调节作用

在休息状态时,一次收缩期从每一心室排出约 70ml 的血(每搏输出量)。一般休息时心率为每分钟 70 次,因而每分钟约 5L 血被泵入血管(心输出量或心排血量:CO)。在运动时,心输出量为满足心血管的需求而大量增加,心率可以增至 170 次/分,而每搏排血量可以增加二倍。心脏搏动的这些变化主要是在植物神经系统(ANS)的影响下实现的,交感神经活动时使泵血量增加,而副交感神经活动时则使泵血量减少。植物神经系统对心脏有四种本质上不同的影响,如表 2.1。

表 2.1 植物神经系统对心脏的影响

影响种类	交感神经兴奋作用	副交感神经兴奋作用	引起变化的参数
变时性	心率上升	心率下降	ECG 的 RR、QT 间期
变力性	心肌收缩增强	心肌收缩减弱	心室压力增速极限、射血前间期(PEP)
变导性	AV 结传导速度加快	AV 结传导速度减慢	ECG 的 PQ 间期
变阈性	动作电位阈值降低	动作电位阈值升高	

血液循环时,最重要的值就是平均动脉血压,其定义为一个心脏周期中的有效压力。维持平均动脉血压恒定的机制可看成是一个生物自控系统(见图 2.4)。这里平均动脉血压是被控量,控制者是大脑中的循环控制中心。这一系统中的控制量包括血管的阻力、心排血量,另外,有许多参数参与控制改变动脉血压,如血容量、肌肉活动、体温或体位的变化。

当其中一些参数开始变化因而使平均动脉血压偏离平衡值时,人体内动脉的某些特殊位置的压敏受体(如颈动脉窦等)会很快感知到这一偏离。这些受体的信号被传送到髓质心血管中枢,这一中枢综合分析了受体和高层的信息,将这些信息转换成控制信号,通过植物神经传送到窦房结和心肌,控制心率(从休息时的 70 次/分可最多增至 200 次/分)和心肌收缩力(影响每搏输出量从休息时的 70ml 增至 120ml),从而控制心排血量,结果是平均动脉血压基本不变,这样的负反馈系统保证了整个系统的稳定性。

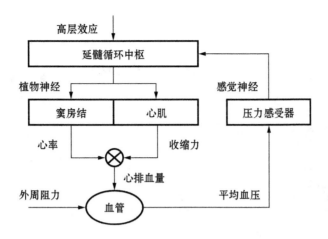

图 2.4　心血管血压调节系统

　　一旦心脏起搏系统或传导系统发生病变,上述控制系统中植物神经对心率的控制就不能充分发挥作用,表现为心动过缓(窦性过缓或异位心律),此时即使心脏的收缩力(即每搏输出量)马上增强,也不能代偿其自发心率的大幅度减少。结果是血压下降,通过各个器官的血流量减少,患者将难以胜任一般强度的活动,甚至对脑造成影响,轻者可引起暂时晕厥,严重的如果血压在几分钟内不恢复正常,有些器官就会受到永久性损伤,患者可能死亡。

2.2　心脏起搏器的类型和参数

2.2.1　心脏起搏器的类型和其适应症

　　心脏起搏器由发生器、导线和电极组成。电源供应产生电能,发生器发放起搏脉冲,经导线传到电极,由于电极与心脏接触而使起搏脉冲刺激心肌,引起心脏兴奋和收缩。心脏起搏器按不同的观点可有不同的分类。

　　1. 按使用时间长短分类

　　(1) 永久性起搏器。患者终身携带,达到持久起搏作用。一般是植入埋藏式起搏器。永久性埋藏式起搏器适应症:

　　① 房室传导阻滞:Ⅲ度或Ⅱ度(莫氏Ⅱ度)房室传导阻滞,无论是由于心动过缓或是由于严重心律失常而引起脑综合症(阿-斯综合症)或者伴有心力衰竭者。

　　② 三束支阻滞伴有心脑综合症者。

　　③ 病态窦房结综合症(病窦综合症):心动过缓及过速交替出现并以心动过缓为主伴有心脑综合症者。

　　(2) 临时性起搏器。临时性起搏是指心脏病变可望恢复,紧急情况下保护性应用或诊断应用的短时间使用心脏起搏,一般仅使用几小时、几天到几个星期或诊断及保护性的临时性应用等(如图 2.5)。

　　临时性起搏器适应症:

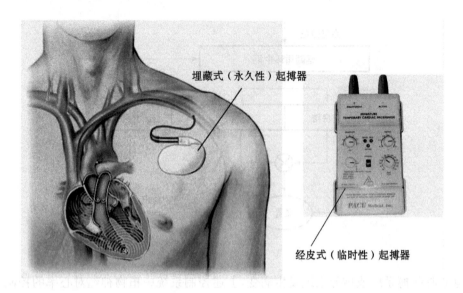

埋藏式（永久性）起搏器

经皮式（临时性）起搏器

图 2.5　临时性(经皮式)和埋藏式起搏器及植入电极位置示意图

① 急性前壁或下壁心肌梗塞,伴有Ⅲ度或高度房室传导阻滞,经药物治疗无效者。

② 急性心肌炎或心肌病,伴有心脑综合症者。

③ 药物中毒伴有心脑综合症发作者。

④ 心脏手术后出现Ⅳ度房室传导阻滞者。

⑤ 电解质紊乱,如高血钾引起高度房室传导阻滞者。

⑥ 超速驱动起搏应用于诊断上以及用于治疗其他治疗方法已经无效的室性或室上性心动过速者。

⑦ 在必要时可应用于安置长期心外膜或心肌起搏电极之前,冠状动脉造影、电击复律手术、重大的外科手术及其他手术科室的手术中或手术后作为保护性措施者。

⑧ 其他紧急抢救的垂危患者。

2. 按起搏器与病员的关系分类

(1) 感应式(半埋藏式)起搏器。起搏器的脉冲发生器在体外,通过载波发射给埋植在体内的接受器(感应线圈)接收,再经解调(检波)为原形起搏脉冲,通过起搏电极刺激心脏。其优点是体内部分无需电源,无电池使用寿命之忧。但由于易受高频磁场干扰,且仅构成固定型起搏,故已经淘汰。

(2) 经皮式(体外携带式)起搏器。起搏器在病员体外,起搏脉冲经皮肤和静脉送入心脏。起搏频率、输出幅度、脉冲宽度、感知灵敏度等均可调节,可克服感应式缺点,但因有导线经过,患者皮肤容易感染,并且携带不便,仅适用于临时抢救,不宜永久佩带。

(3) 埋藏式起搏器。起搏器全部埋植于患者的皮下(胸部或腹部),电极经静脉固定在心内膜或心肌表面(见图 2.5)。它弥补了体外携带式的不足之处,适合于永久性起搏。目前大多数临床使用的起搏器属此类,但存在着电源使用寿命短等问题。

3. 按起搏电极植入心腔数分类

(1) 单腔起搏器。只有一根起搏电极,置于右心房(或右心室),见图 2.6(a)。故只有一个起搏刺激点,和一个感知接收点。这种起搏器电极简单,但不能保证房室顺序起搏。

(2)双腔起搏器。有两根起搏电极,分别置于右心房和右心室,见图 2.6(b)。最多可以有两个起搏刺激点,和两个感知接收点。这种起搏器能对心房和心室按顺序起搏。

(3)三腔起搏器。由三根电极分别对三个心腔起搏。分为:双房+右室型和右房+双室型。植入时,除右心房和右心室各植入一根电极外,第三根电极的植入部位按上述分型有所不同:双房+右室型第三根电极植入冠状静脉窦中部;右房+双室型第三根电极植入冠状静脉窦的左心室后或侧静脉分支,见图 2.6(c),也可以在左心室心外膜植入电极。第三根电极由静脉内或心外膜起搏左心房或左心室。这种起搏器不仅能使心房和心室顺序起搏,还能恢复左、右心房或心室的同步性,称心脏再同步治疗(CRT)。两根同步电极简单的是在起搏器内部互连后由一套电路控制,左右心腔完全同步;复杂的是分别由两套电路控制,左右心腔可控制同步。

双房+右室型应用于存在房间传导阻滞合并阵发房颤的患者,以预防和治疗心房颤动;右房+双室型主要用于某些扩张性心肌病、顽固性心力衰竭,协调房室及室间的活动。

(4)四腔起搏器。四个心腔都有起搏电极,可做到左右心房和左右心室都同步起搏,适用于房内阻滞和室内阻滞的患者。这是最新的技术,目前应用还比较少。

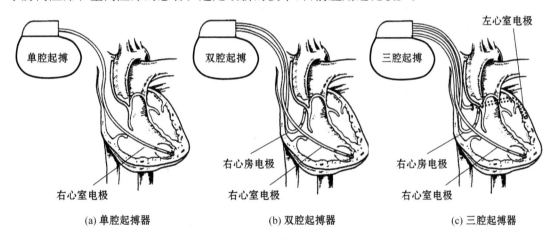

(a) 单腔起搏器　　(b) 双腔起搏器　　(c) 三腔起搏器

图 2.6　单腔、双腔和三腔起搏器电极位置示意图

4. 按起搏器与心脏自身电活动之间的相互作用分类

为了描述现代起搏器在对付各种不同的适应症而出现的不同技术方案,一般按照起搏器与心脏自身电活动之间的相互作用来进行分类。按照英国起搏与电生理学会(BPEG)和北美起搏与电生理学会(NASPE)的推荐,心脏起搏的各种模式可以概括为表 2.2。

表 2.2　NASPE / BPEG 标准起搏器编码

编码位	I	II	III	IV	V
意义	起搏刺激的心腔位置	感知电极的心腔位置	感知后的反应模式	可程控性频率适应性	抗心动过速模式

（续表）

编码位	Ⅰ	Ⅱ	Ⅲ	Ⅳ	Ⅴ
字母含义	O＝无	O＝无	O＝无	O＝无	O＝无
	A＝心房 V＝心室	A＝心房 V＝心室	T＝触发 I＝抑制	P＝简单可程控 M＝多次可程控	P＝起搏模式 S＝电击模式
	D＝双腔	D＝双腔	D＝双重	C＝双向通讯	D＝双重模式
	S＝单腔	S＝单腔		R＝频率适应	

如果编码最后两位或一位为"O"，则通常只简略地写前三位或四位。

按照这样的分类，起搏模式主要类别有：

（1）非同步型起搏模式，即固定频率型起搏模式（AOO、VOO）。仅有这一模式的起搏器为第一代产品。它只能按预定频率、幅度发放电脉冲刺激心房或心室，引起心脏搏动（图2.7）。这一方法至少能避免血压的致命性下降。但是它有两个明显的缺陷：首先，由于起搏器电脉冲与自身心搏并无关联，容易发生竞争心律，如果起搏器电脉冲落在心室易激期，有可能诱发心室纤颤或室性心动过速而危及患者安全。其次，固定的起搏频率不能满足人体负荷增加而对心搏频率加快的要求。目前，这种起搏模式作为现代起搏器的工作模式之一，主要用于心脏电生理检查。

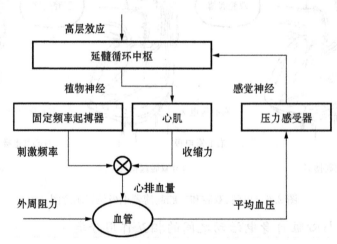

图 2.7　外加固定频率起搏器的心血管血压调节系统

（2）同步型起搏模式。仅有这一模式和固定频率模式的起搏器为第二代产品。同步是指能感知心脏自身的搏动电信号，并与之协调同步地工作。调整起搏器脉冲发放的时间，从而避免了起搏脉冲和自身心搏的竞争。

同步包括 P 波同步（感知心房搏动）和 R 波同步（感知心室搏动）。这类起搏器在每次心搏后预定时间内都探测心脏自身的搏动电信号。探测结果有两种情况：一种情况是没有感知自身心搏信号——自身心搏过缓，则起搏器发出一个起搏脉冲，随后即使心脏自身有搏动电信号，但由于心肌处于不应期而被抑制；另一种情况是感知到自身心搏信号——自身心搏较快，则起搏器的反应方式又有两种类型：触发型和抑制型。触发型是指起搏器感知自身心搏信号后,立即发出(触发)一个起搏脉冲,落于自身心搏的绝对不应期中,沦为无效放电脉冲,避免了易激期刺激。由于总有刺激脉冲作为心脏起搏的备用信号,故又称为备用型。抑制型是指起搏器感知自身心搏信号后,取消(抑制)下一个预定脉冲发放,避免了心搏竞争,并以感知的自身心搏开始重新一次起搏周期。由于它是在设定某一频率后,依照患者是否达到这一频率而按需要工作,故又称为按需型。按需型起搏器停搏时间越长越省电,故电池使用时间较长。

同步型起搏器临床应用广泛,较为安全,它包括:①P 波触发型起搏器(AAT);②R 波触发型起搏器(VVT);③P 波抑制型起搏器(AAI);④R 波抑制型起搏器(VVI)。AAT、AAI 这种起搏方式适用于房室传导功能正常的窦缓,而 VVI 适应症最广,既用于房室传导阻滞,又用于病窦综合征,临时性心脏起搏临床上最常用的为 VVI。但房室不能顺序收缩,甚至产生室房逆传,使心排量降低 10%~35%,易导致起搏器综合征。

这类起搏模式当人体自身心率慢于设定的起搏器频率时,以起搏器频率搏动;当人体自身心率快于设定的起搏器频率时,以自身心率搏动。所以,这类起搏模式防止了自身心率的危险性下降,而一旦患者起搏机能好转时,又不妨碍自身心率的提高。然而,在患者自身起搏系统病变(如病窦综合症)使自身心率不能随身体负荷增加而提高(变时性功能不全)时,这类起搏器却不能及时地提高起搏频率以适应身体的需要。

(3)房室顺序起搏模式。植入两根电极导线,需要用双腔起搏器。电极常分别放在右心房和右室心尖部。其特点是先心房收缩(起搏器刺激或自身心搏),经过相应于正常房室传导时间的延迟之后再发放一个脉冲刺激心室起搏,符合生理性起搏,故其血流动力学效果比单纯心室起搏要优越。

例如:①心房同步心室起搏器(VAT);②心房同步 R 波抑制型心室起搏器(VDD);③R 波抑制型房室顺序起搏器(DVI);④房室全能型起搏器(DDD),包括了 VDD 和 DVI 两种工作方式,是治疗病窦综合征合并房室传导阻滞的较理想的起搏方式。

(4)程控和频率适应(也称频率应答)起搏模式。程控是指可由医生按照患者病理生理的需要,任意改变起搏参数和起搏器的工作方式,通过体外控制装置发出编码的磁场脉冲传给体内起搏器(如图 2.8)。程控仪不仅能改变控制参数,现代起搏器有丰富的数据存储功能,通过程控仪与起搏器的双向通讯可以获得大量数据。包括:管理数据(型号、序列号、患者姓名、植入日期等);程控数据(模式、频率、反拗期、脉冲幅度和宽度、感知灵敏度等);测量数据(频率、脉冲电压、电极阻抗、电池电压、电池电流、电池内阻等);存储资料(Holter 功能数据;各种功能直方图:心率直方图、房室传导直方图、P 波振幅直方图等;各种趋势图);标记信号(用于心电图解释);以及心内心电图数据等。

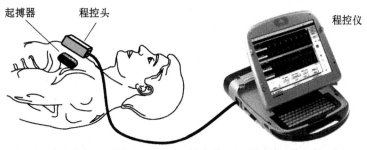

图 2.8 用程控仪进行起搏器参数设置和测量

　　频率适应是指起搏器能随机体的生理需要而自动改变起搏频率。许多情况下需要调整心脏排血量,例如体力活动、新陈代谢活动、温度(环境温度与体温)、情绪(或心理紧张)以及身体姿势等的变化。心脏排血量等于心率和每搏输出量的乘积。如果一个植入起搏器的患者的起搏刺激频率已被固定,则对不同的心排血量需求,心脏只能靠调节每搏输出量完成。因为每搏输出量的可调范围太窄,限制了心脏排血量的应变能力,所以这种起搏器是不能完全满足生理需要的。由此对起搏器提出了自动调节起搏频率的要求,即频率适应性(如图2.9)。

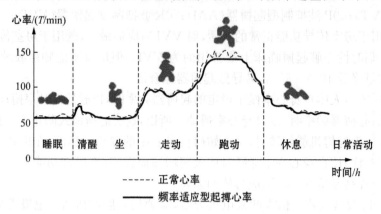

图2.9　根据活动状态调节起搏频率的频率适应起搏

　　由于心率是由植物神经控制的,频率适应起搏器的原理是将植物神经的活性用技术的方法检测出来转变成心率。从控制系统来看,即是用电子线路替代发生障碍的自主起搏/传导系统,搭接上心血管控制回路中的空缺(见图2.10)。

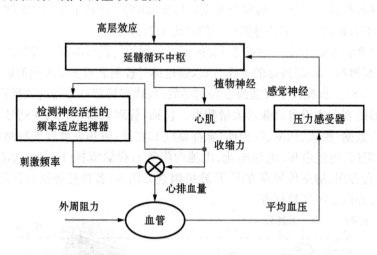

图2.10　基于植物神经活性的起搏器参与的心血管血压调节系统

　　(5) 抗心动过速起搏模式。这种起搏模式具有感知和及时终止心动过速的功能,伴有发生心动过缓和窦性静止时有按需起搏功能,适用于治疗折返型心动过速。一般治疗心动过速有两种模式:

　　① 起搏模式:以一阵短暂而比心动过速更快的起搏频率刺激心肌,由于心肌兴奋后有一段不应期的特性,故兴奋节律总是被较快速的刺激控制,所以这种刺激能终止心动过速的电活

动。基本的刺激方式有:固定频率的短阵快速起搏、递增(或递减)频率的短阵快速起搏、50Hz高频短阵起搏(0.5～3s)等。

②电击模式:以足够强的能量短时电击整个心脏,使心肌同时除极,阻断异常的心肌快速电活动。

表2.3归纳了常见的起搏模式的特点。

表 2.3　常见起搏器模式的特点

模式	优　点	缺　点	临床应用
AAI(R)	仅需要单根电极导线、简单	如果出现房室阻滞则导致心室率缓慢	不伴房室结功能异常的窦房结功能异常
VVI(R)	仅需要单根电极导线、简单	起搏过程中房室不同步	房颤伴房室阻滞患者
DDD(R)	保持窦房结和房室病变患者的房室同步	需要两根电极导线植入及应用较复杂	窦房结和房室结病变导致的心动过缓
VDD(R)	保持房室病变患者的房室同步,可用一根特殊的电极导线	如果患者出现窦性心动过缓时会丧失房室同步	房室结病变导致心动过缓
DDI(R)	心房起搏时保持房室同步性	心房感知时丧失房室同步	心动过缓和间歇性房性心动过速患者,不为单独模式,仅在模式转换后用

2.2.2　心脏起搏器几个参数的意义

1. 起搏频率

起搏频率即单位时间内起搏器发放的脉冲数。

(1) 基本起搏频率:基本频率是根据正常人的心脏设定的,一般起搏器初定为 70 次/min。然而,有不少人对此频率并不适应,即使是比较适应的人,在特殊状态下如睡眠时、运动时等,此频率与身体的需要亦不相符。程控起搏器能对此进行修正,满足不同患者的需要。大部分患者基本频率在 60～90 次/min 选择,小儿和少年快些。

(2) 磁铁起搏频率:对按需型起搏器,将一块永久磁铁放置在起搏器植入部位的皮肤表面,起搏器中的杆簧开关被磁场吸合,使按需型同步起搏转换为固定频率起搏(VOO、AOO 或 DOO)。使起搏器暂时不能被同步抑制,保持起搏脉冲输出,从而能监测评估起搏器功能和电池寿命。此时的起搏频率即是磁铁频率。磁铁频率一般设计得略高于基本频率。这样有两个好处:①易与基本频率相区别;②能减少发生竞争心律的机会。

(3) 极限起搏频率:起搏器刺激频率的最大极限值。一般为 140 次/分钟。极限频率的意义在于,万一起搏器因电子元件的损坏或其他故障而发生起搏频率的奔放现象。其脉冲频率亦不致过快,以保证患者的安全。

2. 起搏脉冲幅度、宽度与心脏夺获

起搏脉冲的波形是一个顶部略有下降的方波(如图 2.11)。其幅度是指脉冲电压的最大

值,一般取 5V;其宽度是指脉冲的持续时间,多在 0.5～1ms。

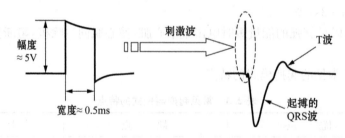

图 2.11　起搏脉冲及其心脏夺获后的心电图波形

起搏脉冲的强度与脉冲幅度、宽度相关,脉冲幅度、宽度越大,起搏强度越大;反之则越小。当起搏脉冲强度足够大,而使心脏从自身起搏节律转变为起搏器节律,即起搏器夺得对心脏激动的控制权时,称为起搏器心脏夺获。能心脏夺获的最低起搏脉冲强度称为起搏阈值。临床使用中起搏阈值通常用幅度阈值或宽度阈值定义,表述为:一定脉宽下能心脏夺获的最小脉幅;或者,一定脉幅下能心脏夺获的最短脉宽。起搏阈值与脉冲幅度、宽度的关系可用起搏阈值曲线表示(如图 2.12)。其中横坐标是脉冲宽度,纵坐标是脉冲幅度。可以看出,起搏阈值曲线近似为一条反比例曲线。起搏阈值曲线以上区域是能心脏夺获的,起搏阈值曲线以下区域则不能心脏夺获。

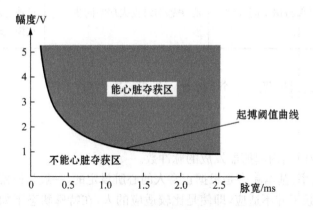

图 2.12　心脏起搏阈值的幅度-脉宽曲线

为了节省能源,总是希望起搏脉冲的强度尽量小些,只要能超过起搏阈值即可,即希望选择可以心脏夺获的区域中离起搏阈值曲线较近的点。但是,起搏阈值大小通常受多方面因素影响,有仪器的因素;如电极形状、电极端头几何面积、电极-心肌界面阻抗;以及人体的因素:如心脑缺血、缺氧、电解质紊乱以及基础生理活动等。即这条曲线是可能上下移动的。所以,过去的做法是留有较大的夺获安全余量,一般达幅度阈值或宽度阈值的 2～3 倍,这就不可避免地有能量浪费。为此,现在出现了自动搜索起搏阈值自动心脏夺获的起搏器,它可做到用较小的强度实现心脏夺获,有效地降低了能耗,延长了电池的寿命。

3. 感知灵敏度

同步型起搏器为了实现与自身心律的同步,必须接受 R 波或 P 波的控制,使起搏器被抑制或被触发。感知灵敏度是指起搏器被抑制或被触发所需最小的 R 波或 P 波的幅值。

R 波同步型:一般患者 R 波幅值为 5～15mV,而少数患者可能只有 3～5mV,另外,由于电极导管系统传递路径的损失,最后到达起搏器输入端的 R 波可能只剩下 2～3mV。因此,R 波同步型的感知灵敏度常选:1.5～2.5mV,以保证对 95％以上的患者能够适用。

P 波同步型:一般患者 P 波仅有 3～5mV,经导管传递时衰减一部分,传送到起搏器的 P 波就更小了,因此 P 波同步型的感知灵敏度选择为 0.8～1mV。

感知灵敏度要合理选取,如果选低了,将不感知(起搏器不被抑制或触发)或感知不全(不能正常同步工作);如果选取过高,可能导致误感知(即不该抑制时被抑制,或不该触发时被误触发)以及干扰敏感等,造成同步起搏器工作异常。

4. 反拗期(起搏器不应期)

对于各种同步型起搏器都具有一段对外界信号不敏感的时间,这个时间相当于心脏心动周期中的不应期,在起搏器中称为反拗期。

R 波同步型的反拗期目前多采用(300±50)ms。其作用主要是防止 T 波或起搏脉冲"后电位"(起搏电极与心肌接触后形成巨大的界面电容,可使起搏脉冲波形严重畸变,使脉冲波形的后沿上升时间明显延长,形成的缓慢上升电位称为"后电位")的触发,这些误触发将造成起搏频率减慢或者起搏心律不齐。

P 波同步型起搏器的反拗期通常取 300～500ms,以防止窦性过速或外界干扰的误触发。

2.3 心脏起搏器的结构

2.3.1 多程控单腔起搏器结构

单腔起搏器在抗心动过缓起搏时普遍使用。按照患者指征情况,可用心房起搏(AAIM)或心室起搏(VVIM)。多次可编程使得起搏器能根据患者指征取得最佳适应,亦即提供术后非侵入式校正起搏参数的可能。

起搏脉冲参数的可程控性不仅避免了无效起搏(起搏阈值变化时发生),而且还能节约能量,因而能延长服务期限,还能通过非侵入式地校正心电信号,检测通道的灵敏度,以及挑选单极或双极工作状态,使得起搏器能不受体内或体外的噪声电位的干扰。

一个典型的可程控单腔起搏器工作原理方框图见图 2.13,其中,输入及输出放大器通过

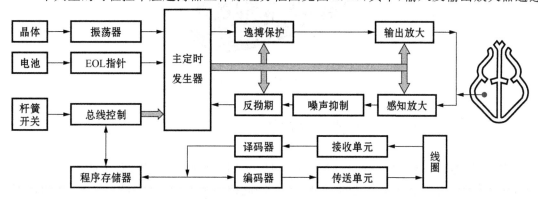

图 2.13 多程控单腔起搏器方框图

电极与心肌相连。噪声抑制电路是一个带通滤波器，以最大限度地提升 R 波信号噪声比。反拗期电路使一段时间内关闭感知通道，以防止误触发。晶体振荡器产生时钟及计数信号，用于所有控制过程的时间顺序，如频率、折返期、滞后期以及数据输送等。电池的电量由寿命结束（EOL）指针电路监测，当检测到电池电压下降到一定电压时通知主控器产生报警信号。杆簧开关用于磁铁模式，在体外磁铁作用下吸合，它将发出一个信号给主控器，而使起搏转换为固定频率（VOO 或 AOO），利于监测评估起搏器功能。双向通信系统用于在已植入的起搏器与外部的编程设备之间交换数据，编程过程通过线圈、接收放大器、译码器、控制器与存储器等进行。存储器中存放着永久程式以及临时程式，输出部分由编码器和输出级组成。输出信号包括起搏脉冲与控制参数、运行参数（电池电流、电池电压、电池内阻、电极阻抗、患者信息等）以及心内心电信号与时标信号等。

用 CMOS 技术将这样一个多功能程控起搏系统集成在一个单片上，所有的模拟及数字化功能均集成到一个硅片上。控制信号设置 8 档灵敏度级，然后通过两节带通放大器，起搏脉冲幅度用一个电压倍增器来产生，并可在 2.4V 至 9.6V 之间选择。

一个产品实例在抑制状态时器件消耗 $5\mu A$ 工作电流，而在 70 次/min 标准起搏频率及输出电压为 4.8V 时的工作电流为 $15\mu A$。器件可在电源电压为 1.5V 至 3.0V 之间正常工作，相应于锂电池的电压。医生通过双向通信系统以及一个编程单元与起搏器维持联系。通过这一编程单元，使用者可进入编程过程。在输送数据之前为保证患者安全，起搏器首先测试参数设置是否正确。医生还能通过程控仪查询已植入起搏器的型号以及当时使用的激励参数，还能进行自动起搏阈值测量。

图 2.14 显示一个组装好的组件。集成电路封装到芯片上，在混合基片下面有一个双向通信用线圈，锂电池占据外壳的剩余位置。起搏器外壳由两半组成，材料是能长期抗腐蚀的钛合金，并用激光或电子束焊接密封。环氧硅胶头、电极连接插孔及一个真空密封导管组成了电极连接系统。

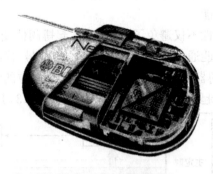

图 2.14　多程控单腔起搏器整机剖面图

2.3.2　多程控双腔起搏器结构

双腔起搏器心房或心室起搏与控制功能可以分别打开或关闭，因而，全能型双腔起搏器（DDD）能作为所有目前已知类型的（单腔或双腔）起搏器来使用，如：AOO，VOO，AAI，VVI，VAT，VDD，DVI，DDI。在 DDD 起搏器中，通过技术方法模拟自然的兴奋顺序来使心室与心房相匹配,检测与起搏都与心房中的除极过程同时进行。房室延迟与心房及心室的折返间期一起控制着起搏的顺序。

多程控双腔起搏器方框图见图 2.15。与单腔起搏器一样,双腔起搏器也包括数字线路与模拟线路两大部分,主要区别是双腔起搏器需要两路平行的通道来分别处理心房和心室的信号以及起搏。

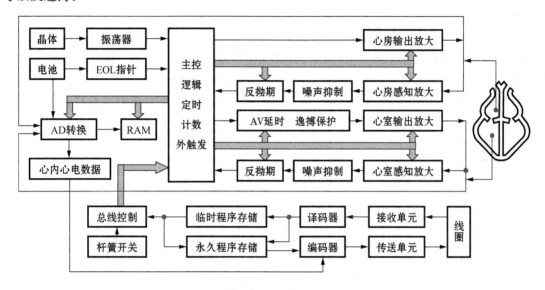

图 2.15　多程控双腔起搏器方框图

使用集成电路技术,现代双腔起搏器的大部分复杂功能都可用一个或几个芯片来完成。这使得起搏器更小型化,效率更高,已被减少的分立元件主要在模拟输入放大级及输出级,这样可以增加起搏幅度与控制灵敏度的可调范围,并增加生理性感知系统,使得治疗病窦综合征一类的变时心功能不足的物理方法成为可能。图 2.16 是通用双腔起搏器简化方框图。在一片集成电路芯片上集中了系统中的多级带通放大器,模拟数据处理线路,电压放大器,输出级,以及双向通信系统。数字信号处理与控制单元也类似地在另一块 IC 片上。再加上记忆芯片 RAM,就组成了中心逻辑与数据处理单元。

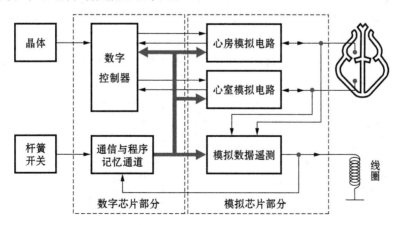

图 2.16　通用双腔起搏器简化方框图

双腔起搏器的数字电路框图见图 2.17。数字电路包括两部分:运行控制部分及接口界面部分。起搏脉冲序列是由控制器来控制的。控制器的核心是一个微处理器,主要部分是状态寄存器与随机逻辑集成电路。状态寄存器中储存着系统的目前状态并将这一信息传送给逻辑电路,后者将目前状态与其他输入信号综合分析后,控制一组可编程定时器并在需要时在系统时钟的下一周期改变状态。状态控制器的逻辑功能块还发出信号给控制模拟信号的输出寄存器。状态控制器的各种不同的脉冲序列由模式控制寄存器来决定。起搏器不但有大量可程控的控制与起搏参数,还可用作心内电生理测量系统。通过编程头与外部刺激设备联系并同步工作。一个特殊的只读存储器负责将固化的程式按顺序从总线输送给系统的寄存器及定时器。固化的程式可产生近 100 种不同的状态参数。包括自动检测起搏效果,并根据检测结果自动调整灵敏度、阈值以及起搏脉冲幅度。与定时器组配合还可具有按心率调整动态 AV 延时等其他功能。

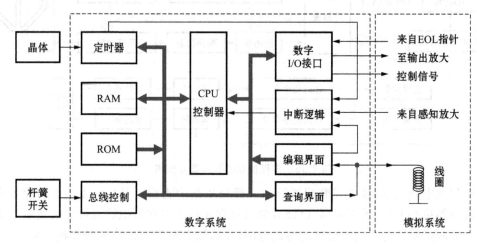

图 2.17　双腔起搏器数字电路框图

双腔起搏的模拟电路包括:多级带通放大器、模拟数据采集、输出放大器以及双向通信单元。模拟双向通信单元能通过分析心内电信号来监测心脏工作(图 2.18),因而可提供人工传导系统手术效果数据,这些数据能随时从起搏器中"查询"出来,可实时分析心律不齐,按照预置的判据储存三幅心房和心室心内电信号记录。此外,还有一些计数器监视起搏与感知系统工作并用于心率诊断,并以心率直方图的形式储存心内电信号的检测结果,这些直方图可用来评价抗心率不齐药物治疗的效果;起搏器还可用于电生理测量,通过编程头与外部刺激仪之间形成一种同步非侵入式联结。

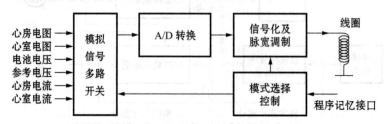

图 2.18　模拟双向通信电路框图

对心房和心室的选择控制主要由多级带通放大器来实现(图2.19)。带通滤波器用以抑制噪声。输入信号在心房和心室通道分别用倍增放大器作"电平分级探测"。同样原理也用来在输出级产生起搏电压(图2.20)。心房和心室的感知灵敏度和起搏电压可分别调节,感知灵敏度分为16挡,起搏电压分为128挡。

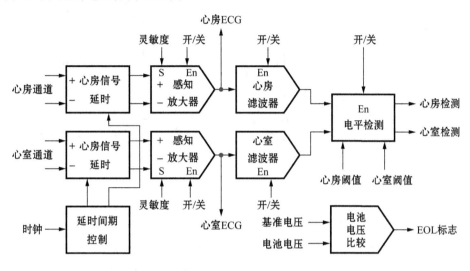

图2.19 模拟信号输入电路框图

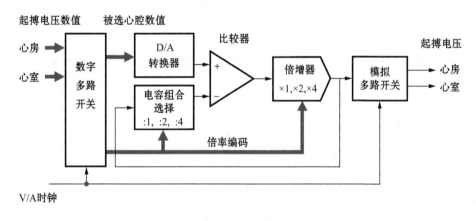

图2.20 模拟信号输出电路框图

所有的模拟线路都用电容组合(SC)技术来设计,与标准的运算放大器不同,芯片SC线路中使用的放大器不是电压输出而是具有理想转换特性的电流输出,即所谓的运算换能放大器(OTA)。OTA与SC网络联用时耗能极低,原因是驱动电容负载时没有电流涌流。OTA的最大电流输出由其设计所限制。图2.21是SC与OTA网络的例子。这是一个心内电信号通道的输入放大器,第一级是差分放大器,第二级是可程控改变增益的放大器,放大系数由输入电容与反馈电容之比 C_1/C_2 决定。图中开关符号表示传输门电路,传输门电路的多相驱动方式使整个第二级在运行过程中保持结构的动态平衡。在第二级反馈支路上的四个电容器的不同组合就形成了输入放大器灵敏度设置的16挡。

模拟线路块的其余部分都由这种OTA和SC网络组合的动态电路技术组成,特别是输入滤波器,模拟双向通信单元的A/D转换器、模拟输出级的D/A转换器等。滤波器有四个高通

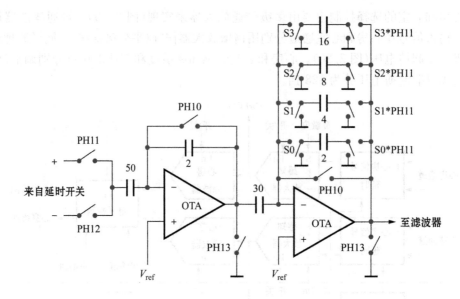

图 2.21 利用组合电容技术的检测放大器

极点(80dB/量级)及两个低通极点(40dB/量级)。滤波器中心频率对心房通道为 70Hz,对心室通道为 40Hz。A/D 转换器分辨率为 6b,采用自动零点逐次逼近法以及对强、弱信号(电源电压及心电信号)的自动测量分挡。D/A 转换器有五个可组合的并联电容器,其工作方式与输入放大器的最后一级反馈支路相似。

2.4 心脏起搏器的频率适应原理及其硬件结构

2.4.1 频率控制信号概述

频率适应起搏器需要测量植物神经的活性,但目前还没有直接测量植物神经活性的技术手段。由于植物神经活性不仅仅控制心率,还会影响心脏以及身体其他部位的活动参数,所以可以通过检测相应的人体活动信号来间接测量植物神经的活性,并以某种方式调节起搏器脉冲频率。所以,为了达到频率适应的目的,必须选择适当的检测信号、相应的传感器及确定的计算方法。

目前常用的被检测信号从信号的来源可以分为两类:体源信号与心源信号。

体源信号包括:人体运动(肌肉收缩)、呼吸频率、每分钟通气量、中央静脉血温度、中央静脉血氧饱和度、中央静脉血 pH 值等。

心源信号包括:心室收缩力、心电信号 Q-T 间期、心脏射血前间期(PEP)、心室变力性参数(VIP)、舒张期末心腔容量等。

稳定的控制系统要求测量信号构成负反馈闭环控制系统。对于植物神经控制的心血管血压调节系统而言,上述信号中体源信号都是开环控制信号。原因是它们都仅部分地反映了人体的负荷大小,信号与心率的关系并非唯一确定,许多其他因素可以影响心率。不充分的信息不可能真正达到生理性频率适应的要求。所以,现代起搏器中一般混合使用多种体源信号传感器,以尽可能全面真实地反映人体的心率需求。

与体源信号相比较,心源信号的主要优点是它包含了人体自身系统对心脏的控制信息,因此,心源信号更有可能构成生理性闭环控制系统,除非病变的心脏改变了这一信号对于植物神经活性的响应关系。

2.4.2 体动作为频率控制信号

体动检测有两种:一种是检测身体运动频率,这种方式易受身体外运动的干扰,如坐在不平稳的交通工具中,或与振动体的接触;另一种是检测身体运动加速度,这种检测与运动能量的相关性较好。

体力活动的能量主要通过检测大的肌肉活动得到。运动能量频率适应型起搏器的基本推理链为:人体许多种体力活动与大的肌肉运动相关,其总做功及氧消耗量最大,大的肌肉运动氧耗量增加就对循环的需求增加,于是就要求心脏输出增加,为了得到较大的心排血量,当然就要增加感知器驱动的起搏频率。

运动量可用一个位于胸腔上部的起搏器中的振动感知器件来监测。加速度型感知器件必须能探测与确定运动的加速度,将放在起搏器外壳中的运动感知器置于与最大能量消耗相关的人体最大肌处。即检测到的是胸腔组织的振动或起搏器外壳本身的加速度。这些信号被用来作为患者能量消耗的量度。基于压电效应的传感器能满足这些要求,它非常稳定且不需要外部能源。

在这种模式下进行的测量是正比于加速运动的,因而只需将所测到的信号积分就得到正比于活动能量的信号。处理这种传感器信号的电路由多级组成(如图 2.22 上面部分)。从压电传感器来的原始信号必须经过滤波以抽取那些仅代表胸大肌加速运动的频率,输入级由两

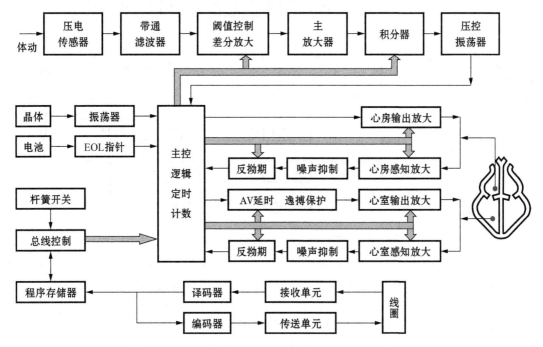

图 2.22 体动信号控制起搏频率的双腔起搏器方框图

级带通滤波器组成,其高通频限由压电传感器分布电容及线路的输入阻抗决定,低通频限由随后的放大器来决定。但仅是频谱滤波还不足以保证所测结果仅是能量的反映。因而信号还要通过一级阈值控制差分放大器以滤除那些幅度太低的信号。然后信号进入积分器就得到一个与运动能量相关的信号,并通过一个电压控制振荡器产生触发脉冲用于心脏起搏。这种方案可用于单腔或双腔起搏(图 2.22),如将 P 波同步与感知控制的工作模式结合起来,则治疗方案的可选范围更加广阔。

体动信号控制起搏频率能在较宽的范围内满足患者的需求,其反应速度很快,但这种方法比较容易受到其他因素的干扰。所以,常作为双传感器频率控制系统中的控制信号之一。

2.4.3 中央静脉血温作为频率控制信号

现在已证实,中央静脉血温(CVT)与工作负荷及变时性心率之间存在线性关系。因此,可用中央静脉血温来控制起搏频率。在这种方法中,用 24h 内的平均值作为与运动无关的生理周期温度波动,而与由做功活动引起的温度变化区别开来。这样得出的两组信号分别代表了生理与代谢过程对心率的不同需求。

中央静脉血温频率适应起搏器的技术方案见图 2.23,它实际上是一个单片微处理机。由外部输入的患者的各种数据或设定的控制参数,可通过编程探头查询、校正或重新设定。这些病情参数通过外部编程头指定的程序处理后用以调节已植入起搏器的起搏频率与幅度。温度采集探头由一个与起搏电极放在一起的热敏电阻、模拟集成电路,以及为测量温度用的模数转换器集成化后组成,测量精度为 0.025℃。

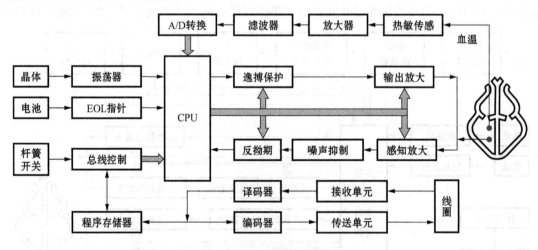

图 2.23 中央静脉血温控制起搏频率的单腔起搏器方框图

临床实践证实了中央静脉血温控制的开环频率适应与工作负荷之间的良好线性函数关系,可选择不同的斜率以适应不同体质患者的需要。在工作负荷的很宽的范围内都显示了生理性的控制。CVT 控制的优点可以综合为下列几点:①在体力活动时,患者的大部分需求都能达到生理性心率适应;②夜间休息时心率的降低由 24h 生理周期温度变化规律所控制;③患者发热期间也能做到心率适应;④工作负荷超过 50W 时,心率能快速响应。

2.4.4　心室射血前间期（PEP）作为频率控制信号

1. 心室射血前间期（PEP）作为频率控制信号的原理

心室电刺激发出时刻与心脏射血开始时刻之间的时间间隔被称为射血前间期 PEP，这段间期包括心肌的电-机迟滞时间和等容收缩时间。电-机迟滞时间是电刺激-机械收缩耦联过程所需的时间。等容收缩时间是心肌开始收缩时刻到心瓣膜打开时刻之间的间期。这段时间是心肌收缩力积累到足够大所需的时间。

研究表明，交感神经活性的提高会增加钙离子向细胞膜内的渗透，提高了心肌的收缩力，加快了收缩的发展，因而使得打开瓣膜所需的时间缩短。我们已知：运动时和静息时的 PEP 倒数值之差（即 PEP 倒数的变化率）与运动负荷 E 成正比，同时窦性心率 SR 的变化也与运动负荷 E 成正比（见下式），可见 PEP 的倒数变化率完全反映了窦性心率的变化情况。

$$E \propto \mathrm{d}(1/PEP) \propto \mathrm{d}(SR) \tag{2.1}$$

心室射血前间期的开始时刻即是心室电刺激开始时刻，可用电极直接测得。而心室射血前间期的结束时刻，可以通过测量起搏电极端部与另一根皮下电极之间的心内阻抗变化来测得。心脏收缩时心室内几何形状的改变立即引起阻抗的变化，因而阻抗信号一次导数对零点的偏离即被认为心室形状有了变化。为了将与心脏周期的快速射血开始点的阻抗变化与等容收缩开始点相关的阻抗变化区别开来，用刺激脉冲之后心内阻抗导数最大点（即阻抗斜率最大时刻）来表示 PEP 结束时刻（图 2.24）。

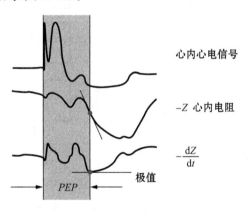

图 2.24　用右心室阻抗确定 PEP 值的原理

血液的电导率与周围组织或肌肉的电导率有区别，因此，在心脏活动时，由于测量电极附近血量与组织之间的比例有了变化，阻抗也将变化，这使得通过测量阻抗变化来确定心腔容量的变化成为可能。

由于 PEP 在两次心动周期间变化不会很大，因此可以在预期会出现射血期开始点的那段时间才测量阻抗信号，即设置一个时间窗口。这样可以节约电能，同时还能剔除误判。

2. 单极右心室阻抗测量的原理及起搏器结构

阻抗测量是通过在起搏电极端部加上一个连续方波刺激电流，然后观察其响应电压的方法来测量的，电池消耗的平均电流约为 $2\mu A$。这一测量用刺激电流是小于心肌起搏阈值的，不会引起心肌的额外兴奋。电流通过电极、血液、心肌组织,穿过胸腔及肺部组织,然后返回起搏器外壳。由于起搏电极的电流传导区域远小于起搏器外壳的电流传导区域,电极端部附近的电流密度为最大,所以大部分电压降落在围绕电极附近 0.5cm^3 大小的血液与组织上,因而所得阻抗主要反映了电极表面附近的阻抗状况。这样,测量并处理心内阻抗这个量的结果就可用来表征心室尖端附近的局域收缩状况。

为了精确测量心内阻抗,需要解决一系列技术方面的问题。测量到的反映心内阻抗变化的电压的变化量一般很小:从 0.2 到 1.2mV。这一信号叠加在比其大的由电极阻抗引起的电压降上,一般对 500Ω 的电极阻抗,电压降为 20mV。更有甚者的是:这些信号还是叠加在幅度大得多、变化也快得多的起搏后电位及心内心电信号上面。

图 2.25 就是用一根单电极从那些干扰信号中提取心内阻抗,并进而分析得到交感神经信息的起搏器方框图。测量刺激脉冲为一个 4096Hz 方波。因为心内阻抗的频率分量一般为 0.5 Hz 至 35 Hz,所以同步解调出诱导电压后通过一个带宽为 0.3Hz 到 40 Hz 的贝塞尔带通滤波器。这一滤波器滤除掉了大部分呼吸引起的低频分量、所有的由电极阻抗引起的分量以及解调过程引起的高频分量,其中包括心内心电信号及起搏后复极分量。用贝塞尔型滤波器的目的则是使信号失真最小。已滤波信号在一个 10Ω 阻抗上的信噪比为 36dB,此信号被一个 11 位模数(A/D)转换器转换成数字,滤波器级的增益可通过改变阻抗值来调节,使得在 A/D 转换过程中最少得到 6b 分辨率。

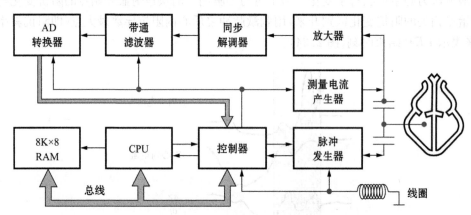

图 2.25 通过测量阻抗提取植物神经活性的频率适应起搏器方框图

刺激电流的产生、解调,已解调信号的滤波等都用一个普通小电流集成电路块来完成。A/D 转换由另一普通的集成电路芯片来完成,速度为每秒 128 次。用这样的方法将心内阻抗信号以足够的精度从可能的干扰源中提取出来。

在这样的起搏器中,一根电极完成了三个功能:首先,作为刺激电极将脉冲电能引导到心肌上;其次,作为感知探头探测心内电活动(IECG);第三,用作测量电极探测心内阻抗变化,以此来探测植物神经信息。

2.4.5 心室变力性参数(VIP)作为频率控制信号

虽然心室射血前间期(PEP)技术成功地提取了植物神经的信息,但是 PEP 与心率的关系中存在随患者不同而变化的因素,需要对不同的患者个别处理,因而限制了应用的推广。

基于所获得的心室内阻抗数据,有许多不同的算法用以提取植物神经信息,其中比较有效的处理方法是局域有效斜率因子法(RQ)。这种方法通过检测心室电导波形因体力活动而引起的变化来计算收缩期早期心室肌收缩速度的变化。也即心室肌收缩力度的变化,从而计算出交感神经张力的变化。

在心脏活动周期中,如果以心室起搏(R 波)时刻为时间 0 点,则其后有一段对应于肺动脉瓣或主动脉瓣开启的时间,这段时间心室电导波形相对于运动状态和休息状态有明显的变化(图 2.26),静息时这段电导波形呈上升趋势,随着活动量的增加这段波形趋于平坦,平均斜率减小,继续增加活动量可使这段波形呈下降趋势,平均斜率为负,并负向增大。这段时间称为 RQ 有效测量间期(ROI)。ROI 根据患者心脏的不同情况有所不同,需要预先设定。在 ROI 间期测量的电导增量(ΔY)称为 RQ 参数(有效斜率因子)。用 RQ 参数可以计算出心室变力性参数

$$VIP = \frac{RQ - RQ_\mathrm{r}}{RQ_\mathrm{e} - RQ_\mathrm{r}} \tag{2.2}$$

此处:$RQ = Y$ 终末值 $-Y$ 起始值,为某活动状态时,在 ROI 间期电导增量(ΔY),

$RQ_\mathrm{r} =$ 静息状态时的 RQ 值,

$RQ_\mathrm{e} =$ 满负荷运动状态时的 RQ 值。

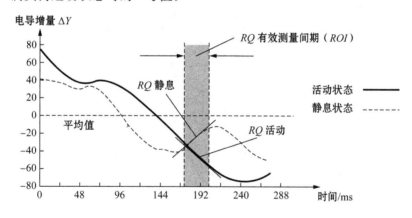

图 2.26　静息与运动时心室电导在心动周期中的变化波形

心室变力性参数 VIP 对交感神经张力增加引起的收缩间期缩短,从而导致的电导波形的变化极为敏感,可作为交感神经张力的度量,用来调节起搏频率,以满足患者体力活动时不同的需要。用这种方法,休息时设为零点,并按照患者的年龄与体力承受能力调节满度值。通过参数 VIP 使起搏器能可靠地控制心率,重建一个具变时性能力的闭环系统。

RQ 方法可靠提取交感神经信息,同时压缩了所有其他因素如呼吸、动脉血液分布、前负荷、后负荷、每搏输出量等的干扰。并且 RQ 方法可使所需的检测时间窗口比 PEP 方法更窄,结果使电池能量消耗显著减少。所以 VIP 方法是对 PEP 方法的改进。

这里的电导即是前述阻抗的倒数,所以,心室电导波形的检测原理与上述 PEP 方法中单电极心室阻抗测量的原理完全相同,线路硬件相同,只是软件算法不同。

2.4.6 心腔容量信息作为频率控制信号

1. 心腔容量信息作频率控制信号的原理

自主循环调节系统有三种机制会引起心排血量增加:①提高心率;②增强收缩力使收缩期末的容量减少;③增加充盈压使舒张期末的容量增大。在健康人身上只有前两种机制能被观察到。但如心功能缺陷不能使心率随工作负荷而相应增加,则上述第三项就是心脏增加排血量的一个代偿机制。在这种情况下,舒张期末的心腔容量可以作为人体工作负荷的信息,用以控制起搏器的频率。这时的控制是一个负反馈闭环控制系统,舒张期末心腔容量和起搏频率互为反向,其平衡点在心脏排血量满足代谢需求的水平。

心室的几何形状非常复杂,要精确确定一个正在跳动的心脏的容积较为困难。由于只需要检测心室舒张期末容量的相对变化,因此,可以检测心室一小段柱体体积的相对变化,而心室容量的相对变化与此有一定的比例关系。如果这段柱体的长度一定,则柱体的体积正比于截面积平方根的三次方(图 2.27)。

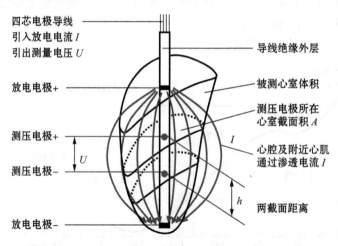

图 2.27 心内阻抗测量的四端电极示意图

心室截面积(A)的测量基于心内阻抗三维测量结果,因而,阻抗信号用四端电极如图 2.27 安排来测量。两根放电电极通过电流 I,而用两根测压电极测量其间的电位差。此时假设在插入电极附近电流均匀地渗流,亦即在测量电压的电极附近的电流密度不变,于是可用一简单的圆柱体阻抗公式来计算截面积 A:

$$Z = \frac{U}{I} = \frac{h}{kA} \tag{2.3}$$

$$A = \frac{hI}{kU} \tag{2.4}$$

此处:h——两个测量电极之间的距离,k——电导率。

心室截面的精确形状并不是圆面,则由上式测到的 A 值必定与实际面积有偏差。然而,如果将两根电极距离安排得足够小,则这种误差是可以忽略的。

除此之外,心腔内的血液并不是被绝缘物质所包围,心肌及周围组织的电导率虽然要小得多，但并不是可忽略的，渗透电流中必定有一小部分要渗透到心腔之外，于是上式所得面积就会有一定的误差。这可用如下方法来解决：认为测得的阻抗 Z 是腔内血液的阻抗和心肌及周围组织的阻抗 Z_p 两部分并联，即：

$$Z = \frac{U}{I} = \frac{h}{kA} // Z_p = \left(\frac{kA}{h} + \frac{1}{Z_p}\right)^{-1} \tag{2.5}$$

$$\therefore A = \frac{h}{k}\left(\frac{I}{U} - \frac{1}{Z_p}\right) \tag{2.6}$$

则心腔容积 V 可有以下正比关系：

$$\therefore V \propto Ah = \frac{h^2}{k}\left(\frac{I}{U} - \frac{1}{Z_p}\right) \tag{2.7}$$

如果满足近似条件，则 Z_p 不随心脏周期变化。所以，当 U 达极小值时，V 达极大值。当这一极值变化时，意味着舒张期末的心腔容量变化，据此可以控制起搏器频率。

用于起搏和用于测量阻抗可以用同一根电极导管。这种起搏器需要四个电极。

2. 心腔容量信息用作频率控制的起搏器结构

心腔容量信息控制起搏频率的双腔起搏器方框图见图 2.28。电路由下述各部分组成：一个静态 8 位 CPU，一个时钟振荡器，12 个 8 位定时器（其中部分串接），双向通信线路，一个磁性杆簧开关的退耦电路，硬件中断处理器，心房与心室通道的心电信号检测与起搏线路，阻抗测量线路，收集生理与工作数据的模数转换器（ADC），监测单元，备用起搏系统，另外在混合基板上还有一个 8K 位的随机存储器（RAM）。

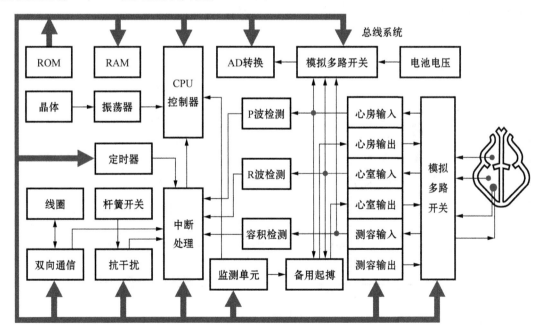

图 2.28　心腔容量信息控制起搏频率的双腔起搏器方框图

这个心腔容量信息控制的起搏器在技术上还考虑到植入机器中的微处理器的可靠性问题，为此，将起搏器的数字电路设计成三个不同的独立子系统：①微处理器控制的起搏系统；②监测单元；③备用起搏电路。

监测单元的任务是检测微计算机电路是否出错。因此它必须与微计算机保持对话状态，而且由一个独立的时基来检测起搏间隔，如果检测到出错或奔放信号，监测电路马上将微计算机关闭并同时启动备用电路。

备用系统包括一个有独立时基的简单VVI起搏器，当监测系统检测到出错信息后，它就被立即启动，在正常工作时，备用系统仅消耗电源极少能量。

这种安全概念的优点是三个独立部分中任一个出了问题都不会对患者有立即的危险。

2.5 心脏起搏器的刺激电极

导线（又称为起搏导管）和电极是起搏系统中人体心脏与起搏器联系的重要环节：将起搏器发放的起搏脉冲传送到心肌上，同时又将心脏的R波或P波电信号传送给起搏器，在频率适应型起搏器中，还要通过电极测量反应植物神经活性的心阻抗变化等信号。

1. 电极的类型

（1）按起搏导线上的电极端点数分类：

① 单电极。起搏导线上仅有一个电极接触心脏。为了使此电极与心脏起搏器输出起搏脉冲有一个输送回路，因此还必须设置另一个电极，这个电极一般称为无关电极，可把这个无关电极安放在患者任何皮肤下部位。植入式起搏器的无关电极就是起搏器的金属外壳，如图2.29(a)。

② 双电极。起搏导线上带有两个电极，使用时这两个电极均接触心脏，均固定在心肌上，或负极与心内膜接触，而正极在心脏内，如图2.29(b)。

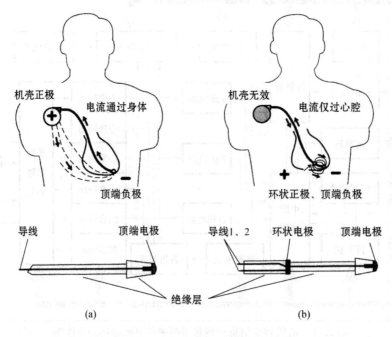

图 2.29 单电极与双电极的结构和电流路径

（2）按电极安置的部位不同分类：

① 心内膜电极。一般把这种电极做成心导管形式，经体表周围静脉置入心腔内膜，与心

内膜接触而刺激心肌,因此也称这种电极为心内膜导管电极,简称导管电极。安置时仅需切开周围静脉,不必开胸,手术损伤小。因此,在临床上这种电极用得最多,约占90%。但对静脉畸形和心腔过大的患者,宜采用下面介绍的心肌电极。

② 心外膜电极。这种电极使用时需要手术开胸,缝扎于心外膜表面,接触心外膜而起搏。其缺点是与心外膜之间极易长出纤维组织,易在短期内导致起搏阈值增高,故目前多为心肌电极所代替。

③ 心肌电极。使用时手术开胸植入心肌内,使电极头刺入心壁心肌,这样可以减少起搏阈值增高的并发症。但因需开胸,手术较大,故除年轻患者(活动量大)或静脉畸形、心腔过大而心内膜电极不易固定者外,其他较少使用。

2. 电极的材料和结构

电极和导线由于长年浸泡在人体血液、体液、组织液中,所以首先要求有很好的化学性能,包括无毒性、无排斥性、抗腐蚀性等,即生物相容性。其次,电极和导线与心腔和血管壁紧密接触,昼夜不停地随心脏一起跳动,如果心脏每分钟兴奋70次,那么一年之内心脏将收缩3680万次,除此之外,还受呼吸运动以及身体运动等,结果使导线产生非常复杂的运动,因此对导线又要求有很高的物理性能,既要有一定的强度,防止导线长期使用而折断,或绝缘破损。又要表面光洁柔软,防止导线外层弄伤心腔和血管壁。最重要的,电极和导线主要是传递电信号的,其电气特性关系到仪器性能,所以要求优良的电气特性,体现在内导体的低电阻,和外层良好的绝缘。

针对这些要求,现代导线的绝缘层用硅橡胶或聚氨酯包鞘,两者的生物相容性均较好,但前者较粗且脆弱,易在手术时损伤,后者较坚固且细,更适合应用双腔起搏时在同一静脉内插入两根导管电极,其缺点是易老化。导线导体主要用爱尔近合金(Elgiloy),这是由钴、铁、铬、钼、镍、锰组成的合金,或镍合金等优质材料,做成螺旋形导管,可插入指引钢丝作管芯,加强韧性和起导向作用,便于推送到所需的心脏部位,拔去指引钢丝,导管即可恢复柔顺性。电极头用爱尔近合金或铂铱合金等优质材料。为了使心内膜导管电极永久嵌顿附着在肌小梁内,不易脱落和移位,电极顶端的形状有勾头、盘状、柱状、环状、螺旋状、伞状等不同类型,图2.30所示为四种形状的电极头。图中(a)为被动固定凸缘状心内膜电极,(b)为被动固定翼状(锚型)心内膜电极,(c)为被动固定螺旋状心内膜电极,(d)为主动固定螺旋状心肌电极。

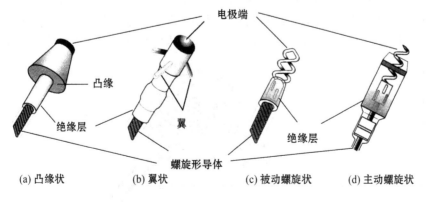

图2.30　电极头的各种形状实例

由于植入式起搏器的使用寿命已达8～10年,因此在更换起搏器时,一般都不希望同时更换导管电极,这就要求导线和电极的使用寿命更长,最好是 2～3 倍。

3. 电极端头的表面处理

电极的电子学性能要求界面阻抗尽量小。电极端点表面与周围组织之间有一层电化学相变界面,即在界面的一边电流的载体是电子,而在另一边是正或负离子,其特点是所谓的赫姆霍兹双层结构。这种结构可以用一个等效电路来表示(见图 2.31)。

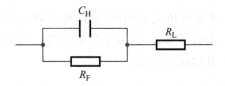

图 2.31　电极与心肌组织界面的简化等效电路

根据这个等效电路,电极端点表面与周围组织间界面阻抗

$$Z_{DL} = \frac{R_F}{1 + j\omega R_F C_H} + R_L \tag{2.8}$$

$$C_H = \varepsilon \frac{A}{d} \tag{2.9}$$

其中:R_F 是组织内部离子反应电阻,R_L 是导线电阻,C_H 是赫姆霍兹电容,ε 是水偶极子的介电系数,d 是赫姆霍兹层厚度,A 是电极表面积。由于 R_F 较大,且难以改变,因此 R_L 减小的余地有限。而流过电极的刺激电流和心感知信号有一定频率,频谱在几 kHz 至几十 kHz,即 $\omega \neq 0$,所以为了界面阻抗尽量小,只有使电容 C_H 尽量大。由于 ε 与 d 很难通过改变电极材料或结构来改变,因而只有通过增大电极表面积 A。

但是实验表明,如果加大电极尺寸使几何表面积增大,将使得心肌兴奋所需电量也增加,几乎与表面积的增加成正比。原因是电极尺寸增加使得受到电极刺激的区域也增加。电刺激需要的是极小部分心肌细胞受到一个超过阈值的电流,而不需要较多的心肌细胞接受同样强度的电刺激。减小电极的几何表面积,可减小刺激能量,延长起搏器的使用寿命。可见对电极的要求是:有效表面积大,而几何表面积小。

于是在电极几何尺寸受限制的前提下,有效表面积增加的方案是:利用现代真空涂复技术,如溅射或离子喷镀技术,将适当的材料如氮化钛(TiN)、氮化铱(IrN)等,在传统电极上形成一粗糙的多孔多层表面。实践表明这种多孔多层结构(见图 2.32)使有效表面积比几何表

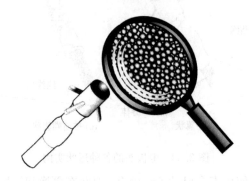

图 2.32　高倍放大镜下见到的多孔多层的电极端头表面

面积增加了 1000 多倍。

2.6　心脏起搏器的能源

心脏起搏器的能源(电池)对埋藏式起搏器来说很重要,能源的寿命就是起搏器的寿命。能源寿命长,则可减少更换起搏器的次数,这是设计人员和临床医师十分关心的问题。

1. 起搏器电池的发展

在起搏器发展过程中,试验过许多种类的能源,包括压电、生物电、核电、生物化学电以及其他种类的固态与非水电解质的电化学电池,曾经在埋藏式起搏器中实际使用过的电池有:镍/镉电池、锌/汞电池、核同位素电池以及几种类型的锂电池。镍/镉电池能通过感应线圈在体内充电,但这种充电需要通过患者身体,对人体有潜在威胁;锌/汞电池内阻低,放电性能平坦,但有漏碱、胀气、自放电大、搁置寿命短等缺点;核素电池虽寿命可达 20 年是最长的,但其价格昂贵,并且放射线需要严格防护,体积和重量均较大,难以推广。当锂电池发明后逐渐成为起搏器的主要能源。锂电池中用金属锂制成阳极。初期设计中用过许多种不同材料做阴极,曾经用到起搏器中的锂电池有五六种:锂/铬酸银电池,锂/硫化铜电池,锂/氯亚硫酰电池,锂/碘化铅电池,锂/二氧化锰电池,锂/碘电池等。综合比较各种性能后,锂/碘电池最优,现在几乎所有起搏器都使用锂/碘电池。

2. 锂/碘(Li/I$_2$)电池的电化学原理

锂/碘电池的组成为:锂为阳极,碘为阴极,之间是碘化锂电解质(见图 2.33)。锂原子(Li)易氧化释放一个电子形成锂离子(Li$^+$),但碘化锂电解质不导电,使许多锂原子释放的电子形成积累。当电池接通负载后,在电池外部,电子从阳极流出形成电子流,通过负载到达阴极,与碘(I$_2$)结合形成碘离子(I$^-$)。在电池内部,Li$^+$ 与 I$^-$ 相互吸引流动,形成电池内电流,并结合形成碘化锂(LiI)。此电池的基本反应式为

$$2Li + I_2 \rightarrow 2LiI \tag{2.10}$$

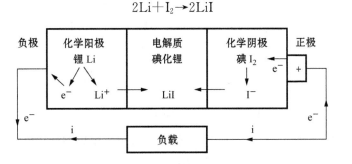

图 2.33　锂/碘(Li/I$_2$)电池电化学反应原理图

上述的阴极和阳极是指电化学的阴阳极,与电池使用中的正负极不同。电池正极是化学阴极,电池负极是化学阳极。常用的电流 i 方向与电子 e$^-$ 的流动方向相反,所以在电池外部,电流是从正极输出并通过负载流向负极。

3. 锂/碘(Li/I$_2$)电池的结构

锂/碘电池结构的截面示意见图 2.34。在这种结构中,锂制的阳极板位于中心,为增加表

面积而做成波纹状,并在表面预先涂复一层纯聚乙烯嘧啶(PVP)。阴极材料是碘与聚乙烯嘧啶的混合物,填压在阳极波纹板四周。这一聚乙烯嘧啶材料对电池的电性能改善有极重要的效果,它与碘混合使不导电的碘成为良好的导体。不锈钢外壳则作为盛放阴极材料的盒子,并作为阴极电流收集器。阳极引出端通过导线与阳极板相连,并用玻璃固定在外壳上,玻璃的作用是密封、固定并使阳极与外壳绝缘。阴极引出端则直接与外壳连接。

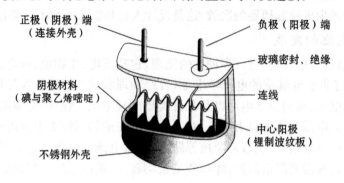

图 2.34　锂/碘(Li/I$_2$)电池的内部结构

4. 电池的性能、容量与寿命

锂/碘电池的放电特性见图 2.35。新电池的开路电压是 2.8V,随着电池的放电,电解质厚度逐渐增加,引起电池内阻逐渐增加,使得电池输出电压逐渐下降。指示电池使用期结束(EOL)的指征电压约 2.1~2.4V 以及电池内阻 5~10kΩ(不同厂家有所不同),当接近此电压时必须及时更换,一般是更换整个起搏器,而不仅是电池。

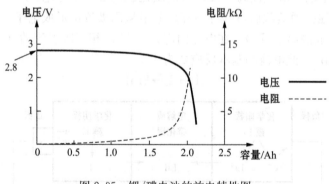

图 2.35　锂/碘电池的放电特性图

电池容量 E 以安培小时(Ah)计,常用的容量有 2Ah。在典型应用情况下,起搏脉冲幅度 $U_p = 5V$,脉冲宽度 $t_p = 0.5ms$,若人体组织内阻抗 $R = 500\Omega$,起搏频率 $f = 70$ 次/min,则一个电极平均输出电流 I 可由下式得出:

$$因 \qquad IT = i_p t_p,\ T = \frac{60}{f},\ i_p = \frac{U_p}{R}, \tag{2.11}$$

$$故 \qquad I = \frac{f}{60} \cdot \frac{U_p t_p}{R} = \frac{70 \times 5 \times 0.5 \times 10^{-3}}{60 \times 500} = 5.8\ (\mu A) \tag{2.12}$$

如果起搏器有一个以上电极,加上起搏器内部控制、分析处理电路的消耗等,起搏器总工作电流应大于上述几倍,按照目前典型应用情况,起搏器平均总工作电流 $I_\Sigma \approx 25\mu A$,能量消

耗约 $125\mu W$。那么电池的预期寿命 t 为：

$$t = \frac{E}{I_\Sigma} \approx \frac{2}{25 \times 10^{-6}} = 80\,000(h) = \frac{80\,000}{365 \times 24} = 9.13(年) \tag{2.13}$$

在可预见的将来，植入式起搏器的能源将仍然主要是锂/碘电池。未来，电池技术的进展将会使其体积更小，因而使得起搏器新设计的形状和体积更符合植入手术的要求。以及电池自放电性能的改善，会使植入式起搏器的使用寿命更长。

思 考 题

1. 心脏起搏器一般用于替代人体心脏哪一部分的功能？

2. 永久性埋藏式起搏器的适应症是哪些？

3. 多腔起搏器比单腔起搏器在治疗中的优势是什么？

4. 心脏起搏的同步工作模式、按需型反应方式各是什么含义？各有什么好处？

5. 常用的起搏器模式 AOO、VOO、AAT、VVT、AAI、VVI、VAT、VDD、DVI、DDD 各称什么起搏模式？

6. 同步型起搏器一根电极至少有哪些功能？

7. 频率适应起搏模式要达到的治疗目的是什么？

8. 频率适应起搏器一般通过测量哪些信号来控制起搏器的频率？

9. 起搏器心脏夺获是什么含义？心脏夺获的起搏阈值与哪些起搏参数有关？

10. 心脏起搏器电极的类型有哪些？

11. 现代心脏起搏器常用哪种电池？目前典型应用情况起搏器电池的预期寿命为多久？

第三章　心脏除颤器

心脏除颤器又名电复律机,它是应用电击来抢救和治疗心房颤动、心房扑动、心室颤动、心室扑动和室性心动过速等严重威胁生命的心律异常的一种医用电子治疗设备。特别重要的是它对于抢救心室颤动的有效性,因为这是心、肺、胃等疾病患者中一个常见的即刻致死病因。目前认为,电击除颤是抢救心脏性猝死的唯一有效疗法,从而使心脏除颤器成为临床不可或缺的重要设备。

3.1　心脏纤维颤动及除颤生理学

3.1.1　心脏纤维颤动电生理机制

研究表明,无论房颤还是室颤,其纤维颤动的机制都相同,目前认为波裂和多发性折返是诱发心脏纤维颤动的主要根源。

1. 心室纤维颤动机制

心室纤维颤动(简称室颤)是由一个或几个室性早搏,或一短阵室性心动过速,或短阵室性扑动所引起的。描述室颤最简单的理论是环行学说。图 3.1 解释了心肌中环行运动的发生情况和条件。

图 3.1(a)中,正常兴奋信号由浦肯野氏纤维传导到心肌,首先兴奋心内膜下的心室肌纤维,从心内膜下肌群向心外膜面传播。由于心室肌组织全部兴奋后大约 310ms 进入不应期,冲动不再进一步扩散,因此一个正常传导的兴奋在一次传导后即自行消失,不会继续传播。

图 3.1(b)中,在正常心脏内,一个起自心室壁某一兴奋灶的早搏冲动将向各个方向传播,并在起源点的对面相汇合,由于刚刚兴奋的心肌群处于不应期,冲动即自行消失。所以,典型的室性早搏也不会不断传播。

然而,在有损伤的心脏内,多个室性早搏将造成危险。图 3.1(c)所示为来自损伤区边缘的兴奋灶早搏冲动。由于损伤组织的不应期较长,因而会暂时阻滞冲动向一边传播,于是冲动绕着心室壁呈单方向运行。当绕行一周用的时间较短,先前兴奋的心肌群还处于不应期时,绕行一周后冲动也自行消失。但是,当绕行一周用的时间较长,例如若心室直径为 5cm(周径 16cm),冲动的运行速度为 50cm/s,则一次单向冲动绕行心室壁一周用时 320ms,这个时间大于正常心室肌组织 310ms 的不应期,于是最初被室性早搏兴奋的正常心肌又重新恢复应激性,将对绕行回来"再传入"的冲动发生新的兴奋,这时一次自身传播环行运动就形成了。

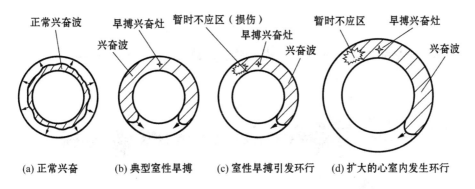

图 3.1　心室兴奋环行模式

衰竭的心脏常常既是受损伤的又是扩大的,这样就延长了一次单向冲动绕行心室壁一周的时间,即延长了最初兴奋心肌的恢复时间,以至于受损伤的心肌也可能恢复应激性,从而增加了发生环状运动的可能性。图 3.1(d)表明扩大的心脏中,潜在的环状运动的途径较长。例如在一个扩大的直径为 8cm 的心室(周径 25cm)内,一次阻滞的单向冲动绕行心室壁一圈用时 500ms,从而为原先不反应的损伤性肌纤维恢复应激性提供了充裕的时间。这种条件下,就可能形成单向冲动沿着心肌不断地环状运动的状态。

冲动传导的速度和有效不应期时间的乘积即为不应心肌区的长度,通常将这个长度称为去极化冲动的波长。人类冲动波长正常值约为 15cm 左右。上述表明,如果心室周径大于冲动的波长,那么产生环状运动就有可能,尤其是存在由缺血、寒冷或反复刺激等原因所引起的损伤的情况下。

2. 环状运动与颤动的关系

如图 3.1 中所示的一个环状运动,沿着由均一可兴奋组织构成的左心室长轴环行,便产生我们所知的心室扑动。心室扑动时间往往短暂,常演变为心室颤动。因为心脏的几何形态是不对称的,一个环状运动的去极化波阵面在遇到右心室自由面和室间隔的接连处、二尖瓣和三尖瓣环或群岛状的不应组织区,会立即裂解成许多子波阵面。不久闭环通路立即让心室再激动变为成倍的、回旋状的、不断变化的兴奋,最终产生心室颤动。

3. 颤动的后果

(1) 心房颤动的后果。心房是心脏起增压作用的前房,房颤时由心房提供的附加心室充盈量丧失,因而心脏射血量减少,但此时动脉血压足以向生命器官灌注血液,因而房颤本身并不直接危及生命,很多房颤患者可以几乎正常地生活许多年。但在房颤发生时心率若超过一定限度,便会引起血液动力学恶化,使患者产生诸如心悸、头昏、咽痛,呼吸困难等明显症状,甚至会引发心肌梗死和栓塞。

(2) 心室颤动的后果。心室是心脏的主要排血腔,室颤时患者的正常自主心律消失,取而代之的是快速且无规律的搏动,血压立即下降至零(图 3.2),心脏丧失泵血功能。若室颤持续时间过长,会使需要不间断接受血液供应的重要脏器和组织迅速受到损害。首先受损的是大脑,在 3～5min 内如果不进行复苏和有效治疗,就可发生持久性脑损害,进而导致死亡。

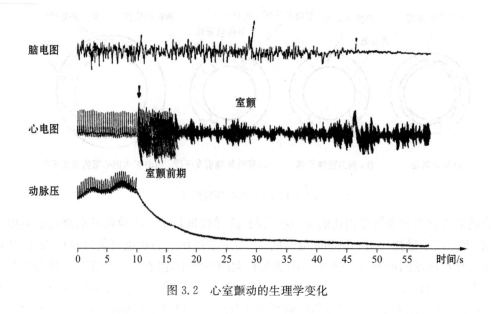

脑电图

心电图

室颤

室颤前期

动脉压

0 5 10 15 20 25 30 35 40 45 50 55 时间/s

图 3.2 心室颤动的生理学变化

3.1.2 心脏除颤生理学

1. 除颤机理

电击除颤主要是由除颤器瞬间释放的高压电流在短时间内通过心脏的大部分或全部心肌,强迫心脏在瞬间几乎全部处于除极状态,造成瞬间停搏,这就起到了阻滞环行运动传播的作用,使心肌各部分活动相位一致,这样就有可能让自律性最高的窦房结重新起搏心脏,控制心搏,转复为窦性心律。

在细胞水平上,除颤电击并不超过由起搏器释放的强度,从这个意义上来讲,除颤器也是一个刺激器,它很像一个大规模的心脏起搏器。因此,理论上除颤电击不一定对心脏有损害。由于起搏电极的表面积较小(数 mm^2),因此微弱的电流(数 μA)就可使心脏起搏。为了使心脏起搏仅需刺激电极周围的一小块组织,因为引起兴奋后即传播遍及整个心脏,如图 3.1(b)所示。当为了达到除颤的目的如要刺激整个心脏,所需电极面积大约为起搏电极面积的 1000倍。因此,欲产生如同使心脏起搏所需的同样的电流强度,除颤电流强度要比起搏电流强度强1000 倍。动物实验研究和人体研究资料曾表明,手术时以电极直接对心脏除颤,所需电流为数安培。

在与人的大小相似的动物身上以穿透胸腔的电极除颤,需要几十安培电流。因为有大量电流通过心脏周围而不是穿透心脏,对除颤没有贡献。经胸除颤需要几千伏电压才能使适当电流穿过胸腔。由此看来,经胸途径电击似乎过于强烈及危险。但如能保证电流强度大致上均匀,就心肌细胞而言,除颤电击并不一定比起搏器的脉冲有害。

2. 除颤电流与能量

目前的技术水平还不能准确测定除颤电流的大小,因为胸腔对电流的阻抗因人而异,即使对于具有相同的电压,亦无法预测动态电流的大小。然而,除颤器的充电电压是可以精确测量的,并可进而计算出除颤器在电击输出之前所储存的能量。储存能量的测量一直是除颤器电击强度的传统测定方法。

除颤器的储存能量与患者的胸部阻抗无关。传递能量与储存能量的关系如式 3.1 所示，其中 U 为能量，R_s 为患者阻抗，R_d 为除颤器内阻。

$$U_{传递} = U_{储存} \cdot \frac{R_s}{R_d + R_s} \tag{3.1}$$

临床实践表明，传递给患者的电能（释放能量）通常为储存能量的 3/4。由于在实际胸腔阻抗未知时，测定传递能量很容易，所以用能量单位来表示除颤剂量是常用的方法。

3. 除颤效果的影响因素

除颤效果受到多种因素的影响，主要有患者因素和操作因素。其中患者因素包括电击除颤前心室颤动持续时间、患者原发心脏疾病、酸碱平衡、缺氧情况、身材体重以及是否应用了抗心律失常药物等；操作因素主要包括除颤时机、除颤波形及能量、电极位置、经胸阻抗及接触阻抗等。

（1）除颤时机。1992 年美国心脏协会（American Heart Association，AHA）提出生存链的概念，指出抢救心脏骤停四个紧密相连的具体环节（如图 3.3 所示）：①早期报警；②早期心肺复苏（Cardiopulmonary Resuscitation，CPR）；③早期除颤；④早期高级生命支持。这四个环节中最重要的一环是早期除颤，而除颤的时机是治疗心室颤动的关键。除颤成功率随着时间每分钟下降 7%～10%，12 分钟后存活率只有 2%～5%。

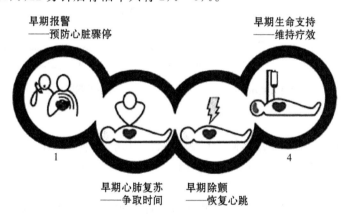

图 3.3　抢救心脏骤停生存链

（2）除颤波形。除颤器均是以一定的除颤电压（电流）波形释放能量的，除颤电流强弱及其持续时间决定了除颤的实际效果；与此同时，除颤所造成的心肌损伤主要取决于除颤电流波形的峰值而不是除颤能量。

根据不同的设计，除颤器的输出波形可以有多种。图 3.4 中的曲线 a 是没有电感器的电容电阻放电波形，初始电压等于电容的充电电压，非常高；曲线 b 所示是经典的单峰波形输出（放电电路如图 3.10 所示），由于电感器的作用，输出电压峰值大大降低，根据元件参数不同输出波形可以是单相的或双相的。曲线 c 所示的是双峰波形，从波形上可以看出，放电主峰的时间延长了。由于释放的能量与放电波形所包围的面积成正比，即释放相同的能量，双峰比单峰除颤器的除颤峰值电压要降低许多，但持续时间较长。根据同样理由，梯形波（方波，见图中的曲线 d）在同样的能量释放时，它的峰值电压可以更低。曲线 d 的波形也称为单相指数截断波。曲线 e 所示的是双相方波(也称为双相指数截断波)。

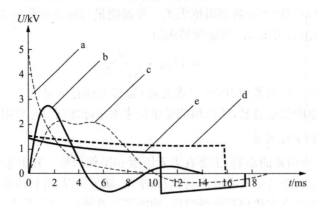

图 3.4　心脏除颤器的输出波形

上述除颤波形从极性上分主要有两类:单相波和双相波(见图 3.5)。除颤波形的有效性取决于能否在达到理想除颤效果的基础上尽可能降低除颤能量。

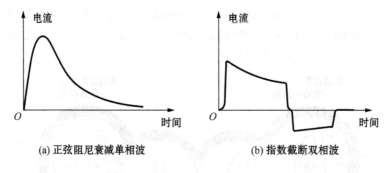

(a) 正弦阻尼衰减单相波　　　　　　　　(b) 指数截断双相波

图 3.5　除颤波形

① 单相波除颤。传统除颤器多使用单相波除颤,其能量逐渐递增,以单方向脉冲释放电流,由一个或多个电容的自然放电曲线产生并持续至患者产生阻抗。根据波形回落至零点的速度不同,可将单相波进一步分为两个类型——若单相波逐渐降至零点,称为单相正弦衰减(Monophasic Damped Sine Waveform,MDS)波;若单相波即刻回落,则称为单相指数截断(Monophasic Truncated Exponential Waveform,MTE)波。

单相波除颤的最大缺点在于,如果患者经胸阻抗低,则储能电容会快而深入地放电,从而导致患者体内流过的电流和进入的能量极高,极易造成心脏损害。一般推荐单相波除颤首次电击能量为200J,第 2 次为200 ～ 300J,第 3 次为360J。这种逐步递增电能的除颤方案可以在减少电击损伤的同时增加除颤成功率。一般认为,对于单相除颤波形,大于 400J 的能量会造成心肌损伤,但实际上造成心肌损伤的是过高的电压或电流峰值,所以现代除颤器的设计者着力在保持足够能量的情况下,尽可能的降低峰值电压(电流)。

② 双相波除颤。双相波除颤是近年来除颤器发展的主要趋势,除颤脉冲由一个电流调节的脉冲输出级产生,其特点为电流方向在某一特定时限为正向,而在剩余的数 ms 内其电流方向改变为负向,常见的双相指数截断(Biphasic Truncated Exponential Waveform,BTE)波形能够实现阻抗补偿(Impedance Compensation,IC)。因此双相波除颤的最大优点在于,在整个

除颤脉冲期间患者体内的电流强度被精确地保持着，不受患者经胸电阻抗大小的影响。

一般建议双相波除颤能量选择在 200J 以下，这样的能量选择既安全，又能保证与逐步递增的高能量单相波除颤具有相同或较之更高的除颤效率，对心肌的损伤更轻微。

（3）电极大小及其位置。电极的大小和放置位置都会对除颤效果产生影响。电极大小会影响皮肤与电极之间接触阻抗的大小。直径较大的电极可降低接触阻抗，从而使流过心脏的电流增加，增大除颤成功率，但电极过大也会使流过心肌的电流减少。

电极的放置位置要确保发生颤动的心脏位于两个电极之间，且两个电极的间距适当。距离过大会使经胸阻抗增大，而距离过小又会产生较大的局部电流，致使流过心脏的电流过小，除颤无效且灼伤皮肤。一般建议经胸廓（体外）除颤时，将一个电极置于右上胸锁骨下胸骨右缘，另一个电极置于左下胸乳头左侧，而电极极性的变化不会影响除颤成功率。

（4）电击阻抗。电击阻抗主要包括电极与皮肤的接触阻抗和经胸阻抗。成功的除颤需要有足够大的电流流过心肌并使之除极。在心脏除颤时，电极与皮肤组织接触不充分，接触阻抗过大必然会限制流经心肌的电流，并且由于接触阻抗的分压作用会使除颤的部分电能在到达心脏之前被损耗，导致除颤无效。电极接触阻抗过高甚至会引起胸壁皮肤与电极接触处出现烧伤。手持电极时适当用力加压可使经胸阻抗减少 25%，适当使用导电液和理想的电极位置可使经胸阻抗减少 60% 以上。

4. 除颤的强度-时间曲线

心肌细胞膜两侧分别为细胞外液和细胞内液，两者均含有导电性能良好的电解质。由于细胞膜含有的磷脂百分率很高，其导电性能相当差，因此细胞膜及其周围细胞是被绝缘体分隔的两个导电体，可类比为一个电容器。图 3.6 所示为心肌细胞及其周围细胞外液的简单电学模型，它们犹如一个电容器和一个电阻器并联。

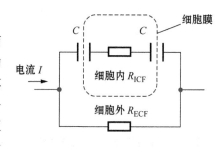

图 3.6　心肌细胞电学模型

将除颤电击能源视为电源，假设大量细胞呈串联排列，因而可以认为跨细胞的电压改变对电流影响甚微。此时心肌细胞简化模型可用式 3.2 表示，其中 i 为电流源振幅，R 和 C 分别表示细胞膜的阻抗和容抗，v 为心肌细胞跨膜电压。

$$i = C\frac{\mathrm{d}v}{\mathrm{d}t} + \frac{v}{R} \tag{3.2}$$

为了使心肌细胞兴奋，心肌细胞跨膜电压必须改变 v_t，而按照心脏电生理学中的定义，v_t 是静止膜电位和细胞兴奋阈值之差。对于具有时间 τ 和阈值强度的方波脉冲电流，求解方程式 3.2 可得

$$v_t = iR(1 - \mathrm{e}^{-\tau/RC}) \tag{3.3}$$

进而可推出兴奋源的强度 i 和时间 τ 之间的相互关系

$$i = \frac{v_t/R}{1 - \mathrm{e}^{(-\tau/RC)}} \tag{3.4}$$

如果将上面的单个细胞的概念扩展到一个组织群，那么刺激强度和时间的相互关系可以用下式表示（其中 a 和 b 是常数，表示组织以及除颤电极形状的特征）：

$$i = \frac{b}{1 - e^{(-\tau/a)}} \tag{3.5}$$

图 3.7 可用来表示式 3.5 所描述的强度-时间曲线。

由于心脏除颤的成功必须要有足够多的细胞同时兴奋,所以心脏除颤也有类似的强度-时间曲线,除颤有效与否取决于两个重要因素——电击强度和持续时间。

根据释放的电流、能量或电荷可测定电击强度,图 3.8 表示了典型的电流、能量和电荷对时间的相互关系。用以描述"最佳的"除颤电流脉冲有三种不同的电量——即最小电流、最小能量和最小电荷。例如以最小能量作为除颤标准,那么就要求有最小能量的持续时间,如果选用最小电荷的话,那么就要求具有尽可能短的电流脉冲。

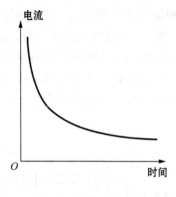

图 3.7　强度-时间曲线

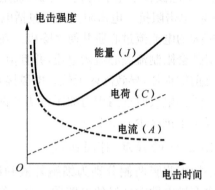

图 3.8　以能量、电荷和电流进行比较的强度-时间曲线

3.2　心脏除颤器的类型及其基本原理

3.2.1　心脏除颤器的类型

1. 按是否与 R 波同步分类

(1) 非同步型除颤器。非同步型除颤器在除颤时与患者自身 R 波不同步,主要用于救治室颤和室扑等。因为在除颤救治室颤和室扑时,人体心脏没有振幅足够高、斜率足够大的 R 波,所以只能以非同步方式除颤。

(2) 同步型除颤器。同步型除颤器在除颤时与患者自身的 R 波同步。一般是利用电子控制电路,用 R 波控制电流脉冲的释放,使除颤脉冲刚好落在 R 波的下降支,这样使除颤脉冲不会落在心肌细胞的易激期,从而避免心室纤颤。同步型除颤器可用于治疗除室颤和室扑以外的所有快速性心律失常,如室上性及室性心动过速、房颤和房扑等。

2. 按电极放置的位置分类

(1) 体内除颤器。体内除颤器是将电极放置在胸内直接接触心肌进行除颤,早期主要用于开胸心脏手术时直接电击心肌,结构较为简单。现代的体内除颤器一般是植入人体的,使用心内膜或心外膜电极来感知心律失常,称作植入式心律转复除颤器(Implantable Cardioverter Defibrillator,ICD),它除了能够自动除颤以外,还能自动进行监护,判断心律失常类型,选择方案进行治疗。目前,ICD所用的心内膜电极集感知、起搏和除颤于一身,最远端为一对起搏和感知电极,其后为除颤电极,增加了抗心动过速(VT)起搏、VVI或DDD起搏治疗的功能,大大减小了由室速(VT)诱发室颤(VF)的可能,在很大程度上提高了除颤的可靠性与安全性。

（2）体外除颤器。体外除颤器是将电极放在胸壁,经胸间接接触心肌进行除颤。目前临床使用的除颤器大多属于这一类型。近年来,全自动体外除颤器(Automatic External Defibrillator,AED)的发展引人注目。AED又称公众电除颤技术(Public Access Defibrillation,PAD),其广泛应用使得院外猝死抢救的成功率从3%～8%神奇般地提高到50%左右,成为人类征服猝死的又一个里程碑。

3. 按放电技术方式分类

随着技术的发展,先后出现了交流除颤器、电容放电除颤器、电容放电延迟线除颤器、方波除颤器和双相波除颤器等多种类型。临床使用时每一类型的除颤器一般都有体内除颤和体外除颤两种工作方式。

3.2.2 心脏除颤器典型放电技术方式的基本原理

1. 交流除颤器

交流除颤器是最早出现的一种除颤器,它是将工业用交流市电经变压器变压后获得高电压和大电流,经胸壁或直接对心脏除颤。其电原理图如图3.9所示。交流市电经变压器T变换为多种电压(通常为80～720V之间,电流为4～6A),以抽头开关的形式选择所需电压值,经除颤电极作用于人体。体外除颤时一般选用160～720V,体内除颤时选用80～300V。

接通启动开关后,脉冲时间控制器使开关S接通约250ms时间,在此期间电极输出10～12个正弦电压周期,其输出波形如图3.9所示。

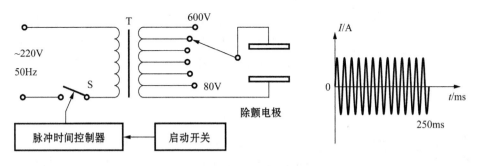

图3.9 交流除颤器电路原理图及其输出波形

交流除颤器的优点是结构简单,但比直流除颤器所需能量大,除颤作用时间也长,强烈地刺激骨骼肌并释放过大能量,对人体有一定损害,尤其在临近除颤结束时容易重现心室颤动和骨骼痉挛,故目前除了在心脏手术中有时还采用交流除颤器外,临床上已逐渐被直流除颤所取代。

2. 电容放电式直流除颤器

电容放电式直流除颤器的电路原理如图 3.10 所示。其中 B_1 为自耦变压器,用于调节输出电压大小。B_2 为升压变压器,交流市电经升压后,再经 R_1 和 D 组成的整流器变成直流电压。当高压继电器 S 置于位置"1"时,高压电容器 C 被充电。电路元件的典型数值是 $C=16\mu F, L=100mH$。为了获得约 400J 的电击能量,电容器 C 上充电电压值须达到 $2\sim9kV$。除颤时将高压继电器 S 置于位置"2",此时电容 C 上所储存的电能通过电感器 L 放电,经电极板向人体释放除颤脉冲。此时储能电容 C、电感 L 及人体(负荷)串联接通,使之构成 RLC(R 为人体电阻、导线本身电阻、人体与电极的接触电阻三者之和)串联谐振衰减振荡电路,即为阻尼振荡放电电路。

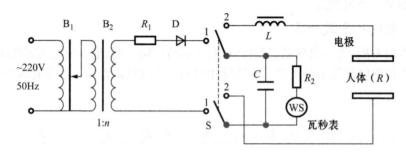

图 3.10　电容放电式直流除颤器电路原理图

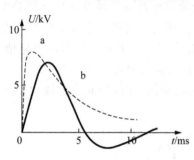

图 3.11　RC 和 RLC 放电曲线

图 3.10 中,电感 L 的作用是对输出波形起整形作用。如果不设置 L,除颤电路变为 RC 放电结构,则放电曲线将呈指数波形(如图 3.11 中曲线 a 所示)。而加置 L 后,除颤电路成为 RLC 结构,放电曲线变为阻尼正弦波(如图 3.11 中曲线 b 所示)。指数放电波的波幅高,起始时能量过分集中于瞬间,对心肌组织损伤较大,除颤效果差。而阻尼正弦放电波的波幅较低,峰值变圆,动物实验和临床使用均证明这种放电波形对心肌损害小,除颤效果好,所需电能量约为 RC 放电式的一半。RLC 除颤器电路中的电流,可由式 3.6 求得,其初始条件为:①流过电感器的电流是 0;②充电后电容器两端的电压为 U。

$$\frac{\mathrm{d}^2 i}{\mathrm{d}t^2} + \frac{R}{L}\frac{\mathrm{d}i}{\mathrm{d}t} + \frac{1}{LC}i = 0 \tag{3.6}$$

需要注意,电容器的输出电流可能是欠阻尼、临界阻尼或过阻尼,这决定于在除颤器电路元件的选择以及输出回路的阻抗(包括治疗对象的阻抗)。图 3.12 总结了在不同阻尼时方程式 3.6 解的电流波形。

图 3.10 的 RLC 除颤电路的充电时间常数 R_1C 一般为 2s,通常经过 5 倍的 R_1C 时间,即可使电容器 C 充电达幅值的 99%。放电时间一般为 $4\sim10ms$,可以适当选取 L、C 实现。电感 L 应采用开路铁心线圈,以防止放电时因大电流引起铁心饱和造成电感值下降,而使输出波形改变。另外,除颤中存在高电压,对操作者和患者都有意外电击危险,因此必须防止错误操作和采取各种防护电路。电路中接有瓦秒表,可直接读出电能量值。临床实践证明,电容 C 上

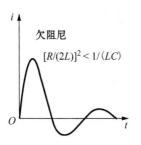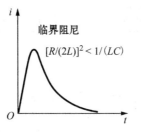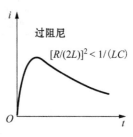

图 3.12 RLC 除颤器的三种输出状态

储存的能量传给人体的仅占 60%，其余部分都消耗在放电电路中和电极上，因而 RLC 除颤电路的效率较低。

3. 延迟线式电容放电直流除颤器

这种除颤器的电路原理图如图 3.13 所示。其中 L_1 和 L_2 构成延迟线路，调节其互感系数 M，即可改善输出波形。延迟线式电容放电除颤器的放电波形如图 3.14 所示，它具有长方形特点。与电容放电式除颤器相比，在电路储存能量相同的条件下，它输出波形的维持时间较长，即它的能量集中在平顶期，因此在相同除颤能量要求下，它所用的放电电流可以较小。但延迟型波形中有一段较长的拖尾，将影响除颤效果。因为"长拖尾"的波形可引起心室再次颤动。下面讨论的方波除颤器可以克服这个弊端。

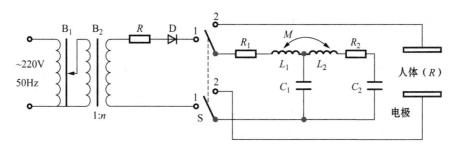

图 3.13 延迟线式电容放电直流除颤器电路原理图

4. 方波除颤器

方波除颤器原理框图如图 3.15 所示，它包括一个充电容器和两个可控硅元件。其中可控硅 D_1 与电容器 C 串联，控制电路产生的控制电压 U_g 改变 D_1 的导通角，从而控制对 C 充电电压大小。D_2 与电容器 C 并联，除颤时接通开关 S，电容 C 上储存的电能立即经电极向人体释放。其放电时间长短取决于放电时间控制电路何时输出控制脉冲，一旦控制脉冲使 D_2 管导通，则电容 C 放电，立刻终止向人体释放能量。电容 C 储存的电能通过 D_2 迅速释放，从而消除了放电波形的拖尾现象，提高了除颤效果。

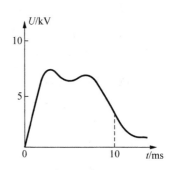

图 3.14 延迟线式电容放电波形

方波除颤器不使用电感器，充放电电容 C 尺寸较小，这些都是其主要优点。

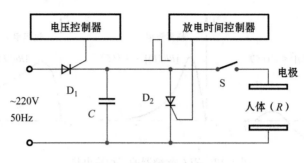

图 3.15　方波除颤器原理图

3.2.3　心脏除颤器的主要性能指标

1. 最大储能值

最大储能值是指在除颤器电击前必须先向除颤器内的电容器充电,使之储存电能。衡量电能大小的单位是 Ws(J)。通过大量动物实验和临床实践证明,电击的安全剂量以不超过 $400Ws$ 为宜,即除颤器的最大储能值为 400J。电容 C 的储能 W 及其电压 U 有如下关系:

$$W = \frac{1}{2}CU^2 \tag{3.7}$$

从上式可知,当电容 C 确定后,W 便由 U 确定。

2. 释放电能量

释放电能量是指除颤器实际向患者释放电能的多少。这个性能指标十分重要,因为它直接关系到实际除颤剂量。能量储存多少并不等于就能给患者释放多少,这是因为在释放电能时,电容器的电阻、电极和皮肤接触电阻以及电极接插件的接触电阻等都要消耗电能,所以对不同的患者(相当于不同的释放负荷),同样的储存电能就有可能释放出不同的电能量,因此,释放电能量的大小必须以一定的负荷值为前提。通常以负荷 50Ω 作为患者的等效电阻值。

3. 释放效率

释放效率是指释放能量和储存电能之比。对于不同的除颤器有不同的释放效率。大多除颤器释放效率在 50%～80% 之间。

4. 最大储能时间

最大储能时间是指电容器从没有电能充电到最大储能值时所需要的时间。储能时间短,就可以缩短抢救和治疗的准备时间,所以希望这个时间越短越好。但因受电源内阻的限制,不可能无限度地缩短这个时间。目前最大储能时间多在 5～10s 范围内。

5. 最大释放电压

最大释放电压是指除颤器以最大储能值向一定负荷释放能量时在负荷上的最高电压值。这同样也是一个安全指标,即在电击时防止患者承受过高的电压。国际电工委员会暂作这样的规定:除颤器以最大储能值向 100Ω 电阻负荷释放时,在负荷上的最高电压值不应该超过 5 000V。

3.3 典型体外心脏除颤器的功能及其结构特点

目前先进的除颤器生产厂商主要集中在美国、日本、德国以及瑞士等国。他们的产品各具特色,但基本上均采用先进的数字信号处理系统对心电信号进行分析,能够识别心律异常;最大能量充电时间一般在 5s 左右,为急救争取了时间;电池工作时最大能量充电次数越来越多,充电效率较高。

本节介绍日本光电公司 TEC-7731C 型心脏除颤器,这是现代一种比较先进的体外除颤器,这里重点介绍其功能和结构特点。

3.3.1 TEC-7731C 型心脏除颤器的功能

1. 功能概况

该型心脏除颤器的基本功能概括见表 3.1。

表 3.1 TEC-7731C 型心脏除颤器基本功能

序号	特点	详 细 功 能
1	双相波除颤	使用低能量的双相波除颤
2	彩色液晶显示	5.7 英寸彩色 LCD 显示,易于观察 ECG 波形和显示各种信息
3	交、直流供电	根据使用地点可以选择交流电源或者电池电源工作
4	快速充电	充电时 0~270J,交流电源 5s 内完成,电池电源 10s 内完成
5	ECG 快速恢复	除颤或心脏复律后,可在 3s 内恢复 ECG 波形
6	AED 功能	如果检测到适宜除颤的心电节律,会自动充电准备下一次除颤
7	无创起搏	对除颤后经常出现的心动过缓进行起搏
8	SpO_2、CO_2 监护	使用选配的 DSI 接口单元,可进行 SpO_2 和 CO_2 监护
9	NIBP 测量	使用选配的 NIBP 单元,可以测量无创血压
10	12 导联 ECG	使用选配的 ECG 单元,可测量 12 导联 ECG 波形,并自动分析
11	ECG 波形描记	热线阵记录器,可把心电图波形描记在记录纸上
12	语音提示	在 AED 模式除颤过程中,通过语音来提示设备状态和警告
13	基本功能检查	拥有半自动的放电、电池、记录、报警声和语音自检功能
14	存储卡	使用指定的 PC 存储卡,可以将数据转移到个人电脑上

该心脏除颤器除了具有除颤功能外,还有监视装置和记录装置,以便及时检查除颤的进行和除颤效果。监视装置是彩色液晶显示屏,可以观察除颤器的输出波形、心电图波形以及各种信息,从而进行监测;记录装置是热线阵记录器,可以把心电图波形自动描记在记录纸上,实现记录目的。使用选配的 DSI 和 NIBP 接口单元,还可进行 SpO_2 和 CO_2 的监护以及测量无创血压。另外,还配备有无创心脏起搏功能。可见该仪器将心脏除颤器、心脏起搏器、监护仪、自

动记录仪等多种功能集于一体,是心脏急救的得力仪器。

2. 面板功能

图 3.16 所示为 TEC-7731C 型心脏除颤器的外形。

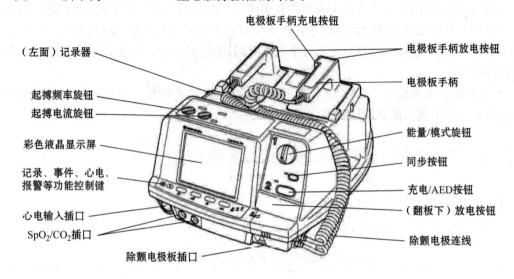

图 3.16　TEC-7731C 型心脏除颤器外形

彩色液晶显示屏可显示监护波形、报警设置和其他设置。

能量/模式选择旋钮:可用于打开/关闭电源,以及选择监护模式、固定起搏模式、按需起搏模式和除颤/心脏复律的放电能量。

同步按钮:可在同步复律和除颤模式间选择切换。充电/AED 按钮:可进行所选能量的充电。如果选择了 AED 模式,按下此键会开始 AED 分析。放电按钮:使用一次性电极片或体内电极板时,同时按下这两个按钮进行放电。

记录键:按此键开始记录器记录。事件键:按此键开始事件记录。ECG 导联键:按此键可改变 ECG 导联。ECG 灵敏度键:按此键可改变 ECG 灵敏度。报警消声键:按此键可临时关闭或报警消音。报警设置键:在监护模式下,按此键打开报警设置画面,可确定或改变报警设置。

起搏频率控制旋钮:可选择起搏频率(次/min)。起搏强度控制旋钮:可选择起搏电流强度。开始/停止键:按下此键开始起搏,再次按下此键,停止起搏。

电极板手柄充电按钮:按下会进行所选能量的充电。放电按钮:同时按下左右两个手柄上的放电按钮将释放所充能量。进行同步复律时,按下两个放电按钮后,除颤器可在适当时间放电。

热笔描式记录器位于仪器左侧,记录纸由孔隙送出,出口处带有裁纸刀。

3. 全自动除颤(AED)功能

全自动除颤(AED)功能可对室速、室颤等危重心律失常的心电信号进行高度精确的自动识别,通过带有语音提示的友好界面指导使用者按照关键步骤迅速进行电击除颤。使用者打开 AED 并粘贴电极后,机器可以记录分析患者心电信号,如果确有电击除颤指征的心律,则立即给予放电除颤,它为早期除颤争取了宝贵时间。

(1) AED 放电方式选择。AED 有三种除颤方式备选:全自动、半自动、手动。

① 全自动放电——为机器默认方式。当连接电极后主机自动识别和诊断心律失常,如判断存

在需要电击复律的室速或室颤,则机器按照机内设定的程序自动选择能量、充电、放电进行复律。

② 半自动放电——半自动放电方式是在全自动放电中增加了人工确认的步骤。半自动与全自动放电的区别主要在于:主机识别心律失常并自动选择能量进行充电后,并不自动放电除颤,而是通过声音提示或屏幕提示告知抢救者,经由抢救者确认并按下"放电"键后才进行放电复律。

③ 手动放电——设置为手动放电方式后,能量选择、充电、放电等均由抢救者操作完成。

(2) AED 治疗判断心律失常的主要依据。连接电极导线至患者后,AED 将主要依据心动过速的频率、持续时间、QRS 波群形态以及 RR 间期的稳定性等指标进行诊断,以识别出需要立即电击复律的恶性室性心律失常。完成诊断程序一般需要 8~12s,据上一次放电后需要 20s 左右。

诊断室速或室颤后,在放电前 AED 会再次确认,如果此时的心室率仍高于诊断频率,则继续治疗;但若低于治疗频率,则终止治疗。

① 心动过速的频率。一般来说诊断频率的范围为 120~240bpm(建议值 160~200bpm),治疗频率建议值为 200~240bpm。当患者心率小于诊断频率时不启动心动过速检测程序;而当心率大于或等于治疗频率时不再进行室速与室上速鉴别,直接启动电击复律治疗。

② QRS 波群形态。选取正常 QRS 波作为参考模板,当患者心率落入心动过速诊断窗口时,取样与模板 QRS 波群进行多方面比较,根据 QRS 波群 Q 波、R 波和 S 波的数目、顺序、极性、高度、面积等多方面进行打分,与模板越不符合者,室速的可能性越大。检测窗口一般为 4s。

③ RR 间期的稳定性。主要是为鉴别快速房颤与室速所设。心动过速的稳定性是指检测窗口中长 RR 间期与短 RR 间期之间的差值。如果所测差值大于或等于程控值,则提示心动过速不稳定,高度提示为房颤;相反,则满足稳定性,支持室速。

3.3.2　TEC-7731C 型心脏除颤器的电路结构特点

图 3.17 是 TEC-7731C 型心脏除颤器电路简化框图,它的控制系统由主控制器、从控制

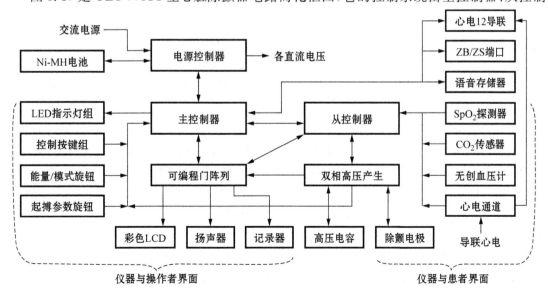

图 3.17　TEC-7731C 心脏除颤器电路简化框图

器、电源控制器以及可编程门阵列等几个部分组成。

主控制器为控制核心,它除了协调从控制器、电源控制器和可编程门阵列以外,还直接控制 LED 指示灯组、控制按键组、能量/模式旋钮、起搏参数旋钮(频率和电流),另外还控制心电12 导联、ZB/ZS 端口和语音存储器等电路。

可编程门阵列主要控制彩色 LCD 显示器、扬声器、描笔记录器等。所以主控制器与可编程门阵列共同完成仪器与操作者交互界面的控制。

从控制器主要控制双相高压产生,以及患者心电(ECG)、血氧分压(SpO_2)、二氧化碳(CO_2)、无创血压等信息输入通道,完成仪器与患者能量和信息交互界面的控制。

电源控制器主要控制交流电源与镍氢(Ni-MH)电池的选通、镍氢电池的充电,以及产生本机使用的各种直流电压,同时也对电池电压进行监测,保证电池的有效性。

更详细的电路框图见图 3.18。图中可见三个控制器的核心都是一个 CPU。工作时序上,主 CPU、从 CPU 和主 FPGA 共用一个 25MHz 振荡器时钟,保证了彼此的工作同步。主控制器中的实时时钟电路备有后备电池,使仪器保持持续的时间计时,而不受断电影响。

可编程门阵列由主 FPGA、显示 FPGA 和主 PLD 等组成。主 FPGA 控制扬声器、记录器和 PC 存储卡,显示 FPGA 控制彩色 LCD 显示器。主 PLD 协调两者被主 CPU 访问的地址和时序。

高压电路与控制电路之间用光电继电器隔离,保证了控制器免受高压冲击。除颤电极板、心电导联、氧分压(SpO_2)探测器、二氧化碳(CO_2)传感器等电路采用浮地技术,保证了使用时患者免受意外漏电电击的危险。

电源控制器不仅对镍氢(Ni-MH)电池进行充电管理,而且对电池电压进行监测,保证电池的有效性。

3.4　植入式心律转复除颤器的技术原理

3.4.1　植入式心律转复除颤器的作用

近十年来,世界范围内的心源性猝死不断发生,这些医院外心脏停搏者多数是由室颤引起的,大部分患者(大于 80%)先出现室速,持续恶化发生室颤,由于室颤自行转复极其困难,因此从室颤发生至得到除颤治疗的时间决定了患者的生存。一般来说,医院外心脏停搏的总死亡率很高(高于 75%),主要由于患者不能得到及时有效的除颤治疗。而植入式心律转复除颤器(ICD)可以在心律失常发生 10~20 秒内释放电击除颤,在这段时间除颤成功率几乎 100%,ICD 可以对自发性室颤作出有效反应,感知危及生命的恶性室性心律失常,并进行有效治疗,防止心源性猝死的发生。目前,ICD 技术发展非常迅速,具有诊断和多种治疗功能的新一代ICD 已开始在临床应用,其临床适应征也不断放宽。

从 1972 年 Medrad 公司生产出第一台 ICD 之后,ICD 治疗技术日新月异,除颤部位由最初的单腔逐渐发展到双腔、三腔等多部位。多年的临床实践表明,ICD 比抗心律失常药物治疗能更有效地减少心脏室性猝死,因此其已被广泛接受作为治疗致命性室性心律失常的首选方法。ICD 已成为临床上治疗持续性或致命性室性心律失常的重要医学电子仪器。

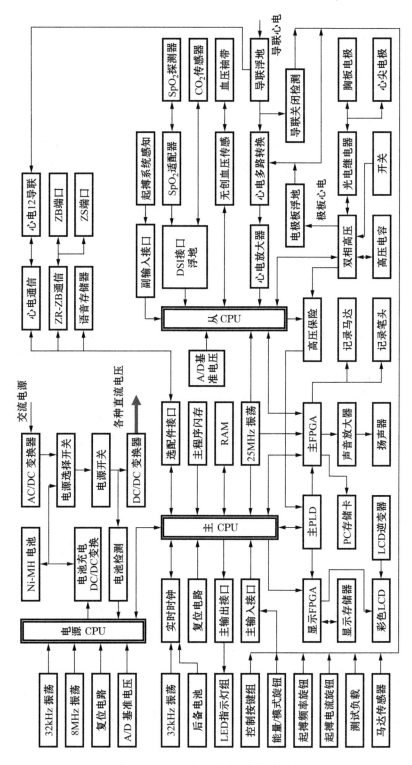

图 3.18 TEC-7731C 心脏除颤器电路框图

3.4.2 ICD 的结构和功能

1. ICD 的结构功能概述

ICD 系统主要包括两个基本部分:脉冲发生器和识别心律失常、释放电能的电极导线系统。脉冲发生器由两个锂-银、钒五氧化物电池提供能源,电池外壳是由钛金属制成,连接头由环氧化物制成。连接头有 3～4 个电极插孔,可以与除颤以及感知电极连接。不同 ICD 生产厂家 ICD 设计有所不同,目前脉冲发生器的重量在 70～130g 不等,体积在 30～100ml 左右。

一般来讲,ICD 系统均采用心内膜或心外膜电极来感知心律失常,新一代的 ICD 系统大多采用心内膜电极,不仅用这些电极感知心律失常,而且用它进行抗心动过速起搏以及 VVI 或 DDD 起搏治疗,这类电极还可以释放能量进行除颤。心内膜电极集感知、起搏和除颤于一身,最远端为一对起搏和感知电极,其后为心内膜弹簧除颤电极,电极固定方式有主动和被动固定两种。选择何种类型的电极须根据植入手术时除颤阈值测定结果来定。

目前绝大多数 ICD 系统采用心率作为心律失常的感知参数,当心率超过 ICD 预先设定的心律失常心率标准时,心律失常被感知,并触发 ICD 系统充电,继而通过除颤电极释放电能进行除颤,如果第一次电击不成功,则 ICD 系统重新工作,释放新一次的电击进行除颤,一般可连续释放 3～6 次电击,直至除颤成功。最新一代的 ICD 系统除了转复/除颤功能外,还具有抗心动过速起搏治疗以及抗心动过缓起搏治疗,这些系统可以对一种或多种心律失常以不同的反应。例如,对于持续性室速,ICD 系统识别后首先进行抗心动过速起搏治疗以终止心动过速,若无效或心动过速恶化,则进行低能量的心律转复电击治疗,若仍无效则进行较高能量的除颤治疗,除颤治疗后,如果心率慢,还可进行心室起搏治疗。所有这些治疗方式可以通过体外程控加以选择以及设定参数。除颤能量大小可以通过体外程控设定,对于室颤,通常除颤能量为 15～30J。

2. ICD 的基本结构

ICD 通常由除颤高能脉冲发生器和室颤自动检测识别电路两大部分组成(如图 3.19 所示),其中 CPU 控制板是整机的控制中心。安装 ICD 时,可以埋植于腹部(需开胸),也可以进行皮下安装,并最终实现经静脉安置。

图 3.19 中,室颤自动检测识别电路负责检出心电图中的室颤异常,并将异常信息通知 CPU。除颤控制单元主要控制除颤高能脉冲发生器,并通过 I/O 及 A/D、D/A 卡与 CPU 通信。除颤高能脉冲发生器通过高频逆变将直流电压转换为直流高压对高压电容器快速充电。除颤执行单元通过 LCR 放电电路,可瞬间释放高压电容器上的电能,最终实现除颤电击。硬保护电路不受 CPU 控制,可监控高压电容器上的高压值和高压充电回路的电流值等重要电路参数,一旦异常则执行硬保护动作,并通知 CPU。反馈、保护电路可将电路的动态信息反馈至 CPU,由 CPU 实施对应的控制动作或软件保护,以保证系统安全。

3. ICD 的临床功能

(1) 识别室速及室颤。目前已有多种判断指标被用来自动识别 VT 和 VF,但以单纯的心率(Rate)作为判断心动过速的主要标准仍是在 ICD 中应用的最主要方法。预先在 ICD 中设置室速和室颤的识别频率,当心动过速频率超过室速识别频率(例如 160bpm),则被判断为室

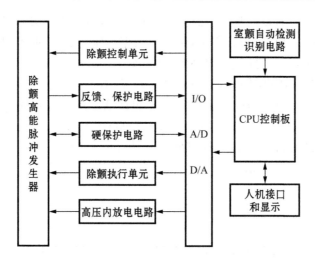

图 3.19 植入式心脏除颤器硬件结构示意图

速;当心动过速或室颤频率超过室颤的识别频率(例如 220bpm),则判断为室颤而进行治疗。

除频率以外,可程控指标还有心律失常的突发性、稳定性和持续性。心律失常的突发性指标主要用于区分窦性心动过速和室性心动过速。因为大多数窦性心动过速都是逐渐开始的,而大多室速都是突然发作,借此将两者区别开。心率稳定性指标用来排除心动过速中的房颤,因为房颤的心动周期一般不规则,即不稳定,而一般心动过速时则是稳定的,故而可以识别是心动过速还是房颤。心率的持续性指标主要是用于防止 ICD 对非持续性室速在已恢复窦性心律的情况下电击。

当然,单一的识别参数不可能正确地识别所有的心律失常,而根据患者的具体情况选定组合参数将会更切合实际。另外,应用双腔 ICD 的 PR 逻辑分析指标也可明显减少不适当的误判。

(2) 心动过缓心脏起搏。部分植入 ICD 的患者在除颤后心跳缓慢,需要快速心脏起搏以尽快恢复正常血流动力学,也有一部分患者合并窦房结或房室传导功能障碍,同时需要心脏起搏治疗。目前的 ICD 均具有心动过缓心脏起搏功能,通过右心室的心内膜电极进行感知和起搏,起搏方式为 VVI,起搏频率及电压等参数可以根据需要通过程控仪来调整。

(3) 抗心动过速起搏(Antitachycardia Pacing,ATP)。ATP 是一种程序期外刺激或以固定频率的短阵快速刺激(Burst)起搏心室以终止室速的方法。如同高能电击一样,ATP 可有效地终止室速,而不引起患者疼痛,且电能消耗少,因而和高能电击相比,患者能更好地耐受 ATP 并相应延长起搏器的使用寿命,也能缩短高能电击充电所需时间。

(4) 低能量复律。低能量复律的电击能量一般在 5J 以下,使用低能量复律的 ICD 可以代替抗心动过速起搏器,且能最大限度地减少高能量电击带来的不适,而同时又能克服抗心动过速起搏所具有的使 VT 加速的危险性。多数研究表明,虽然低能量复律和快速心室起搏一样能有效地终止室速,但如果与支持性抗心动过缓起搏和高能量除颤一起应用时,将会更加安全和实用。

(5) 高能量除颤。目前,大多数除颤器的最大释放能量为 30～34J。ICD 在感知并确认发生室颤后,经过几秒钟的充电后便可释放高能量除颤脉冲,目前新一代 ICD 可连续释放 1～6 个高能量除颤脉冲。

（6）信息储存记忆。ICD还具有信息储存记忆功能，可将心律失常发作以及治疗过程的信息（包括数据以及心内ECG）储存起来，医生可根据临床需要，随时通过体外程控仪读取信息，判断ICD治疗效果，并及时调整诊断和治疗参数。以Medtronic 7227型ICD为例，它可将每次随访期间（如3个月）的所有快速室性心律失常发作的时间、次数以及治疗结果的信息储在ICD里，若发生除颤或抗心动过速起搏治疗，它可详细记录室速或室颤发生时间，发作时的心率，得到ATP或除颤治疗的情况，以及治疗前后的心内ECG。随着技术进步，ICD的信息储存容量不断增加，目前新一代的ICD可储存长达30min的心内ECG，为医生判断和分析ICD的工作情况提供有价值的信息。

3.4.3 ICD植入及其术中检测

由于工程技术的进步，ICD的体积已经明显减小，可以使用经静脉导线进行电击治疗，使ICD的安装技术大大简化，心内科医生可以像置入起搏器一样将ICD置于患者的胸部皮下或胸大肌下开展除颤治疗。1993年，美国FDA正式批准通过了第三代的非开胸ICD系统，使ICD的植入量进一步增长。自1994年以来，经静脉单极除颤系统开始在临床应用，进一步简化了手术过程，提高了除颤效果，推动了临床的广泛应用。

1. 植入方案

目前，在临床中广泛应用的ICD系统植入方法多为非开胸植入方法，电极导线植入于患者胸前（如图3.20所示）。根据除颤电极的构成不同，大致可分为以下两类：

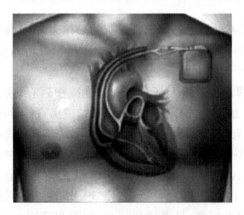

图3.20　经静脉植入ICD示意图

（1）以心内线圈电极为主的除颤系统。

虽然各厂家设计有所不同，但右心室的三极感知和除颤电极基本相同，经静脉植入后成为线圈除颤电极，此线圈电极需与另一除颤电极构成除颤电路。另一除颤电极的设计各厂家有所不同，例如CPI公司的Endotak系统在心室感知除颤电极的心房段加设另一线圈电极，构成除颤电路。

这类系统在临床应用时，多数患者可得到满意的除颤效果，但仍有相当一部分患者不能得到满意的除颤阈值，而改用其他非开胸ICD系统或开胸植入ICD系统。

（2）单极除颤系统。

单极除颤系统是指除颤器外壳本身作为除颤的一个电极,与心内的线圈除颤电极构成除颤电路。由于除颤器外壳作为除颤的一个电极,除颤器必须埋藏在左胸前。ICD胸前植入可埋于肌肉下囊袋或皮下囊袋,视患者胸前皮下组织而定,若患者较瘦,皮下脂肪少,可将ICD埋于肌肉下,对于皮下脂肪较多的患者,可将ICD埋于皮下囊袋。该系统具有以下特点——手术操作进一步简化,只需经静脉植入一根三极的感知与除颤电极;除颤阈值低,由于除颤器外壳作为除颤电极,大大地增加了除颤电极的面积,从而进一步有效地降低了除颤阈值。

以往的ICD植入手术通常在手术室进行,由于非开胸除颤系统简化了手术过程,目前大多数在导管室进行,由心内科医生植入。

2. 除颤阈值测试

准确地说,ICD的植入过程包括两部分:一是上面提到的导线和脉冲发生器的植入,二是植入术中的测试。一台成功的ICD植入不仅是一次成功的手术操作,还需要术中详细完善的测试以及根据测试结果选择的最合适的参数设置,主要包括以下几个方面的测试:

(1) 如同常规起搏器一样,在导线就位后测定电极阻抗、感知阈值和起搏阈值。通常良好的起搏阈值可间接反映除颤阈值,而感知阈值需要判断是否有足够大的R波振幅,一般要求大于5～8mV,以保证在发生VT/VF时,QRS波能被完全感知,触发正确及时的复律除颤治疗。

(2) VT/VF的诱发、抗心动过速起搏的测试以及除颤阈值(Defibrillation Threshold Testing,DFT)的测定,这是ICD植入术区别于普通起搏器的关键技术。植入ICD的主要目的是当患者发生致命性心律失常时,ICD能够马上识别并及时终止心律失常。因此术中必须进行测试来判断所植入的ICD功能是否正常,并设置合适的参数来保证患者的生命安全。

除颤阈值指的是能将VT/VF转复为窦性心律的最小能量。当感知和除颤电极导线固定后(导线连接如图3.21)。电极与体外除颤测试系统连接进行DFT测定。首先需要诱发心室颤动,室颤的诱发方法有两种:一种方法为T波电击(T-shock),即在T波易损期上以低能量

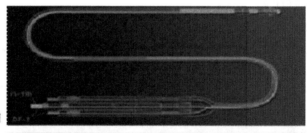

起搏/感知端口

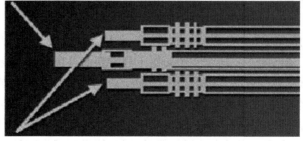

除颤线圈端口

图3.21 导线与除颤器的连接

电击诱发 VF,另一种方法为 50Hz 交流电刺激,两种方法均能非常有效地诱发出室颤。

虽然 DFT 的标准各个医学中心有所区别,但大多数医院采用连续两次 20J 或以下的能量进行有效除颤作为成功标准,即 DFT 等于或低于 20J,才可考虑电极与脉冲发生器连接,并将脉冲发生器植入。目前 ICD 系统最大除颤能量在 30~34J,DFT 应低于最大的除颤能量 10J 以上(安全界限),以保证最大能量释放时高于 95% 的成功率。某些新的 ICD 系统最大释放能量可达 35~40J,可以允许植入 ICD 时 DFT 为 20~24J。完成阈值测定后,将脉冲发生器与电极连接,诱发室颤,检验整个 ICD 系统感知心律失常和除颤功能及效果。

综上所述,ICD 的手术流程大体如下——制作囊袋、导线置入与测试、测定除颤阈值、植入脉冲发生器、设置与输入工作程序。与起搏器植入术的主要区别在于增加了除颤阈值的测定和工作程序设置。制作囊袋时要根据患者胖瘦程度和 ICD 体积大小而决定在皮下抑或胸大肌下,一般选择左胸,以便电击除颤/复律时,通过心脏的电流密度最大,降低除颤阈值。导线置入方法与起搏导线相同,略有区别的是需要让导线顶端尽量靠近心尖,这样导线的远端除颤电极在右心室内的部分较多,有利于增加电击时通过心脏的电流密度。ICD 导线中包括起搏/感知和电击两个回路,因此,在植入脉冲发生器之前,除了测定起搏/感知参数外,还需测定电击阻抗(或称高压阻抗),以保证电击回路连接良好。为了避免漏诊室颤,要求 R 波振幅至少 5mV。如果不能达到这一标准甚至更低,可以加用或改用螺旋导线。

3.5 心脏除颤器的应用

3.5.1 心脏除颤器的应用目的

应用除颤器的目的有三个:①胸腔手术时心室除颤——直接心脏除颤;②心律转复,即以同步电击终止心律失常;③紧急性心室除颤。

1. 直接心脏除颤

在胸部手术时,如患者的心脏发生随意心室颤动,外科医师往往采用除颤器进行治疗。但许多心脏外科手术需在人工心肺机支持下进行,并要求心室颤动,因为只有在心室颤动后才可获得一个静止的手术,也有利于手术的迅速完成,并可减少气栓或血栓进入循环系统的可能性。外科医师诱发心室颤动的方法是对安放在心室脏层上的电极施以低能交流电电击而完成的。这样,外科医师可在心脏停止跳动的情况下施行心内手术。手术后再以消毒的板状电极对心脏进行电除颤。

可想而知,一旦除颤器工作失灵,潜在的危害极大。运送第二个除颤器并在手术地点定位会耽误宝贵的时间,因此有必要预先准备一套备用无菌电极,以免延误除颤的需要。而且备用电极必须与除颤器匹配——这个实用问题十分重要而且决不能忽视。

外科医师常将电极放在心脏的两个侧面(心室的内外侧)或者放在心室前后面,然后轻轻按压两个电极之间的心脏,使血液从心室腔挤出,以便于低能量除颤。

在预先有准备和控制的手术室环境中,心室除颤几乎是 100% 成功的。一般如第一次以低能量除颤失败,亦不一定过大地增加能量,因为能量高了肯定是有害于人体的。

2. 选择性除颤

选择性除颤或称心脏复律是以同步电击来治疗除心室颤动以外的心律失常的。这种心律失常包括心房颤动,心房扑动,阵发性房性心动过速、连接处的(房室结)心动过速和室性心动过速。由于许多心脏复律恢复到正常节律的患者,不久又会逆转到异常节律,致使人们对该治疗方法的热衷程度有所下降。但是,心脏复律仍不失为对许多心脏疾病患者的治疗而言是一个有价值的重要方法。心脏复律对急性心动过速的治疗极为有效,尤其是对危及生命的心动过速性心律失常,同时心脏复律又是对药物治疗无效的慢性室性心律失常唯一的方法。

产生心律失常的病因机理解除后,应给予心律转复。例如心房颤动是由心瓣膜病变引起的,在手术置换瓣膜后就应进行电心律转复治疗。因为外科手术后,在心房功能得到改善的同时心房亦缩小了,因而窦性节律有可能是持久的。

对于选择性心律失常的治疗,往往采用直流电击与药物治疗相结合的方法。对大多数非危及生命的心动过速性心律失常,通常先采用药物治疗,因为这样可有助于维持窦性节律。如果心律转复失效,则可停用所选药物改用电击治疗,在此之前先由静脉给予安定或其他镇静药。

心律转复步骤:把除颤器调到同步方式,并将导电膏涂在金属的除颤电极板上。使用低电阻涂膏时,除了将导电膏直接涂在电极板下的胸壁之外,不要将其涂在胸壁的其他部位上。同时,涂电极膏时要小心,以免使两个电极之间充满膏体而相连,使电流通过电极膏形成短路,而只有极少电流通过患者。

效果:心房电转复中最令人遗憾的是许多患者在短时间内又再回复到原来的心律失常。虽然,在心律转复后90％以上患者可恢复到窦性节律。但许多研究证实,窦性节律维持在36个月以上的成功率仅30％。这是使人们对电击治疗房性心律失常的热忱下降的原因。

3. 紧急性除颤

紧急性除颤是突然死亡综合症的急救措施之一。突然死亡综合症是指突然的,不可预见的心脏和呼吸停止。美国心脏协会提出了治疗突然死亡综合症的一个得到广泛公认的治疗方案。突然死亡综合症患者的即刻处理称为心肺复苏(CPR)。心肺复苏是指采取决定性治疗之前用于维持呼吸和循环的技术,目的是防止不可逆的脑损害。决定性治疗包括给予药物和除颤,这属于先进的生命支持范畴,而心肺复苏是第一步。除颤(和除颤器)是先进的生命支持抢救技术的一部分。效果:不开胸复苏的成活率范围为0～82％,平均为16％。

3.5.2 心脏除颤器的操作步骤

1. 同步除颤

同步除颤一般适用于室性和室上性心动过速、心房扑动或颤动。

(1) 对患者仔细进行检查,包括各处周围动脉的搏动,用心电示波器观察心律的变化情况。

(2) 在转律前24～36小时,患者应停服利尿剂和短效洋地黄剂。如患者原用的是作用时间较长的洋地黄,在转律前2～4天就停用。对服用洋地黄后心室律已减慢的心房颤动或扑动的患者,在转律前两天应开始服奎尼丁,每次0.2g,每天3～4次。

（3）把除颤方式开关置于"同步"位置上，"人体"选用 R 波向上的导程（如 II 程），或改变两除颤放电电极位置，检查仪器的同步情况，每次均应落在 R 波的后沿上。若遇干扰严重，除打开抗干扰开关外，可将输入的心电幅度降低（调节灵敏度旋钮），直到 R 波可触发，而干扰波不会触发为止。同时将电极控制插头插入。

（4）用安定（Diazepam）进行静脉麻醉，注射速度通常为 30s 内注射 2.5～5.0mg，总量为 5～20mg（平均为 10～12mg）。以患者消失意识为度。

对有心力衰竭，低血压或肝脏病患者，剂量宜减小。对经常使用大剂量镇静药物，镇痛药及嗜酒者，安定用量常需较大。若单纯安定不能达到如期效果，则可加用适量的硫喷妥钠静脉注射。

此外，医生须注意患者呼吸畅通，并建立一静脉注射途径，以备紧急复苏时使用。在除颤 5～15min 就应开始供给 100% 的氧气。

（5）按下充电按钮，使瓦秒表上升到所需值，一般参考值：对洋地黄引起的室上性快速心律失常，一般用 25～50J，若无效，可增至 100J。再无效可增至 200J，300J 以上很少用。

对心房颤动，一般应用 50～100J，对室性心动过速，起始可用 100J，通常有 95% 的心房颤动患者在应用不超过 200J 后，便可转为窦性心律。

（6）操作人员不得接触患者，同时应将无保护的心电图机等电子仪器与患者脱开。注意检查患者的身体，特别头部、四肢不得接触金属架。

（7）除颤电极板涂上导电胶，在患者胸部电击处用酒精棉花擦涤发红。将一电极板置于患者的胸骨右缘第一，二肋骨部位，另一电极置于左锁骨中剑突水平处（如图 3.22）。紧压电极板，按下面板上的放电按钮，进行同步除颤。

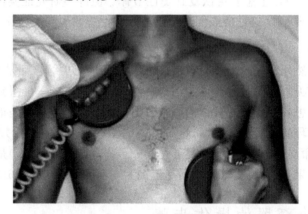

图 3.22　除颤电极放置位置

（8）若未复律，可稍等片刻（1～2 分钟内患者可能转复到窦性心律），再不见复律，加大能量再行除颤，一般不应超过 3 次。

（9）复律后，口服奎尼丁，用量可逐渐递减到用最小维持量或在可能时停服。

（10）小孩除颤时，将除颤电极上外电极旋去，留下内部除颤小电极，即小孩使用电极，操作步骤同前。

2. 非同步除颤

非同步除颤一般用于心室颤动。

（1）用心电示波检查是室颤，而且颤动波较粗大，如果颤动波细弱，可先用心肾上腺素注射心腔，使颤动波转为粗大，再行除颤。

（2）把除颤方式开关置于"非同步"的位置上，并将放电控制插头插进插口，这时放电由电极控制。

（3）除颤电极板涂上导电胶，在患者胸部电击处，用酒精棉花擦涤发红，将电极板放好。若做体内除颤，则用手术前已消毒过的体内除颤电极板。

（4）按下充电按钮，使瓦秒表上升到需要值，体内除颤不应大于60J，常用40J，体外除颤常用100～200J，300J以上很少使用。

（5）注意检查患者的身体，特别是头部、四肢不得接触金属架等，操作人员不得接触患者，同时将无保护的心电图机等电子仪器脱开。

（6）将一电极板置于患者的胸骨右缘第一、二肋骨部位，另一电极板置于左锁骨中剑突水平处，操作者双手分别紧压电极，并用两拇指同时按下电极板上的按钮，便可除颤。

（7）若室颤未除，可加大焦耳数，再行除颤。若室颤已除则应用"心电示波器"监视一段时间，观察室颤是否复发，以备及时抢救。

3.6　心脏除颤器的定期检查与维护

1. 除颤器的定期检查

定期检查除颤器的安全性与性能，争取早期发现故障，并接受制造商的修理。修理期间，要保证后备除颤器能立即投入使用。主要的检查项目如下：

（1）波形的观测（峰值电压与瞬时电流强度）。最基本的检查是观测由示波器显示的输出波形。将负荷抵抗调至50Ω，使分压电压观测（此图为1:100），测定项目为：峰值电压（V_p）与瞬时电流强度（P_w）。当瞬时电流强度降为零时，读为峰值电压的50%（半值幅）。这要记录下来与上次的记录比较，特别是当瞬时电流强度低于50%以下的，需要制造商的专业检查。

（2）输出电流的测定。输出电流，在除颤器上以数字方式直接显示。

（3）R波同步装置的检查。具有心房颤动除去机能的除颤器，必须确认R波同步装置是否正常工作。测试方法为将R波导入心电图测试模拟装置，确认R波同步指示灯是否闪烁，也可以将检测者的心电图来代替心电图测试模拟装置。

（4）其他检查项目。另外，用秒表检测充电时间与自动放电时间，并与规格比较，特别是以充电电流作为电源的除颤器，当其电池劣化后，充电时间将变长。

2. 除颤器的保养维护

（1）机内放电。在高压充电后若不用可作机内放电，这时应将面板上的开关置于"机器"位置，并由面板上的放电按钮进行放电控制。

（2）日常维护。仪器和电极要保持清洁，不要长期置于太热、太冷、太湿的地方，要定期检查仪器性能。

仪器不用时应经常充电，只要把开关置于"充电"位置，插上交流电源即可。这样可使机器经常保持有足够的内电源，以备急用（至少1、2个月要充电一次）。

仪器在储存状态时应将电源开关置于"关"的位置，以防止机内电池小电流放电。

思 考 题

1. 根据环行运动学说简单说明发生心室颤动的条件。
2. 简单说明电击除颤的机理。
3. 试比较除颤电流与起搏电流作用于心脏的异同。
4. 说明非同步除颤和同步除颤各用于治疗何种心率失常?
5. 试说明电容放电式直流除颤器的工作原理。
6. 双相波除颤比单相波除颤主要优点是什么?
7. 简述现代较先进的体外除颤器一般具有哪些功能?
8. 全自动除颤(AED)治疗时,判断心律失常的主要依据有哪些?
9. 现代植入式心脏除颤器(ICD)一般具有哪些临床功能?
10. 心脏除颤器的临床应用目的有哪些?

第四章 高频手术设备

4.1 概述

手术器械是最早出现的医疗器械。随着科学技术的进步,现代手术器械的含义已经不只局限在一般的刀、剪、钳、镊、线等概念上。由于外科分支越来越细,相应产生了各分支所需的专科手术器械。如果说专科手术器械只是常规手术器械的细化,还未根本改变手术器械面貌的话,那么随着生物医学工程兴起而涌现的设备性手术器械却革命化了陈旧的手术器械概念,这主要表现在"刀"上。设备性的手术器械,就是指采用各项新技术的刀。这些刀的种类很多,但其功能都是手术刀的丰富和提高。

在众多设备性手术器械中,高频电手术器占有举足轻重、不可替代的地位。自1926年高频电刀应用于临床至今,已有80多年的历史了。今天,高频电手术器已经形成一个门类,包括高频电刀、高频氩气刀、高频超声手术系统、高频电切内窥镜治疗系统、高频旋切去脂机等设备,在临床中都取得了显著的效果。而随之派生出来的各种高频手术器专用附件(如双极电切剪、双极电切镜、电切镜汽化滚轮电极等)也为临床手术开拓了更广泛的使用范围。同时,随着医疗技术的发展和临床提出的要求,以高频手术器为主的复合型电外科设备也有了相应的发展。

根据高频手术器的功能及用途,大致可分为以下类型:
(1) 多功能高频电刀:具有纯切、混切、单极电凝、电灼、双极电凝;
(2) 单极高频电刀:具有纯切、混切、单极电凝、电灼;
(3) 双极电凝器:双极电凝;
(4) 电灼器:单极电灼;
(5) 内窥镜专用高频发生器:具有纯切、混切、单极电凝;
(6) 高频氩气刀:具有氩气保护切割、氩弧喷射凝血;
(7) 多功能高频美容仪:具有点凝、点灼、超高频电灼。

4.2 高频电刀

4.2.1 高频电刀的特点功能及优点

1. 高频电刀的特点

高频电刀是一类非常重要的电外科器械。它是取代机械手术刀进行组织切割的,是在1926年由神经外科医师Harvey Cushing和电生理专家William Bovie为实现小血管无血手术而提出，并首先应用于脑肿瘤的切除手术中。

简单地说，高频电刀就是一个变频变压器，它将 220V/50Hz 的低压低频电流经变频变压、功率放大转换为频率 400kHz～1000kHz、电压为几千甚至上万伏的高频电流。它通过有效电极尖端产生的高频高压电流与肌体接触时对组织进行加热，实现对肌体组织的分离和凝固，从而起到一定的切割和止血的目的。

高频电刀经历了火花塞放电、大功率电子管、大功率晶体管、大功率 MOS 管四代的变更。随着计算机技术的普及、应用、发展，目前，高性能的单片机广泛应用在高频电刀的整机控制，实施了对各种功能下功率波形、电压、电流的自动调节，各种安全指标的检测，以及程序化控制和故障的检测及指示。因而大大提高了设备本身的安全性和可靠性，简化了医生的操作过程。

2. 高频电刀的仪器功能

一台性能全面的高频电刀除具备手术等基本功能外，还有以下几项重要功能：输出功率指示、预置、调节；患者极板检测报警；工作音频指示；输出口防误功能；手控、脚控功能。

3. 高频电刀的优点

(1) 切割速度快，止血效果好，操作简单、安全方便。

(2) 与传统采用机械手术刀相比，在临床上采用高频电刀可大大缩短手术时间，减少患者失血量及输血量，从而降低并发症及手术费用。

(3) 与其他电外科手术器（如微波刀、超声刀、半导体热凝刀等）相比，高频电刀适应手术范围广，容易进入手术部位，操作简便，具有性能价格比合理等优越性。

4.2.2　高频电刀的工作模式

高频能量发生器产生的电流流入被治疗的部位来达到一定的治疗效果。我们通常用单电极和双电极来描述施于手术部件的电极配置。基于此，高频电刀具有两种工作模式：单极模式和双极模式。这两种模式之间最明显的区别是电流进入和离开组织的方法。

1. 单极模式

在单极工作模式（MONOPOLAR）中，有一个有效电极，一个分散电极，如图 4.1 所示。高频发生器产生的高频电流经连接电缆、有效电极到达手术部位，电流穿过患者身体后到分散电极，再经另一根连接电缆返回高频发生器，形成一个闭合回路。

(1) 有效电极。有效电极就是在其附近产生预期的手术治疗效果的电极。单极工作模式下只有一个有效电极。有效电极工作面积小，其尖端附近的组织中电流密度高，组织中的温度升高，产生切割、凝结等治疗效果。有效电极的结构通常是嵌入绝缘手柄尖端处的扁平刀片。刀片边缘形状容易启动电弧放电，并帮助外科医生操纵切口，边缘不能机械地切割组织。由于手柄的形状如同铅笔，这种电极通常被称为"笔状电极"。许多笔状电极的手柄包含一个或多个开关来控制电外科手术的波形，主要是切割和凝血功能之间的切换。有效电极作用面积是决定其效能的一个重要因素。小面积电极可在组织中产生高密度电流并起切割作用。稍大面积的电极使电流有所扩散地到组织中，产生干燥或凝结作用。为了适应不同的手术需要，有效电极形状有多种，除了刀片形电极以外，还包括针形电极、环形电极、球形电极等。针形电极用于凝结在神经外科或整容手术中的小组织。环电极用于息肉切除或病理组织标本提取。图

4.3 为适合一系列特殊要求的各种有效电极。有效电极尖端附近的外科效果是由电压、电流的波形和强弱、组织的类型、有效电极的形状和大小等因素决定的。

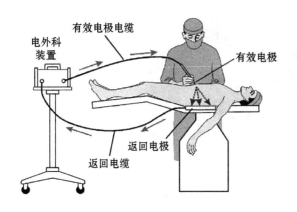

图 4.1 单极模式电流通路

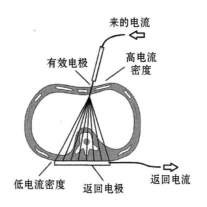

图 4.2 单极模式体内电流分布

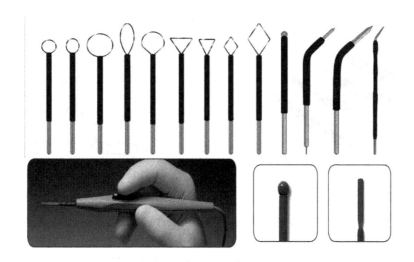

图 4.3 有效电极实例

（2）分散电极。分散电极的作用是为高频电流提供流出人体返回主机的回路。分散电极加在患者不进行手术的皮肤部位,其相对有效电极的面积大许多,附近的组织中电流扩散,电流密度下降,高频电流不会产生较高的温升,因此不会损伤分散电极附近的组织。如图 4.2 所示。由于它的功能是安全分散电流,确保在该接触部位免除烧伤,所以称之为分散电极。但有时也有将这个电极称为回路电极、无关电极或中性电极的,极少的也有称为接地电极的。

分散电极分为可重复使用及一次性使用的两类,如图 4.4 所示。板电极（通常其面积为 800cm^2）同时适用于两种形式。通常一次性使用的电极为装在防潮纸板基底上的铝箔。可重复使用的板电极则用不锈钢制成,放在患者臀部下,以利用重力保证接触。放置前在其表面涂上导电胶,使其接触导电性能可以提高。一次性使用的自粘分散电极虽尺寸小,但方便有效,尤其对于避免烧伤最为令人满意。对于某些手术期间患者的位置可能要改变,或板型电极不能安全胜任时,自粘电极是有独到之处的,它对于在人体上选择可以置放电极的部位灵活性较大。

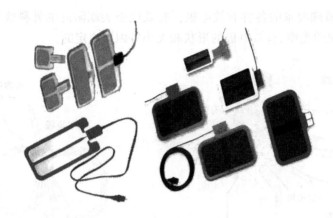

图 4.4 分散电极实例

2. 双极模式

在双极工作模式中，使用两个有效电极，没有分散电极。通常一只特殊的双极镊子的两个尖端作为有效电极，如图 4.5 所示。双极模式电路原理图如图 4.6 所示。双极镊子的两个尖端向机体组织提供高频电能，使双极镊子两端之间的组织血管脱水而凝固，达到止血的目的。

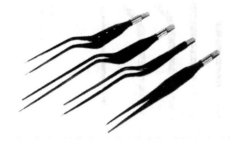

图 4.5 双极电极

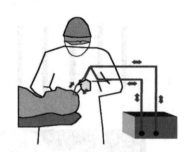

图 4.6 双极模式电流通路

双极镊子是由两个相互绝缘的金属构成，除镊子尖外，其他暴露的金属部分涂以聚四氟乙烯绝缘材料。高频发生器通过两根电缆分别与双极镊子的两个尖端电气相通，在镊子的两个尖端之间，电流通过被治疗组织形成闭合回路。双极电外科装置电流分布如图 4.7 所示。在双极工作模式中，高频电流只流经患者身体处于镊子两个尖端之间的组织。由于两个尖端之

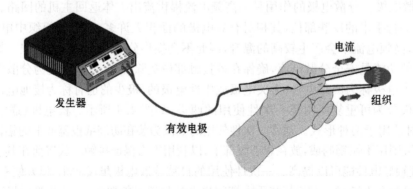

图 4.7 双极模式体内电流分布

间距离非常近,高频电流通过身体的范围很小,使得双极工作模式与单极模式相比安全性更高,功率要求更低,对组织治疗效果更可预测,对神经肌肉刺激危险更小,也避免了单极模式分散电极贴敷不良导致的烧伤危险,对其他电子设备的干扰也更低。所以,双极高频电刀是一种常用的手术工具。大多数双极电外科装置采用低电压波形,用于进行止血。

4.2.3 高频电刀分散电极的浮地处理

如图 4.8 所示的三种主要输出电路中,两种分散电极采用接地法。在图(a)中,分散电极直接与地相连;在图(b)中,分散电极通过一个决定频率的元件(通常为电容)来实现接地。在电外科频率范围内,这两种接法的性能没有本质区别。它们的缺点是,患者通过分散电极及其电缆直接或高频接地,一旦患者接触到其他电气手术设备的任何漏电流,患者就成了良好的接地回路,这将使患者处于危险之中。由于接地的两种形式具有共同的缺点,导致了第三种浮地输出形式的出现。图(c)所示的隔离输出电路使患者处于浮地状态,这个问题就得到缓和。

图 4.8 中还示出与有效电缆串联的电容器。该电容器可使电路中的射频电流通过,而阻断可能出现在输出电路中的低频电流,这个低频电流具有导致电击与神经、肌肉兴奋的危险。

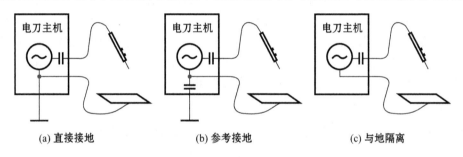

图 4.8 输出电路中分散电极的接法示意图

4.2.4 高频电刀参数

1. 功率和电流要求

有效电极的功率消耗要求高频发生器能提供足够的电流,通过有效电极下面的导电组织,电流必须产生足以获得治疗效果的能量密度。高频发生器的负载包括有效电极处的阻抗,以及其他回路阻抗(患者受高频电刀作用以外的身体部分、分散电极与患者接触面、导线电阻等)。

电外科手术中的功率要求变化幅度很大。精细的神经显微外科、眼外科,视网膜修复或牙科齿龈重建,仅要求几十瓦数量级的低功率,而在普通外科中的切割作业功率需要 30～100W,而粘结则要求 25～50W。如果在液体中手术,如经尿道的前列腺切除,一般大功率切割功率需要 250W 以上,而粘结则需要 150W 以上。因为负载阻抗可以在几百欧姆范围内变化,所以负载电流变化范围为 100mA 到 1.5A。

2. 频率

电外科手术中电流的波形特性不按其基频来决定。基频应该高于可能出现电击或神经和肌肉兴奋的范围,一般高于 100kHz 即可符合要求。而大多数商品外科手术设备的基频在 500kHz 左右,或者在 1.8~3MHz 范围内。

技术条件限制了频率的提高,因为频率增高,附加阻抗的影响(导线电感、导线对地的容抗等)会变得更加显著。如随着频率的增高,线路对地容抗的加载作用使输出电压降低,导线电感会减小负载电流,使不带接地输出的设备绝缘性能下降,寄生通道可能发生谐振,降低输出的稳定性。

3. 与患者有关的负载阻抗

在电外科手术期间,负载阻抗一般约为 300Ω,但它随若干因素而变。尽管与患者有关的负载阻抗,包括患者体内电流通道的所有组织,但最主要的是直接处于有效电极下的组织。因此,阻抗的变化基本上是反映了有效电极处的各种情况。切割手术时的阻抗往往高于粘结手术阻抗,特别是当采用与组织接触面积大的电极进行干燥达到粘结目的时。电极的面积关系很大,大面积的电极产生的阻抗较低。用电外科电流工作期间,负载阻抗也会发生变化,这是因为电极下面组织水合作用的变化,或已经发生的碳化作用。与组织有关的阻抗组成部分就其性质来说基本上属电阻性的。

分散电极和患者接触面处的阻抗,对总负载阻抗影响一般大大小于总阻抗的 10%。与患者直接接触并涂有导电胶的分散电极,电极阻抗通常为 1~2Ω,与患者容性耦合的分散电极阻抗较高,大约为 25Ω,但仍仅仅是总阻抗的一小部分。与患者无关的导线电感对总阻抗的影响也不应忽视。如具有 5μH 电感的一根分散电极电缆对总阻抗影响可能有 50Ω,如果为了整洁而将过长的电缆绕起则对总阻抗的影响就更为可观了。

4. 开路电压与波顶因素

电灼技术与切割要求有足够的开路电压。电灼技术通常由放置在组织表面上约 3mm 处的有效电极来执行,这时要求开路电压必须足以击穿该空气间隙。电压对空气的击穿强度大致为 1kV/mm,因而用作电灼技术的典型波要求大约 3kV 数量级的开路电压。用作切割时空气间隙较小约为 0.3mm,因而其开路电压只需 300V。当刀刃划过组织使细胞蒸发形成裂口时,为了使切割继续顺利进行,这个裂口将连续形成,因而电缆和把手的绝缘必须足以经受开路电压峰值。

止血(电灼)能力要求高的波顶因素,高波顶因素波形具有短的占空因素(即输送至组织时相互之间有长断开间隙的大能量脉冲),它有助于产生使周围组织达到粘结所需要的热流,同时直接位于电极下的组织并无挥发。具有中等粘结特性的固态发生器波顶因素约为 6~8。火花隙设备的波顶因素通常超过 10。

5. 输出阻抗

电外科设备的性能受其输出阻抗的影响极大,输出阻抗的影响在输出功率-负载阻抗曲线可反映出来。其典型曲线如图 4.9 所示。

图示为有意降低较高阻抗部分的功率-负载阻抗曲线,这样粘结时组织阻抗增加,阻止了输出电流无限上升,使粘结过程有所自束。该曲线中较低的负载阻抗部分亦被略去了。

如果接触形成时负载阻抗值曲线的斜率上升,当电外科手术开始作用时阻抗变大,功率迅速增加。可见斜率的大小决定了外科医生所感觉到的启动力量。

如图 4.10 表示设备独立使用时,粘结与切割功能相比其输出曲线的异同。

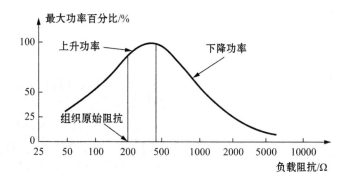

图 4.9　输出功率-负载曲线

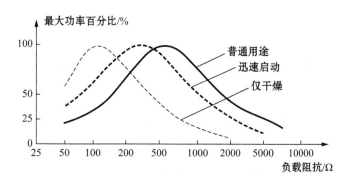

图 4.10　各种用途的输出功率-负载曲线

4.2.5　高频电刀对人体的效应

在电外科手术中,电流穿过金属电极之间的组织,组织对电流阻抗在细胞内、细胞内液和血液中产热。热量是在组织中生产,而应用部分(电极尖)仍然比较凉爽。由于直流电将产生电解,直流电和低频交流电对神经和肌肉有刺激作用,所以,电外科手术通常使用 200kHz 至 5MHz 的高频振荡,以达到组织加热。高频电流避免了肌肉痉挛和心脏房颤。

高频电刀对生物组织有两种效应:切割、凝结。通过改变生物组织中电流热效应的速度和程度,高频电流可实现切割和凝固组织。虽然止血效果和凝结深度有关,凝结中不会使组织受到更多的热损伤也是同样重要的。因此需要平衡凝结效果和造成凝固性坏死深度间的关系。

1. 切割

切割(Cutting)又称为电切,目的是切开或拆除组织。由于电刀作用电极的边缘尤如手术刀口,表面积较小,接触组织时,电流以极高的密度流向组织。组织呈电阻性,在电极边缘有限范围内的组织的温度迅速而强烈地上升,微观上细胞内的液体温度迅速超过 100 摄氏度,水分爆炸性地蒸发从而破坏细胞膜,积累的大量细胞被破坏,宏观上组织被快速地切开,如图 4.11 所示。配合各种特殊设计的作用电极(刀头),电刀能用来切割各种类型的组织。相对于传统的手术刀,电刀电切的优势在于切割进行的同时具有连续的凝固(止血)作用,而不需医生施加过多的机械力。

电刀切割波形是连续的交流,但不同制造商和型号的电刀切割波形不同,有的用正弦,有的用方波。切割模式的波形如图 4.12 所示。

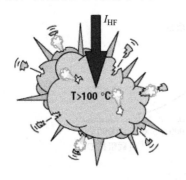

图 4.11 切割原理示意图

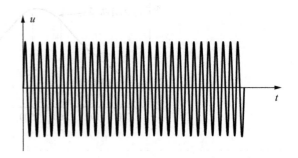

图 4.12 高频电刀切割时的输出波形

2. 凝结

凝结(Coagulation)的目的是减少术中出血或杀死病变组织,又称为电凝。当电流作用于组织而使组织温度较慢速(相对于电切)而有效地升高至 100 摄氏度左右时,细胞内外的液体逐步蒸发,从而使组织收缩并凝固,如图 4.13 所示。在切割过程中被切断的小血管口,在电流的热作用下血管壁凝固收缩封闭,从而达到止血的效果。电刀快速有效的电凝作用,很大程度上取代了复杂的血管结扎,可以大大节省手术时间,简化手术操作。电刀有效的凝血可以减少价格相对较高的凝血胶的使用,有效地降低手术成本。利用电凝使细胞凝固、蛋白质变性和组织失活的效果,可对增生的肿瘤组织实行电凝,达到治疗破坏的目的。

凝结是通过电灼技术实现的,波形如图 4.14 所示。高频发生器向电极提供高的开路电压,当该电极与被凝结组织保持微小间隙时,有效电灼有高的波顶因素(峰值电压与有效值电压之比)和低占空比的波形产生。高电压(常为几千伏)使电极与组织之间的空气电离并产生火花,火花很快熄灭时,其末端释放的能量在下一次放电产生以前就扩散到组织中去了,并且没有一点受到重复轰击。这样就把表面凝结扩展到整个区域,几乎没有通透性也不出现切割留下的任何疤痕。

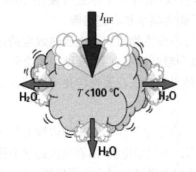

图 4.13 凝结原理示意图

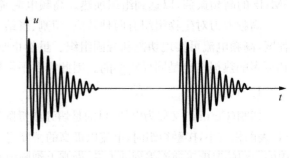

图 4.14 高频电刀凝结时的输出波形

高频电流所产生的切割和凝固作用,两者是密不可分的。对高频电流波形的改变可以增加电流的切割作用从而减少凝固作用,相反地也可增加凝固作用而减少切割作用。电刀的工作模式(不同的切割或电凝功能,常见的划分有:纯切、混切、强力电凝、喷射电凝等)划分就是通过电流波形的改变人为地划分出电切或者电凝功能模式,在电刀上电切模式设定区域用黄色勾画,蓝色代表着电凝设置区域。

4.3 高频氩气刀系统

氩气刀,全称"氩气束凝血综合电刀装置",是一种将氩气束凝血器与高频电刀相结合而构成的新型电刀系统。一般由氩气束凝血器、负极板监测系统和单极、双极高频电刀等组成。在使用电脑高频氩气刀手术时,氩气在刀头四周形成了一束氩气流柱,使刀头与出血创面间充满了氩气。由于氩气的作用,受术者几秒即可止血,很少烟雾异味,这不仅有利手术者的康复,对医生来说,也可以缩短手术时间,提高工作效率。这种手术刀适用于各科,对出血量大的肝、胆等手术尤为理想。

4.3.1 氩气电凝的物理学原理

氩气是一种性能稳定、无毒无味、对人体无害的惰性气体,它在高频高压作用下,被电离成氩气离子,这种氩气离子具有极好的导电性,可连续传递电流。而氩气本身的惰性,在手术中可降低创面温度,减少损伤组织的氧化、炭化(冒烟、焦痂)。

1. 氩气特性

氩气是一种单原子、无色、无臭、无味的惰性气体,占空气体积的 0.93%。化学上,它是惰性和无毒的。在 10^5 Pa 和 15℃ 条件下它与空气的相对密度为 1.380。氩气易于在高频电场中及相对较低的电压下被电离,在这一状态下其导电性极好。即使在电离状态,氩气也不和别的元素和物质形成化合物。氩气在电离状态时发出蓝白光(如图 4.15 所示),这有利于凝血操作,因为它显示了从器械到组织之间的路径。

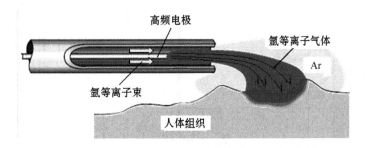

图 4.15 氩气电凝示意图

2. 氩气电凝的物理学原理

在氩气电凝中,热凝所需的高频电流通过电离的导电的氩气束(氩等离子体)作用于目标组织,电极和组织之间并不接触。氩气在电极和组织之间的高频电场中被电离。因此,用于电离的电场强度必须足够大。电场强度 E 与电极和组织之间的电压 U_{HF} 成正比,与两者之间的距离 d 成反比。

从原理上讲,所有的气体都可以被电离。然而和其他气体比较而言,氩气特别适合于作电凝,因为氩气易于在高频电场下电离,产生一个稳定的等离子体。氩气在化学上是惰性气体,不易和别的元素和物质形成化合物。简而言之,它对组织是中性的、无毒的,把它适当应用在临床上是安全的。另外,和其他惰性气体相比,氩气是比较便宜的。

氩气电凝最特别的优势是组织不会汽化。它有一个最主要的优点即凝血深度能自动地被表面组织层脱水而形成的薄的电绝缘层所限制。这一优点在胃肠管道等的电凝手术中发挥了相当大的作用,它可以防止肠壁穿孔等副作用。

经验表明,上述的凝血深度自动受限是由于电绝缘汽化层引起的,而一旦凝血区达到沸点就会产生这种汽化层。在离子流和凝血区接触的位置,组织阻抗就会增大,从而引起传导高频电流的等离子流转移到组织表面阻抗较低的其他点上。等离子流以这种方式在所能到达的整个组织表面自动转移,同时产生相当稳定的凝血深度,这一过程自动重复直到被作用的组织脱水、阻抗增大以至于阻碍了电流流过。在这种方式下,随着凝血区和干燥区的扩展,其凝血深度也会自动地受到限制。干燥组织由于氩气的化学惰性既不被碳化也不被汽化。由于氩等离子电凝技术这些内在的优点使这项电凝技术日益受到重视。

4.3.2 氩气刀的组成结构

根据氩等离子电凝技术的原理,氩等离子体电凝需要一个氩气源,一个高频发生器和一个适用于预期任务的手柄电极和脚踏开关,手柄电极和脚踏开关可以同时激活氩气源和高频发生器,如图 4.16 所示。

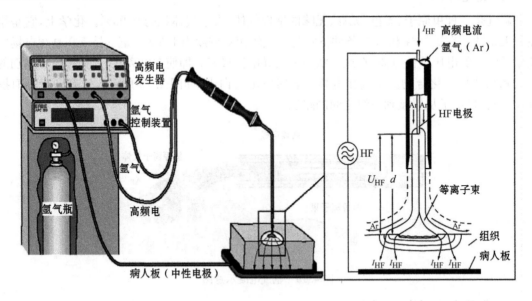

图 4.16 氩气刀系统

1. 氩气源

最简单的氩气源由气瓶和阀门组成,阀门用于减小瓶压力以适合所需应用。相对低的气流速度足以产生一个电离的氩气流。不过,相当高的气流速度可用于吹离组织表面的液体。这一性能十分有用,因为目标组织上的液体阻碍了组织表面的凝血。为此,氩气源另外装备有一个用于设定气体流速的气流控制阀。

注：气体流速(V)是压力(P)、氩气源内部气流阻抗(R_i)和包括连接线的器械阻抗(R_a)的函数,即 $V = f\left[\,P\,(R_i + R_a)\,\right]$。

通常计算氩气阀处气体流速大小时可以忽略器械及其连接导线的阻抗。

2. 高频发生器

启动氩气电离大约需要 500V/mm 的电场强度。点火所需的电压由必需的电场强度、电极和组织之间的距离决定。因此高频发生器必须提供一个足以电离氩气的高频电压和足够大的高频电流用于目标组织凝血。例如 10mm 的距离需要峰值大约 5 000V 的高频电压。

3. 电极

电极如图 4.17 和 4.18 所示,它的位置必须确保电极和组织之间的氩气能被电离,以及高频电流 I_{HF} 能从电极经被电离氩气进入目标组织。电极可以定位于喷口内,或者从喷口内伸出,甚至可能附着于喷口一侧。氩等离子体中的高频电流方向由电场而不是由氩气喷口的方向决定。如果电极和组织的接触可以避免,电极最好定位于喷口内。如果电极伸出喷口或单独使用,它可以非常方便地靠近目标组织,因而允许正确放置和降低高频电压。伸出喷口和位于一侧的电极也可被用作切电极,应用氩气于切电极可以减少切割中的烟雾。

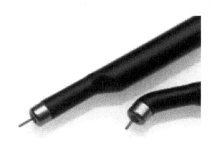

图 4.17　切电极

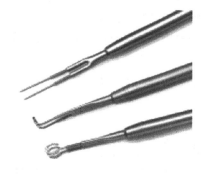

图 4.18　凝电极

4.3.3　氩气刀的切割和凝血模式

1. 氩气保护下氩气刀的凝血

当氩气刀的高频高压输出电极输出凝血电流时,氩气从电极根部的喷孔喷出,在电极和出血创面之间形成氩气流柱,在高频高压电的作用下,产生大量的氩气离子。这些氩气离子,可以将电极输出的凝血电流持续传递到出血创面。由于电极和出血创面之间充满氩气离子,所以凝血因子以电弧的形式大量传递到出血创面,产生很好的止血效果,从而形成了氩气覆盖的氩气束电凝,见图 4.19。而单纯高频电刀的血凝由于电极和出血创面之间充满成分较杂的空气,电离比较困难,因此电极和出血创面之间空气离子浓度较低,导电性差,凝血电流以电弧形式传递到出血创面的凝血电弧数量较少,凝血效果较差。加电弧氩气后,凝血电弧数量成倍增加,所以无论对点状出血或大面积出血,氩气刀都具有非常好的止血效果。

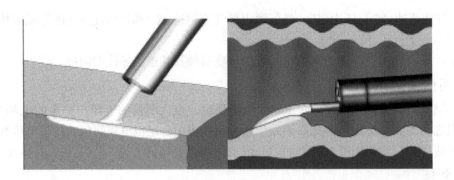

图 4.19　侧向和轴向电凝(氩气束发出蓝白光,使高频电流路径清晰可见)

2. 氩气保护下氩气刀的切割

当氩气刀的高频高压输出电极输出切割电流时,氩气从电极根部的喷孔喷出,在电极周围形成氩气隔离层,将电极周围的氧气与电极隔离开来,从而减少了工作时和周围氧气的接触以及氧化反应,降低了大量产热的程度。由于氧化反应及产热的减少,电极的温度较低,所以在切割时冒烟少,组织烫伤坏死层浅。另外,由于氧化反应少,电能转换成无效热能的量减少,使电极输出的高频电能集中于切割,提高了切割的速度,增强了对高阻抗组织(如脂肪、肌腱等)的切割效果,从而形成了氩气覆盖的氩气束电切。

4.3.4　氩气刀的优点和用途

1. 优点

由于氩气等离子电凝的原理,使这种电凝技术具有其他传统电凝设备所没有的优点:

(1) 由于氩气等离子电凝是非接触式电凝,所以没有组织黏连等问题。同时对电凝过程具有很好的可视性。

(2) 凝血深度有限,可以避免凝血过程中其他传统电凝设备引起的穿孔问题。因产生的焦痂很薄,所以即使在大血管壁上使用也不会烧破血管,对高阻抗组织(骨质、软骨、韧带筋膜等)也可以进行有效的电凝。

(3) 凝血面积大,凝血效果一致性好,凝血速度快,手术过程中不会产生烟雾和其他难闻气体,有利于保护环境和医务人员的身体健康。

(4) 干燥组织。由于氩气的化学惰性,使得组织既不被碳化也不被汽化。在这一方面,其他电凝方式和氩气等离子电凝有本质上的区别。

2. 用途

氩气电刀适用于各种类型、部位、器官的止血,可用于一般开放性外科手术的止血、纤维组织的止血。目前不仅在直视手术中,如普通外科、胸外、脑外、五官科、颌面外科得到广泛的应用,而且越来越多地应用在各种内窥镜手术中,如腹腔镜、前列腺切镜、胃镜、膀胱镜、宫腔镜等手术中。由于氩气刀可同时进行切割和凝血,在机械手术刀难以进入和实施的手术中(如腹部管道结扎、前列腺尿道肿物切除)也得以普遍应用。同时,氩气刀具有的突出的凝血效果,还使它广泛应用在弥漫性渗血部位如肝脏、脾脏、甲状腺、乳腺、肺部手术中。

4.4　超声外科系统

超声外科系统,如图4.20所示,是新一代外科手术用切割、止血系统。它适用于所有手术需要切割、凝固止血的组织。广泛应用于普外科、胸外科、小儿科、妇产科及其他开放式及内镜手术,用来切割、剥离或凝结组织。

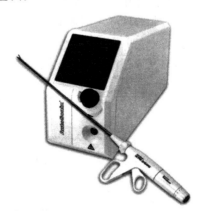

图4.20　超声外科系统

4.4.1　超声外科系统概述

1.系统描述

图4.21的超声外科系统是一种电子机械系统,用超声来切割和凝固大片软组织。该系统包含一个主机,可产生55.5kHz电信号,向其他部件供电,信号通过换能器械电缆到达安装在可高压消毒的换能器上的一个压电晶体堆。晶体堆将电信号转换成相同频率的机械性振动。

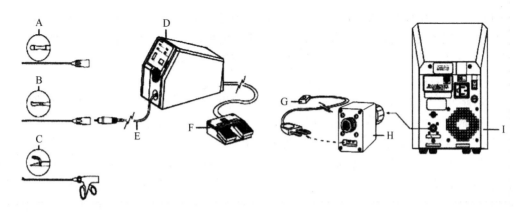

图4.21　AutoSonix™超声外科系统

A-超声球;B-超声钩;C-超声剪;D-AutoSonix*主机;E-换能器电缆;F-脚踏开关;G-拇指开关;H-适配器;I-主机后面

这种超声振动在通过一次性手持器械内的探头后被放大,放大后的超声振动可以用来消融、热灼、切割组织。

2. 工作原理

超声外科系统一般采用超声振动来断裂组织。主机(电源供应)输出 55.5kHz 电信号到安在换能器上的压电晶体堆。于是换能器上的工作部件也以同样的频率振动,见图 4.22。当将超声手持器械(超声球)的头部放在液体中时,振动的球型尖端可以产生细小的气泡,逐渐变大,然后破灭并产生巨大的能量。这种能量可以引起直接位于手持器械前部的组织液化、破碎。刀型尖端可以在组织中形成剪切力,切割或凝固组织。这些剪切力可以分割组织,并使周围组织变热凝固,封闭血管止血(而不是通过高温灼烧)来达到这些目的。

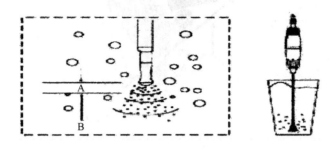

图 4.22　超声外科系统工作原理
A-振幅;B-运动最高点

3. 系统的功能组件

(1) 主机(参照图 4.21)。主机向换能器输出 55.5kHz 电信号。主机具有基于一个反馈电路的自动控制功能。反馈电路可以随时探测手持器械内由于负荷及温度变化而引起的频率变化。

主机根据反馈电路探测的结果,为了维持用户所选定的输出水平,采用自动控制的功能,自动向换能器提供更大的电力(瓦特),维持器械头部的振动幅度(幅度是指手持器械头部在每个循环中从静止部位移出并再次返回的距离,它决定组织损伤的程度)。

主机还具有自限性特点,可防止过度损伤。

(2) 脚踏开关(参照图 4.21)。超声输出是由前面板上的待机开关及主机后面板连接的双板脚踏开关控制。左侧脚踏开关控制超声输出按前面板设定水平输出。右侧踏板使超声输出达到最大。这一特点可使临床医生迅速从以切割为主的模式转换为以组织凝固为主的工作模式中。

(3) 换能器—手持器械(参照图 4.23)。换能器的手柄区装有压电晶体,后者来自主机的电能转换成机械振动。前端传动杆可以传递和放大来自换能器的振动。手持器械通过尾部的内置螺口插座与传动杆相连。手持器械可以放大超声振动,并提供多种工作表面。依据使用的需求,提供多种头部外形的手持器械以扩大应用范围,提供放大的振动,或为快速切割组织。换能器通过一个 12(in)长的可高压消毒的换能器电缆连在主机上。电缆必须与换能器同时替换。

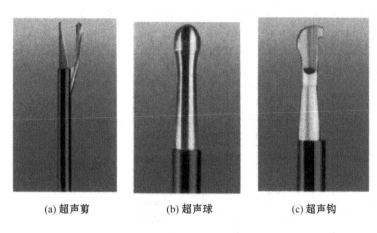

(a) 超声剪   (b) 超声球   (c) 超声钩

图 4.23 超声刀手持器械

4.4.2 超声外科系统优点及应用

1. 超声外科系统的优点

(1) 极好的止血效果。

(2) 工作温度低(50～100℃),不会损伤周围组织。

(3) 不会造成组织碳化,使伤口愈合更快。

(4) 不会产生烟雾,保持良好手术视野。

(5) 没有电流流经人体,使用更加安全。

2. 超声外科系统的适应症

超声外科系统具有切割、凝血功能,适用于所有手术。故而广泛应用于普外科、小儿科、妇产科及其他开放式及内镜手术,用来切割、分离或凝结组织。特别是在内镜手术中,如胆囊切除、肾上腺切除、结肠手术、子宫切除、前列腺切除等,在肝移植等手术中也取得了前所未有的良好效果。

4.5 高频手术设备实例结构分析

本节将以 GD350-B5 型高频手术设备为例,介绍分析高频手术系统的具体结构。

4.5.1 高频手术设备的结构组成

现代高频手术设备往往是以高频电刀为核心,集成有氩气设备等综合性的高频手术系统。高频手术系统(HF Surgical system),由主机-高频手术设备和高频手术附件(HF Surgical accesories)及附属设备组成,见图 4.24。"高频手术设备(主机)"部分包含中央控制器、高频功率发生器、手术输出端口(手控/脚控)、开关检测器(手控/脚控)、中性电极连续性检测器和接触质量监测器等。"高频手术附件"包含有效电极(手控刀/脚控刀/双极镊子)、中性电极(分散电极,双片式/单片式)、附属设备(氩气设备/内镜设备等)及脚踏开关。

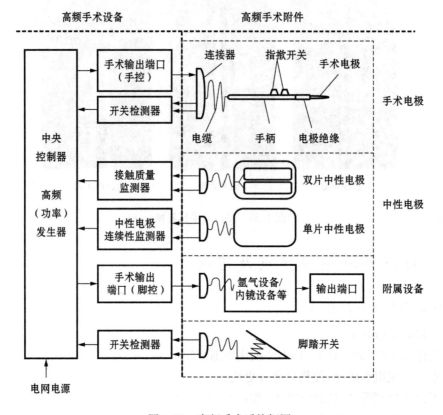

图 4.24　高频手术系统框图

1. 主机

300Hz~5MHz 的高频振荡器,切割时输出 200~400W,凝固时输出 100~200W。负载阻抗为 200~1000Ω(500Ω 最标准)。

2. 脚踏开关或手动开关

脚踏开关简化了有效电极把手的结构,并减轻了有效电极的把手重量,使电缆更趋柔软,因此已广泛应用。它的缺点是可能因无意踩上而使发生器启动,给患者和护理人员带来危险。有些高频手术设备设置了可以同时闭合的两只脚踏开关,以获得混合输出(切割和凝结波形同步结合),但比较普及的是再通过主机面板上的选择开关实现选择控制。因为混合输出通常主要用来完成切割功能,当启动切割踏板时,混合输出为连续正弦波。

手动开关的有效电极装置适用于反复使用或一次使用两种形式。这类开关因控制是由操作者用手完成,故明显的优点是减少了无意启动,也不会像脚踏开关那样因疏忽而误踏。

因外科手术操作复杂,所以外科医生可能同时需要一个手动开关控制的有效把手和一个脚踏开关控制的把手,两种不同形式的电极同时接入设备。

3. 电极板监测系统

现代高频手术设备都设有电极板监测系统,如图 4.24 所示,它主要起到三个作用:一是监测极板与机器间的电器连接,如果连接上出现故障,安全电路将中断单极高频发生器,亮红灯显示有故障,同时发出报警声;二是监测极板与皮肤的接触情况,极板如有脱落、翘起等情况,马上显示并报警,同时自动切断高频输出;三是监测电刀的高频泄漏状况,如果高频泄漏大于安全指数,主机马上切断高频输出。监测系统对保障患者安全,保障使用者的安全操作至关重要。

4.5.2　GD350-B5 型高频手术设备的性能及参数

GD350-B5 型高频手术设备是一种大功率多功能高频手术设备,用微机实施双重输出控制,恒功率范围宽,切凝效果优,稳定性可靠性高,适用于各类外科手术,包括普通的敞开手术、胃肠内窥镜手术、腹腔镜手术等。

本机包含有 9 个不同工作模式,其不同性能参数的配置可供不同医生不同手术选用,具体见表 4.1 所列。

表 4.1　各模式性能参数

工作模式		工作频率 /MHz	波占空比 /%	额定阻抗 Ω	额定功率 W	峰值电压 V	说明
单极切	纯切	0.512	100	500	350	2000	无血组织切割
	混切 1	0.512	50	500	250	2200	出血较少组织切割
	混切 2	0.512	37.5	500	200	3000	中等出血组织切割
	混切 3	0.512	12.5	500	120	3500	出血较多组织切割
单极凝	软凝	0.512	100	200	150	1000	潮湿组织干燥凝固
	点凝	0.512	12.5	500	120	3500	集中出血点接触凝固
	面凝	0.512	～6	1000	100	4000	弥漫出血部位扫描凝固
双极凝	普凝	1.024	100	100	120	300	一般出血点双极凝固
	强凝	1.024	100	200	120	400	较大出血部位双极强凝

4.5.3　GD350-B5 型高频手术设备的主要电路原理分析

1. 主机原理框图

GD350-B5 型高频手术设备主机(高频功率发生器)原理框图见图 4.25。

交流 220V 市电(AC)经主电源缓冲整流滤波产生直流电压 E_0(约 300V),分供高、低压开关电源。低压开关电源产生固定的隔离±12V 控制电源(E_c),供低压控制电路;高压开关电源产生隔离的可调直流电压 E(0～200V),供高频功率放大器,高频功放产生隔离的各模式高频输出功率 P_0,经输出回路整形、滤波、匹配分送各应用电极,供手术应用。S_P 为单片极板(中性电极),D_P 为双片极板,A_{H1} 为第一把手控刀,A_{H2} 为第二把手控刀,A_{H2} 也可接脚控刀 A_F。B 为双极电极(镊子)。

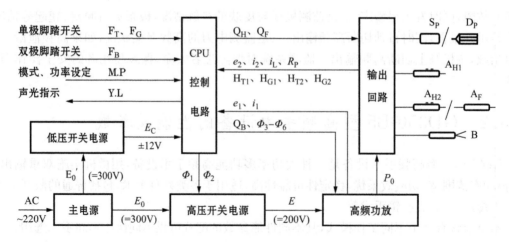

图 4.25　GD350-B5 型主机原理框图

微机(CPU)控制电路使用模式功率设定按键选择模式(M)、功率(P),在单极脚踏开关产生的单极切/凝启动信号 F_T/F_G 或者手控开关 1(A_{H1})或手控开关 2(A_{H2})送来隔离的手控切/凝启动信号 $H_{T1}/H_{G1}/H_{T2}/H_{G2}$ 或者双极用脚踏开关送来的双极启动信号 FB 作用下,产生高压开关电源和高频功放驱动信号 Φ_1、Φ_2 及 $\Phi_3 \sim \Phi_6$,使两者工作而产生输出,控制电路同时对开关电源的输出电压、电流进行采样和变换(e_1、i_1、e_2、i_2),与 CPU 设定信号相比较,产生的误差信号对高压开关电源和高频输出同时实施闭环控制(双重),使输出稳定于设定值/要求值。

此外,Q_B 为单、双极输出转换信号(功放变压器及输出回路转换),Q_H、Q_F 为第一手控刀和第二手控刀(或脚控刀)选择信号,R_P 为极板(中性电极)连续性(单片)/接触质量(双片)监测信号,正常时允许电刀启动工作,不正常则切断输出,并发出声光报警;i_L 为高频漏电流采样信号,送 CPU 控制高频功放驱动信号以限制高频漏电流。

由图 4.25 可知,本机采用了双重闭环控制,不仅输出精度高,而且在单一故障状态下仍然可稳定工作(输出),同时各个电路内部还设置了过压、过流/过热保护(限制),使电刀整体可靠性相当高。

2. 高频功放电路原理

高频功率放大包括驱动电路简化地示于图 4.26。其同名连接点①、②、③……⑧是相连接的。

驱动电路中,U_1、U_2 组成推挽驱动的前级初放及输入电路;f_0 为正向主频率,$\bar{f}_0$ 为反向主频率,D 为调制频率及脉宽,均由 CPU 提供。中功率管 Q_5、Q_6 与驱动变压器 T_{D1},构成 C 类推挽驱动电路,由低压开关电源 E_c 供电,最大输出达 10W。R_{13}、C_7 为阻抗匹配和尖峰扼制元件。

功放电路中,大功率 MOS 管 $Q_1 \sim Q_4$ 构成高效全桥开关式功率放大器,由高压开关电源(E)供电,最大输出超过 350W($<$400W);各个功率 MOS 管中的体二极管速度较慢,无法扼制感性负载(单极变压器 T_M/双极变压器 T_B)产生的瞬态尖峰电压,故需加入阻断二极管 $D_1 \sim D_4$,反向放电二极管 $D_5 \sim D_8$,$D_1 \sim D_8$ 均为超快速二极管,$C_2 \sim C_5$、$R_9 \sim R_{12}$ 为辅助尖峰吸收电路;$R_1 \sim R_8$ 为驱动电压幅度和驱动速度调节电阻;J_1 及 J_1' 为双联继电器,单极时接通 T_M,双极时接通 T_B。

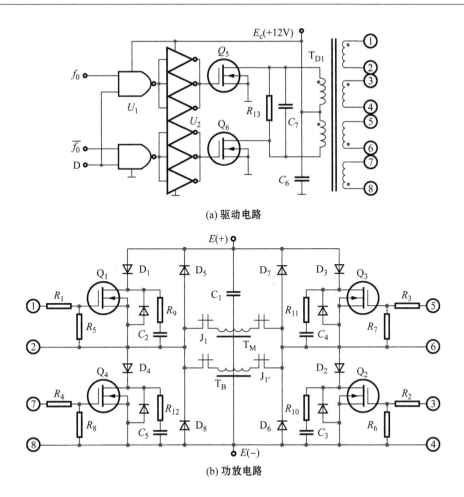

(a) 驱动电路

(b) 功放电路

图 4.26 驱动电路和功放

3. 输出回路原理

(1) 单极输出回路。单极输出回路包括谐振匹配电路、高频漏电流采样电路和高频输出电压、电流采样电路等,简化电路见图 4.27。

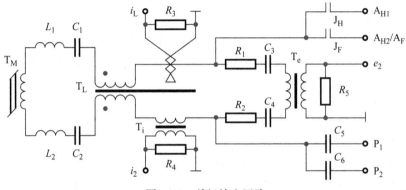

图 4.27 单极输出回路

图 4.27 中,T_M(输出变压器)、谐振电感电容 L_1、C_1、L_2、C_2 与极板耦合电容 C_5、C_6 及输出电缆等构成谐振和阻抗匹配电路,使在规定负载下输出要求功率并减小高频漏电流;差动电流互感器 T_L 采出高频漏电流信号 i_L,经变换后送 CPU 及功放驱动电路,以限制单极高频泄漏;电流互感器 Ti 采出高频输出电流,经变换后送 CPU,电流互感器 Te 将 R_1、R_2、C_3、C_4 降低后的高频输出电压采出,经变换后也送 CPU,控制输出电压和功率以及短路电流;高压继电器 J_H、J_F 由 CPU 控制选择第一手控输出和第二手控输出/脚控输出。

(2) 双极输出回路。双极负载阻抗低,输出电压也低,一般不加高频漏电流限制(靠波形正弦比保证),且仅有两个输出端口(B_1、B_2),因此双极输出回路只有谐振匹配电路和高频电压、电流采样电路,见图 4.28。

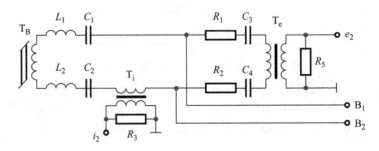

图 4.28　双极输出回路

双极输出变压器 T_B、谐振电感电容 L_1、C_1、L_2、C_2 及(输出)手术电缆准确而对称地谐振于工作频率 1.024MHZ,并产生良好的阻抗匹配,在规定的负载范围内输出要求的功率;高频输出电压、电流采样与单极类似,且单、双极电压、电流变压器 T_e、T_i 的原边分别绕在同一磁芯上,而副边采样信号分别取自同一绕组,这样,就可使用两个公用的变换电路,变换后的电压、电流信号(直流)送 CPU 实施输出控制。

4. 高压开关电源电路原理

高压开关电源及其驱动部分的简化电路示意图 4.29。其中同名连接点①、②、③、④是相连的。

大功率 MOS 管 Q_1、Q_2 与平衡阻容 C_1、C_2、R_1、R_2 及变压器 Ts 构成一个半桥开关式放大器,变压器副边用四只快速二极管作全桥整流,经 LC 滤波产生 0～200V、0～4A 可调直流高压(E),为高频功放供电。输出端经 R_8、R_9 分压取出电压采样信号 e_1,所串电阻 R_{10} 取出电流采样信号 i_1,与 CPU 送来的设定信号 E_1(max)、$I1$(max)在 U_1 两组误差放大器中比较而限定高压开关电源的最大输出电压和最大输出电流,e_1、i_1 在一乘法电路(图中未示出)中得到功率采样信号 P_1(∞e_1、i_1),连同电压采样信号 e_1,与 CPU 送来的功率设定 P_{r1}、电压设定 E_{r1} 在 U_1 另两组误差放大器中比较,控制高压开关电源的输出功率和电压,以间接控制高频功放的输出功率和电压(第一闭环)。

U_2 中三组误差放大器分别送入高频电压 e_2、功率 P_2(电压电流乘积)和电流 i_2 的采样(变换后的)信号及 CPU 送来的输出电压、输出功率和最大(短路)电流设定信号 E_{r2}、P_{r2} 和 I_2(max),直接对输出进行控制(第二闭环)。

七组误差信号经 U_3 综合送 U_4(TL494)两反相输入脚(1,16),进行 PWM 控制并产生两个互为反相的输出信号(9、10 脚上),使中功率管 Q_3、Q_4、变压器 T_{D1} 等器件构成的 C 类推挽

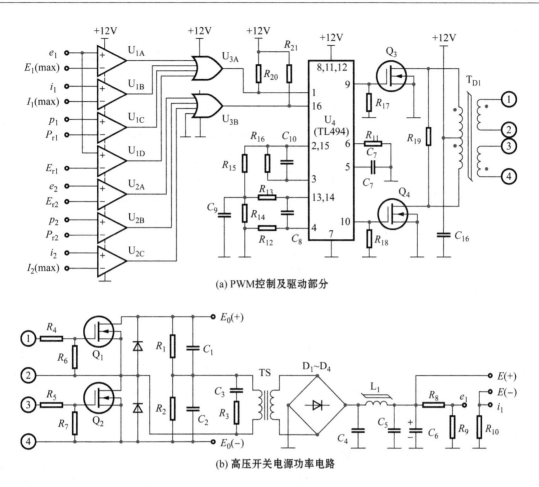

(a) PWM控制及驱动部分

(b) 高压开关电源功率电路

图 4.29　高压开关电源

驱动电路送出驱动信号,从而使高压开关电源工作。

$U_{4-5,6}$ 脚上所接 C_7、R_{11} 确定开关电源工作频率(100kHZ),4 脚所接 C_8、R_{12} 控制最大占空比(<45%)以防开关短接产生过大功耗,R_{13}、R_{14}、C_9 产生基准电压(2.5V)经 R_{15} 送同相输入端(2,5 脚),C_{10}、R_{16} 控制 U_4 中误差放大器带宽(响应)。

此外,主开关 Q_1、Q_2 输入端所接电阻 $R_4 \sim R_7$ 控制驱动幅度和速度,功率变压器原边所接 R_3、C_3 为尖峰吸收回路(注:这是辅助性的,尖峰吸收主要依靠 Q_1、Q_2 中的体二极管)。

5. 低压开关电源电路原理

低压开关电源(Ec)是一个单片反激式 DC-DC 变换器,见图 4.30。

市售小型开关电源达不到医用标准(主要是爬电距离),故自行设计了电刀专用低压控制开关电源(Ec),+12V 供一般控制电路(降压后供 CPU 及周边电路),−12V 主要供一些特殊电路,如高频采样变换电路及中性电极监测电路。

本开关电源主要器件是一个带控制电路的 MOS 开关 TOP226,可在很宽的电源电压下提供约 75W 功率,工作频率 100kHZ。

这是一个典型的反激式直流变换电路,反馈信号用高压光耦 LC1 传输,误差放大由 U_2

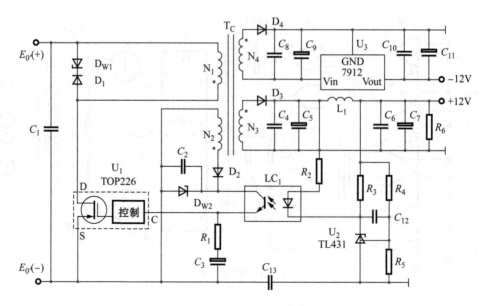

图 4.30 低压开关电源

(TL431)实施,只对+12V进行稳压控制,-12V由稳压块U_3(7912)保证。变压器T_c接成反激式,开关接通时,原边N_1充电(磁),开关关断时送出能量,副边N_2为驱动绕组,N_3提供+12V,N_4提供-12V。瞬态尖峰电压抑制用D_{W1}、D_1;故障(过压过热)重启动用R_1、C_3;R_2为光耦限流供电用,R_3为误差放大器U_2限流供电用;R_4、R_5为反馈电压采样电阻;R_6为空载稳压假负载。

6. 高频信号变换电路原理

CPU只能接受变化缓慢的直流真有效值(Rms)信号,因此高频输出电压(e_2)、电流(i_2)及高频漏电流(i_L)均要预先进行Rms-DC变换,对于1MHZ以下的频率信号,真有效值变换器AD637是可用的器件之一,其外围元件的连接见图4.31。

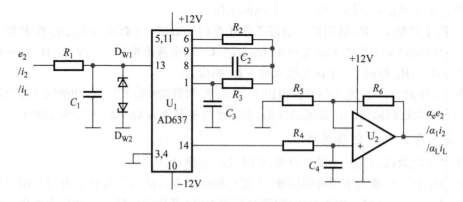

图 4.31 Rms-DC 变换器

U_1-AD637就是Rms-DC变换器,11脚、10脚接正、负电源,5脚接片选信号(高选中),3脚接公共地,4脚接输出偏置(这里接地),13脚为信号输入端,9脚为真有效值(Rms)输出端,1脚为内部缓冲器输入端,14脚为内部缓冲器输出端,6、9脚之间接外部电阻R_2调整放大倍数，8、9 脚之间电容为平均电容（根据信号带宽确定），R_1、C_1 为输入信号滤波电路，D_{W1}、D_{W2} 为正负限幅器，R_3、C_3 为 9 脚 Rms 输出接入缓冲器（1 脚）的滤波电路，R_4、C_4 为输出滤波电路，运放 U_2 及电阻 R_5、R_6 构成 U_1 输出的放大器，使输出信号放大到要求幅度（$\alpha_e e_2 / \alpha_i i_2 / \alpha_2 i_L$）。

7. 开关检测器电路原理

任何控制（启动）开关（手控切/凝，脚控切/凝和双极），因处于高频高压输出端（手控开关）或者处于外部可触及部分，启动信号必须隔离并传输到 CPU 控制电路，且保证开关电阻大于 $1k\Omega$ 时不允许送出启动信号，我们规定 500Ω 以上不允许启动，300Ω 以下允许启动。简化电路见图 4.32。

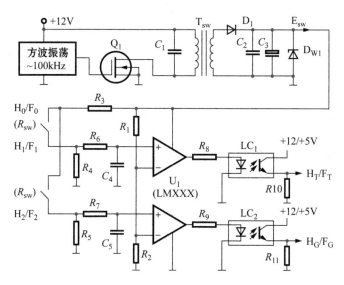

图 4.32 开关检测器

一个低功率 MOS 管 Q_1 与变压器 T_{sw}、二极管 D_1、稳压管 D_{W1} 等器件构成一个斩波隔离电源 E_{sw}（$=5\sim12V$），其驱动方波（约 100kHZ）可由任何振荡电路产生。U_1 是双比较器，H_0/F_0 为手控开关/脚踏开关公共端，H_1/F_1 为切开关，H_2/F_2 为凝开关，LC_1、LC_2 为高压光耦。

$R_1 = R_2$，产生 E_{sw} 二分之一电压送比较器反相输入端作为基准电压，当开关电阻 $R_{sw} > 400\Omega$ 时，由 R_3（$1.8k$）$+ R_{sw}$ 与 R_4/R_5（$2.2K$）产生的分压电平送比较器同相输入端，比较器将无法反转（输出低电平），光耦不通，送不出启动信号，当开关电阻 $R_{sw} < 400\Omega$ 时，比较器将翻转为高电平（光耦接通），送出启动信号。这就保证开关电阻 $> 500\Omega$ 时肯定不能启动电刀，$< 300\Omega$ 肯定可启动电刀。

各开关检测器电路、元件、参数均相同，只是手控开关处于高压高频输出（应用）部分，隔离要求（耐压、爬电距离、电气间隙等）要高于脚踏开关。

8. 极板监测器电路原理

中性电极（极板），无论是单片式还是双片式，其监测器实际上均是一个隔离的阻抗变换电路，只是阻抗范围不一样，如双片极板（接触质量）阻抗范围在 $15\Omega\sim150\Omega$ 之间，单片极板（电缆连续性）阻抗范围在 10Ω 以下。使用同一变换电路，都能检测这些电阻，当然 CPU 应能判断其正常与否。

一个通用的极板阻抗监测器电路框图见图4.33。

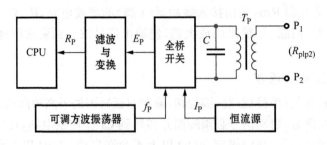

图 4.33　中性电极监测器框图

恒流(Ip)供电的全桥开关(低压低功率小型 MOS 管),在可调频率(fp)方波振荡器驱动下,使极板隔离耦合变压器 Tp 与电容 C 谐振于 70kHZ 左右,可近线性地将极板阻抗($Rp1p2$)变换成电压信号 Ep,经滤波和变换后产生 CPU 可处理的极板信号 Rp,逻辑处理后用于单片极板断线保护(应≤10Ω),双片极板接触质量(应在 15～150Ω)监视。

电压信号 Ep 近似地与极板阻抗 $Rp1p2$ 成正比例/正相关关系,而反应电气连续性(单片极板)和接触质量(双片)的极板信号 Rp 应与极板阻抗 $Rp1p2$ 近似地成反比例/反相关关系,故要求预先经过变换(简单的反相放大器)。

此外,双片极板接触质量监测要求当 $Rp1p2$ 因接触面积或接触紧密程度下降近 1/3 而变大时,CPU 应能产生声光报警并切断输出,保证手术安全。

思 考 题

1. 简述高频电刀的应用优点。
2. 何为高频电刀的单极工作模式和双极工作模式?
3. 为什么高频电刀分散电极浮地处理后比较安全?
4. 高频电刀切割和凝结工作时原理有何不同?
5. 简述高频氩气刀系统切割和凝结的工作原理。
6. 简述高频氩气刀的应用优点。
7. 简述超声外科系统切割和凝固的工作原理。
8. 简述超声外科系统的应用优点。

第五章 物理治疗设备

5.1 物理治疗概论

5.1.1 理疗的概念

物理治疗学是研究如何通过各种类型的功能训练、手法治疗,并借助电、光、声、磁、冷、热、水、力等物理因子来提高人体健康,预防和治疗疾病,恢复、改善或重建躯体功能的一种专门学科。物理治疗可以分为两大类:一类是以功能训练和手法治疗为主要手段的,称为运动治疗或运动疗法;另一类是以物理因子为主要手段的,称为理疗。在本章中主要介绍理疗设备的功能和典型电路。

5.1.2 理疗的分类

理疗的分类方法比较成熟,通常根据治疗时所采用的物理因子的属性进行分类(见表5.1)。

表 5.1　理疗的分类

物理因子	物 理 疗 法 名 称	
机械力	牵引疗法、正负压疗法	
电	低频电疗法 0~1000Hz	静电疗法(高压静电疗法、低压静电疗法)、直流电疗法、直流电离子导入疗法、感应电疗法、电兴奋疗法、电睡眠疗法、间动电疗法、超刺激电疗法、神经肌肉电刺激疗法(经皮神经电刺激疗法、功能性电刺激疗法)、微电流疗法、高压脉冲电疗法等
	中频电疗法 1~100kHz	等幅正弦中频电疗法、正弦调制中频电疗法、脉冲调制中频电疗法、干扰电疗法、音乐电疗法、波动电疗法等
	高频电疗法 100RHz~ 300GHz	短波疗法、超短波疗法、分米波疗法、厘米波疗法、毫米波疗法
光	红外线疗法	760nm~1.5μm 近红外线、1.5~1000μm 远红外线
	可见光疗法	红光、蓝光、蓝紫光疗法
	紫外线疗法	短波、中波和长波紫外线
	激光疗法	低强度激光疗法(如 He-Ne 激光)、高强度激光疗法(如 CO_2 激光、氩离子激光)

（续表）

物理因子	物 理 疗 法 名 称
声	超声波疗法、超声雾化吸入疗法、超声药物透入疗法
磁	静磁场疗法、脉冲磁场疗法、低频交变磁场疗法、高频交变磁场疗法、磁处理水疗法
热	石蜡疗法、泥疗法、砂浴疗法、温热包敷疗法、热气流疗法等
冷	寒冷疗法（>0℃,<体温）,超低温疗法（<−100℃）,冷冻疗法（>−100℃.<0℃）
水	水中运动、擦浴、浸浴、淋浴、涡流气泡浴等
其他	生物反馈疗法、空气负离子疗法、高压氧疗法、常压氧疗法

5.1.3 理疗的主要治疗作用

（1）消炎作用。皮肤、黏膜、肌肉、关节,乃至内脏器官,由各种病因引起的急慢性炎症,都是理疗适应症,可采用不同的理疗方法进行治疗。对于急性化脓性炎症,表浅者可应用紫外线照射或抗生素离子导入治疗;对于慢性炎症,则可采用温热疗法,磁场疗法或低、中频电疗法。只要方法得当,均可取得预期疗效。临床研究认为,某些物理因子（如紫外线）除了具有直接杀灭病原微生物作用之外,还与改善微循环、加速致炎物质排除和增强免疫机制等因素有关。

（2）镇痛作用。疼痛是一个极为复杂的问题,既是一种物质现象,又是一种精神现象。引起疼痛的原因很多,损伤、炎症、缺血、痉挛、肌力不平衡、反射性乃至精神因素,均可引起疼痛。应用物理因子镇痛,要弄清病因,有针对性地进行治疗。炎症性疼痛以抗炎性治疗为主;缺血性和痉挛性疼痛宜用温热疗法,改善缺血,消除痉挛;神经痛、神经炎应用直流电导入麻醉类药,以阻断痛觉冲动传入,或应用低、中频电疗法,使疼痛闸门关闭,激发镇痛物质释放。当然,应用物理因子镇痛,与因子的选择、采用的方法、剂量、治疗部位等有密切关系,要结合患者的具体情况认真研究,有的放矢,方能取得理想效果。

（3）抗菌作用。紫外线以杀菌作用著称。杀菌效力最强的光谱为 $254\sim257nm$,对金黄色葡萄球菌、枯草杆菌、绿脓杆菌、炭疽杆菌、溶血性链球菌等均有杀灭作用。紫外线杀菌机制,主要是引起 DNA 两个胸腺嘧啶单体,聚合成胸腺嘧啶二聚体,使细菌失去正常代谢、生长、繁殖能力,直至死亡。

（4）镇静与催眠。具有镇静、催眠作用的理疗方法有电睡眠疗法、镇静性电离子导入疗法、颈交感神经节超短波疗法、静电疗法、磁场疗法、温水浴、按摩疗法等,这些理疗法均能增强大脑皮质扩散性抑制,解除全身紧张状态,因而产生明显的镇静和催眠效果。

（5）兴奋神经-肌肉。应用各种技术参数的低、中频电流,如间动电流、干扰电流、调制中频电流,能引起运动神经及肌肉兴奋,用于治疗周围性神经麻痹及肌肉萎缩,或用于增强肌力训练。这些理疗方法均具有明显兴奋神经肌肉的效果。理疗兴奋作用机制是细胞膜受电刺激后,产生离子通透性和膜电位变化,形成动作电位发生兴奋,引起肌肉收缩反应。对于感觉障碍者,可选用感应电疗法或达松伐尔电疗法等。

（6）缓解痉挛。热能缓解痉挛,这是众所周知的事实。具有缓解痉挛作用的理疗方法有作用于深部组织的短波、超短波和微波疗法,也有作用于浅部组织的石蜡疗法、湿热包疗法、太阳灯和红外线疗法,还有作用于全身的热水浴、光浴疗法等。理疗缓解痉挛作用机制主要在于热能降低肌梭中传出神经纤维兴奋性,使牵张反射减弱和肌张力下降。

(7) 软化瘢痕、消散黏连。石蜡疗法、超声波疗法、碘离子导入疗法,可以改变结缔组织弹性,增加延展性,常用于治疗术后瘢痕和组织黏连,有明显的软化瘢痕和消散黏连的作用。有实验证明,适当温热作用,可使肌腱、韧带、关节囊等组织延展性增大 5～10 倍。

(8) 加速伤口愈合。应用小剂量紫外线照射,在防止和控制伤口感染的同时,还能刺激肉芽组织生长,加速上皮搭桥和创口愈合过程。锌离子导入和达松伐尔治疗下肢静脉曲张形成的溃疡,比单纯外科换药处理伤口愈合日期显著缩短。

(9) 加速骨痂形成。实验证明,弱直流电阴极、TENS、干扰电疗法和脉冲磁场,均能促进骨质生长,加速骨折愈合。国内有人进行动物实验,用干扰电疗法,在骨折 4 周时,治疗组骨痂形成比对照组多,6 周时治疗组愈合,但对照组骨折线仍清晰可见。

5.2 电疗法

应用电治疗疾病的方法称为电疗法(electrotherapy,ET)。根据所采用电流频率的不同,电疗法分为:低频治疗、中频治疗和高频治疗三大类。这是一种利用电能转化成各种治疗能的治疗方法。随着科学技术的发展,在生物学、电生理学和临床医学的基础上,人们不断将各种性质,即不同频率、不同波形、不同时间的电流应用在理疗治疗学上,构成了现代的电疗学,使之成为理疗学中的一个重要组成部分。图 5.1 为典型的电疗方法。

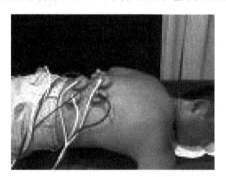

图 5.1　电疗法

5.2.1　低频电疗

1. 低频电疗概述

低频电流(又称低频脉冲电流)是指频率在 0～1000Hz,电压和电流幅度按一定的规律从零和某一水平上瞬间出现,然后降低或消失的电流。凡是采用低频电流的电疗设备属于低频电疗设备。利用低频电流来治疗疾病的方法称为低频电疗法。

在低频电疗中,将频率定为 0～1000Hz 的原因是根据电流的生理学特征来决定的。有关研究及实验表明:对于运动神经,0～10Hz 的频率可以引起肌肉的单个收缩,20～30Hz 可引起肌肉的不完全的强直收缩,50Hz 可以引起肌肉的完全强直收缩;对于感觉神经,50Hz 可引起明显的震颤感,10～200Hz 特别是 100Hz 左右的频率可以产生镇痛和镇静中枢神经的作用;对于自主神经,1～10Hz 的频率可以兴奋交感神经,10～50Hz 可以兴奋迷走神经。这些有重要医疗价值的频率多在 1000Hz 以下,加上低频脉冲的重要作用之一是它能兴奋神经肌肉组织,而哺乳类动物运动神经的绝对不应期多在 1ms 左右,为引起运动反应,只能每隔 1ms 给予一次刺激,也就是说频率不能大于 1000Hz。正由于上述几个方面的原因,在电疗上就将 1000Hz 定为低频的高限。

低频电流治疗的主要作用有:兴奋肌肉组织、镇痛、促进局部血液循环、镇静中枢神经系统、消炎等。

(1) 低频电疗的适应症。颈椎病、腰椎病、扭挫伤、各种骨质增生、废用性肌萎缩、便秘、软组织黏连、尿潴留、腰肌劳损,各种神经性疼痛、关节炎、骨折后遗症、肌张力低下、网球炎、肩周关节炎、腱鞘炎、高血压病、上下运动神经麻醉、颞颌关节功能紊乱、枕大神经痛、三叉神经痛、肋间神经痛、神经根炎、坐骨神经痛、尿失禁、特发性脊柱侧弯、腰背痛、四肢病、脊髓损伤、脑血管意外等。

(2) 低频电疗的禁忌症。恶性血液系统疾病、恶性肿瘤、恶液质、心力衰竭、急性湿疹以及对电流不能耐受者。对皮肤感觉障碍的患者,治疗时要慎重从事。

低频电疗机可以分为直流电疗机、感应电疗机和脉冲电疗机等数种。

2. 直流感应电疗机

(1) 直流电治疗。用直流电作用于人体来治疗疾病的方法叫直流电疗法(galvanization)。它应用低电压(30～80V)、小强度(小于 50mA)的平稳直流电作用于人体,是应用最早的低频电疗之一。

直流电治疗包括直流电疗法和直流电离子疗法等。直流电疗法是使用低电压的平稳直流电通过人体的一定部位以治疗疾病的方法。使用直流电将药物离子通过皮肤、黏膜或伤口导入体内进行治疗的方法称直流电药物离子导入疗法。

(2) 感应电治疗。感应电疗法是利用法拉第(Faraday)电磁感应原理的一种电疗方法,应用这种电流治疗疾病的仪器,称为感应电治疗机,目前应用较少。

感应电流是用电磁感应原理产生的一种双相、不对称的低频脉冲电流(图 5.2)。其峰值电压约 40～60 伏,频率 60～80 Hz,周期 12.5～15.7ms,正相脉冲持续时间为 1～2ms。感应电流的两相中,主要有作用的是正相高尖部分,其负相低平部分由于电压过低而常无生理的治疗作用。目前由电子管产生出类似感应电流中的高尖部分而无低平部分的尖波电流,称为新感应电流(图 5.3)。也有人将频率 50～100Hz,脉冲持续时间 0.1～1 ms 的三角波或锯齿波统称为感应电流。

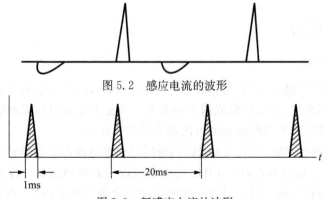

图 5.2　感应电流的波形

图 5.3　新感应电流的波形

（3）直流感应电疗机。目前，绝大部分的厂家已经将直流电疗机和感应电疗机综合在一起，称为直流感应电疗机，又称点送治疗机。下面以一直流感应电疗机为例说明其工作原理，如图 5.4 所示。

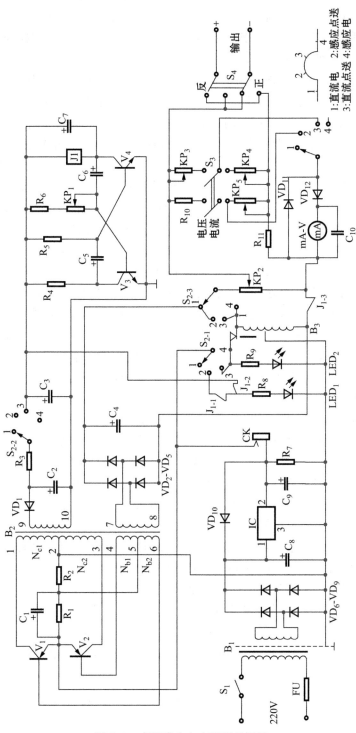

图 5.4 直流感应电疗机原理框图

该机由电源、直流电压变换器、蜂鸣器、自激多谐振荡器和输出测量电路组成。下面分别简述其原理：

①电源部分。本机可用交流电和直流供电。用交流供电时，市电 220V 经变压器 B_1 降压、桥式整流电路 VD_6-VD_9 整流、电容 C_8 滤波、三端稳压电路 IC 稳压后输出 9V 直流电供给直流电压变换器和蜂鸣器。VD_{10} 用来防止因输入端短路而使集成稳压电路损坏。C_9 和 R_7 组成一个阻容滤波电路，使其输出比较平稳的直流电。

②直流电压变换器。由推挽振荡电路和整流滤波电路组成。推挽振荡电路又由 V_1、V_2 和 B_2 组成。该变换器为点送振荡器和输出测量电路提供工作电源。由于这些工作电源要求的电流较小，电压稳定性高，因此可采用多抽头变压器的方式来得到不同的电压。此外，变换器还可以将 9V 直流电转换成频率较高的交流电，以减小变压器 B_2 的铁芯体积和滤波电容的容量。其工作过程是，在接入 9V 直流电的瞬间，V_1、V_2 的基极分别通过反馈绕组 Nb_1、Nb_2 及电阻 R_2 回路形成基极电流，但由于两个管子的特性总有一点差异，只能一管子优先导通，并通过绕组 Nc、Nb 的耦合形成正反馈过程，结果使优先导通的那个管子饱和，另一管子截止。与此同时，磁芯中的磁通也随着导通管集电极电流的增加而趋向饱和，造成感应电势减弱，以致不能维持原导通管的饱和导通状态。一旦该管的集电极电流减弱，Nc_1、Nc_2 上的感应电势随即反向，最后导致原导通管截止，原截止管导通，形成与上述方向相反的正反馈过程。电路工作状态按上述过程不断反复就产生了自激振荡，由变压器次级输出近似矩形波的较高频率的多种电压，再经整流、滤波得到较平稳的直流电压。这种变换器效率可达 90％以上。

③蜂鸣器。蜂鸣器用来产生不规则的针尖状脉冲。它是一种带有弹片和常闭触点的电磁铁，利用机械结构与电磁场原理制成的。在 B_3 的 1、2 端不通电时，簧片与触点闭合；线圈通电后，簧片被电磁铁吸下而与触点分开；线圈再断电，触点再闭合，从而产生振荡，于是电磁铁感应线 1、3 端输出较高电压的不规则针形波。

本机要求能输出形状不规则的连续针状尖脉冲和间断针状尖脉冲。这两种不规则的针状脉冲是利用蜂鸣器的电磁感应原理产生的，因此分别称感应输出和感应点输出。

④自激多谐振荡器。它是由 V_3、V_4 组成的集—基耦合多谐振荡器，用来控制继电器 J_1，使之间断地工作，以获得直流与感应的点送输出。本机要求直流电压还要按一定频率输出，这种方式为直流点送。为了得到点送输出，输出回路由串入该回路中的继电器 J1 的常闭触点控制。当触点闭合时，有直流电压输出，反之就无直流电压输出，触点不断地闭合和断开就可以得到点送输出。V_3、V_4 组成的自激多谐振荡器振荡时，J_1 不断地吸合和释放，从而达到点送的目的。调节 KP1 可改变振荡频率，即进行点频的调节。

⑤输出测量电路。VD_{11}、VD_{12}、KP_3 组成电表的感应电压测量电路，R_{11}、KP_4、KP_5 组成电表的直流电流测量电路（电压单位是伏，电流单位是毫安）。开关 S_3 用来选择电表的测量对象，电表只指示直流输出电流和感应输出电压的大小，指示的感应输出数值为平均值，不指示直流点送和感应点送的输出。开关 S_4 用来选择输出的正、负极性，电位器用调节输出加幅度。

3. 低频脉冲治疗机

低频脉冲治疗能通过各种波形或波组的脉冲电流，对感觉与运动神经系统进行强刺激，所以又称刺激治疗。

低频治疗的波形多样，从输出波形上看有弧形波、尖形波、矩形波、三角波、指数曲线波、梯形波等。输出波形的形式,不仅仅是单一波形输出,更重要的是以波组或波群的形式输出;从幅度上看,有等幅波输出,也有依照各种变化规律的不等幅波输出,如起伏波、间升波、各种低频脉冲信号的条幅波;从频率上看,有单一频率的密波或疏波,更有多种脉冲频率的疏密波,断续波等。

低频脉冲电流可分为调制和非调制两种。所谓调制是使一种频率较高的电流的幅度或频率随另一种频率较低的电流(调制波)的幅度发生相应的变化,如图 5.5 所示,常用的调制型低频脉冲电流如图 5.6 所示。非调制型则是无幅度或频率的变化而连续出现。

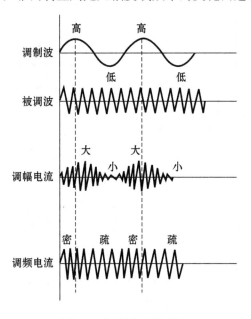

图 5.5 调制电流的形成

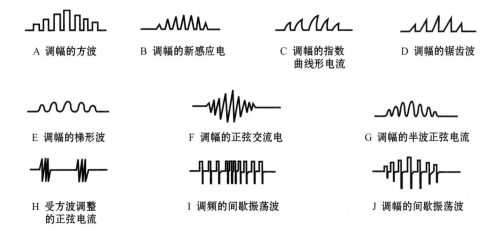

A 调幅的方波   B 调幅的新感应电   C 调幅的指数曲线形电流   D 调幅的锯齿波

E 调幅的梯形波   F 调幅的正弦交流电   G 调幅的半波正弦电流

H 受方波调整的正弦电流   I 调频的间歇振荡波   J 调幅的间歇振荡波

图 5.6 电疗中常用的调制电流

本例介绍的 DMY-2 型低频脉冲电疗机整机方框图如图 5.7,电路原理图如图 5.8。

(1) 调制波产生器。由 BG_1、BG_2 及其所属元件组成的自激多谐振荡器构成。W_1 为调制频率调节电位器,K_2 为输出波形选择开关,K_{2-1} 使多谐振荡器与其外围元件 R_5、C_4 和 C_3 形成

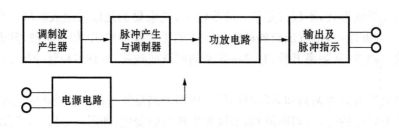

图 5.7 DMY-2 型低频脉冲电疗机原理框图

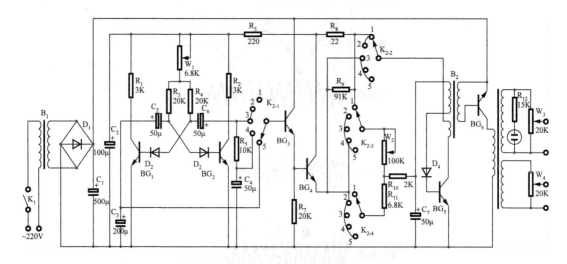

图 5.8 DMY-2 型低频脉冲电疗机电路原理图

不同的组合,输出各种调制波形。K_2 依次置 1~5 档时,输出分别为无输出、疏密矩形波、断续矩形波三角波和锯齿波。这些调制波经 BG_3、BG_4 两级射极跟随器组成的隔离输出级,送至脉冲产生及调制器。

(2) 脉冲产生及调制器。由 BG_5、B_2 及其所属元件组成间歇振荡式调制器构成。K_2 置 1 档时,调制波未输入本级,此时本级为典型的自激间歇振荡器,输出为连续的不对称矩形脉冲波。W_2 为脉冲频率调节电位器。K_2 置 2~5 档时,因将间歇振荡器作为调制器应用,振荡器所产生的不对称矩形脉冲波作为被调制波(载波),而调制波则可加入 BG_5 的集电极回路,影响集电极电压,形成集电极调幅方式。也可加入 BG_5 的基极回路,影响定时电容 C_7 的放电时间常数,形成基极调频方式。K_2 置 2 档时,矩形调制波加入本级基极回路,对脉冲波进行调频,输出为疏密波。K_2 依次置 3~5 档时,调制波同时加入本级基极和集电极回路,对脉冲波同时进行调频和调幅。因加入的调制波依次为矩形波、三角波和锯齿波,所以输出分别为断续波、起伏波和锯齿波。

(3) 功放及输出电路。各种输出波形由 BG_6 进行功放,经脉冲变压器 B_3 升压后输出。该机输出有两路,可同时对两位患者进行治疗。输出强度由 W_3 和 W_4 分别调节。R_{12} 和氖泡 ZD 组成的脉冲指示电路,并联接于其中一路输出的两端,通过 ZD 的亮暗指示输出波形的调制频率。脉冲频率较低时,还可通过 ZD 的闪烁指示脉冲频率。

(4) 电源电路。由 B_1、D_1 和 C_1 组成简单的整流滤波电路。它向整机各电路部分提供直流电源。

5.2.2　中频电疗法

1. 中频电疗概述

在医学上把应用电流脉冲频率 1k～100kHz 治疗疾病的方法称为中频电疗法（medium frequency electrotherapy，MFE）。脉冲频率在 1000Hz 以下的范围内，每一个脉冲均能使运动神经和横纹肌发生一次兴奋，称为周期同步原则。当脉冲频率大于 1000Hz 时，脉冲周期短于运动神经和肌肉组织的绝对反应期，它就不能引起足够的兴奋，运动神经和肌肉的兴奋就不符合周期同步原则，而是依着中频电流所特有的规律发挥作用。因此在医学上把中频电流频率规定为 1k～100kHz 的范围。

中频电流治疗的主要作用有：镇痛、促进局部血液循环、消炎、软化疤痕、松解黏连等。与低频治疗相比，中频电流治疗机的特点是：①能克服组织电阻，作用到更深的组织；②对运动、感觉神经的刺激作用不及低频电明显，但对自主神经、内脏功能的调节作用明显。

（1）中频电疗的适应症。急性扭伤、挫伤、肩关节周围炎、腰肌劳损、腱鞘炎、类风湿性关节炎、风温性关节炎、网球肘、变性关节病（落枕、颈椎病、腰椎病、骨关节炎）、注射后浸润、血栓性静脉炎、术后肠黏连、术后尿潴留、血栓闭塞性脉管炎。

（2）中频电疗的禁忌症。严重心脏病、应用心脏起搏器、妊娠、恶性肿瘤、出血倾向性疾病、急性化脓性炎症、急性湿疹、结核、局部破损等视为禁忌症。

理疗上的中频电疗机主要包括音频电疗机、调制中频电疗机和干扰电疗机（有"静态"和"动态"之分）三大类。

2. 音频治疗机

应用频率为 1000Hz～5000Hz 的等幅正弦电流治疗疾病的方法，因其所用的频率在音频范围内，所以称为音频疗法，又称等幅正弦中频电流疗法。目前常用频率为 2000Hz，其主要治疗作用为软化疤痕和松解黏连，术后早期应用有预防疤痕增生的作用。

不同的音频治疗机，除 RC 振荡器可能不同外，其他部分基本上大同小异。而 RC 振荡器一般根据选频电路的不同可采取三种形式：以 RC 相移电路作选频电路的叫 RC 相移振荡器；以文氏电桥作选频电路的叫文氏振荡器；以双 T 作选频电路的叫双 T 振荡器。

下面以一典型音频治疗机为例介绍其工作原理，如图 5.9 所示。本机由 RC 振荡器、电压放大器、功率放大器、电流负反馈网络、输出和电源等部分组成。

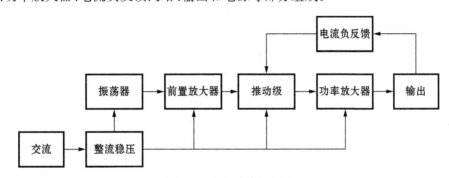

图 5.9　音频治疗机框图

（1）振荡器。由晶体管和文氏电桥构成了一个典型的电压负反馈振荡器。

（2）前置放大器。由两个三极管组成的串接放大器充当。对交流输入信号,本级采用双端输入、推挽放大的工作方式。前置放大器有一个重要的特点,输入阻抗很大,而输出阻抗很小,对振荡级和推动级之间起了很好的缓冲和桥梁的作用。

（3）推动级。由于输入信号比较大,工作点要选得高一些,为后级功率放大提供足够的推动电压和电流。为了使本级工作稳定,并减少非线性失真,输出电流稳定,设置了电流负反馈。

（4）功率放大器。由输入变压器的次级输入两个大小相等、方向相反的正弦交流信号,经功率放大器分别放大正弦交流电的正半周和负半周,在输出变压器的初级就得到了完整的放大了的正弦波输出。由于放大器工作在乙类(直流偏置电压为零),所以必然产生交越失真(这是晶体管的死区电压造成的),使输出波形不是很理想的正弦波。

（5）电流指示。本仪器电流指示仅供医生和患者参考,其要求精度不高。采用一般的桥式整流电路。

（6）电源电路。交流 220V 电源经电源变压器降压,由四个硅管构成桥式整流,再经滤波、稳压后,输出稳定直流电压供给各级电路工作。

3. 调制治疗机

调制中频电疗机分为正弦调制中频电疗机和脉冲调制中频电疗机两种。调制中频电疗的主要作用是止痛,改善局部血液循环、促进淋巴回流、提高神经肌肉的兴奋性和提高内脏平滑肌的活力和张力。常用于治疗神经炎、神经痛、胃肠张力低下、创伤后遗症、末梢循环障碍、肌肉麻痹等。

目前,市场上的电脑中频电疗机由于采用了微处理器控制波形的产生,它可以输出各种中频电流,还能存贮针对不同疾病的处方及治疗方案,是调制治疗机的主流。

下面以 K89-Ⅱ 为例,介绍调制治疗机的电路原理,如图 5.10 所示。

（1）单片机电路部分。采用片内无程序存储器的低功耗单片机 80C32,配上片外 28 脚 EPROM 程序存储器。针对不同的疾病设计有不同的治疗方案,如波形、中频载频频率、低频调制频率、调制波形等参数,均存在存储器内。单片机、存储器通过总线与 CPU 地址锁存器 74LS373、74LS377 相连。74LS373 为带有三态门的八 D 锁存器,当三态门的使能信号线 E 为低电平时,三态门处于导通状态。这时,当 G 输入端为高电平时,锁存器输出(1Q～8Q)状态和输入端(1D～8D)状态相同,当 G 端从高电平返回低电平时,输入端的数据锁入 1Q～8Q 中。

K₁～K₇ 为按键,用于输入指令,分别接单片机 P10～P16 脚,平时为高电平。当按下某一按键时,该输入端接地为低电平,从而触发指令。

（2）显示及显示器接口。采用七段 LED,其中有 8 个发光二极管,阴极共地。当某个发光二极管的阳极为高电平时,发光二极管点亮。输出指令通过 74LS377 锁存,通过 510Ω×8 排电阻,加到 LED 上面。

（3）D/A 转换电路。输出指令由 D_0～D_7 输入到 DAC0832。DAC0832 是具有 8 位分辨率的 D/A 转换集成芯片。它由 11、12 脚输出的模拟电流通过 LM741 运算放大器放大,最后从其 6 脚输出治疗电流。值得注意的是,本机信号从 LM741 输出端开始分成两路独立信号,分别用于两路输出。

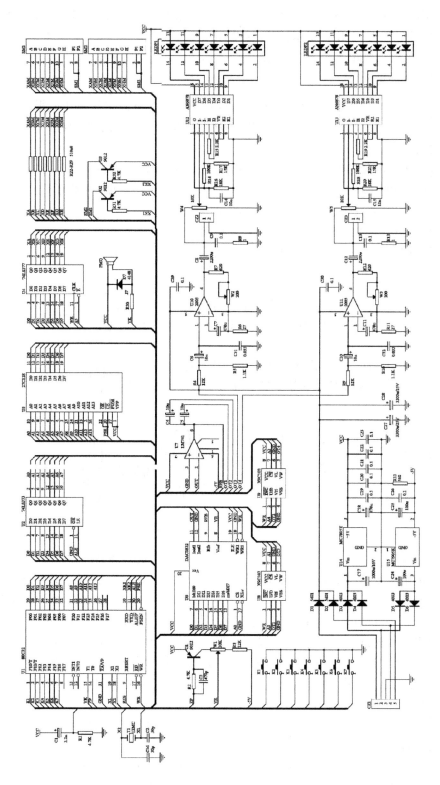

图 5.10　K89-Ⅱ电脑中频电疗仪

（4）输出强度指示电路。DAC0832 输出另分一路通过 2003 运放放大后,经 AN6878 驱动加到 LED 发光二极管,用以指示该路治疗输出强度。

（5）电源电路。采用 MC7805 和 MC7905 分别供给±5V 直流电源。

4. 干扰治疗机

干扰治疗机是一种特殊的正弦调制治疗机,它利用四个电极将频率相差很小的两组中频电流交叉地输入人体,在其交叉处形成干扰场,按照差拍原理产生由两组中频电流的差频所调制的脉冲电流。

为了弄清干扰电流的形成,了解差拍原理是十分重要的。差拍原理是一种普遍的自然规律,在声学、电学和波动中都经常遇到。基本内容是:两个同方向的简谐振动合成时,由于周期的微小差别而产生的合振幅时而加强时而减弱的现象。

下面具体分析电学上的差拍现象。

两个同方向的、等幅的、频率差别很小的正弦交流电的合成情况如图 5.11 所示。

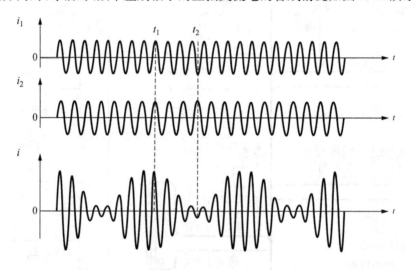

图 5.11　差拍电流的形成

图中设 i_1 的频率为 f_1,i_2 的频率为 f_2,且 $f_1 > f_2$,并满足差频 $\Delta f = f_1 - f_2 < f_2$。如果这两个正弦交流电流在传播途中某点相遇(设在 t_1 时刻),两个电流的相位相同,这时两个电流互相加强,合成电流 i 的幅度为分电流 i_1 和 i_2 的幅度之和。由于频率的微小差别,以后两个分电流的相位差将逐渐增大,经过一定时间后,两个分电流的相位差为 π(如图中的 t_2 时刻),这时两个分电流互相抵消,合电流 i 的幅度为零。在由 t_1 至 t_2 之间,合电流的幅度是逐渐减弱的。再经过一定时间($\Delta t = t_2 - t_1$)后,相位又趋于相同,两个分电流又互相加强。这种变化重复进行,在相遇点得到电流波形如图合电流 i 所示。合电流时而加强时而减弱,这就是电学中的差拍现象。

干扰电疗法(interferential current therapy,ICT)分为静态干扰电疗法、动态干扰电疗法和立体干扰电疗法三种:

（1）静态干扰电疗法。静态干扰电疗法(static interferential current therapy,SICT)是将两路频率为 4000Hz 与 4000Hz±100Hz 正弦交流电流通过 A、B 两组电极(4 个)交叉输入人体,于体内电流交叉处形成电流干扰场(图 5.12),产生差频为 0~100Hz 的低频调制中频电流,这种电流就是干扰电流。应用这种电流治疗疾病的方法,称为静态干扰电疗法。两组电流交叉时,交叉处形成低频的脉动电流,但有一个旋转的向量改变。两组电流综合形成的电流强度比两组中任何一组电流大,又比两组电流之和的平均值大,这就可能弥补低频电疗时电流在人体深处减弱的不足。

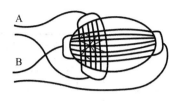

图 5.12 静态干扰电疗法

(2) 动态干扰电疗法。因为静态干扰电流只产生平面二维效应,它有许多缺陷,如体内电流作用范围受限、干扰电场处于恒定不变状态、人体易产生适应性等。为了克服 SICT 的这些缺点,人们在 SICT 的基础上研究出动态干扰电疗法(dynamics inter-ferential current therapy,DICT),即将两组电流输出以周期 6s 的节律交替变化,A 组电流增强时,B 组电流减弱;相反,B 组电流增强时,A 组电流减弱。由此形成 XY 轴方向上的节律性变化,如是往复循环。此种电流,称为动态干扰电流。

(3) 立体干扰电疗法。立体干扰电疗法(stereo dynamic interferential current therapy,SDICT)是将在三维空间流动的三路 5000Hz 交流电互相叠加交叉输入人体,如图 5.13 所示。立体干扰电疗法能够产生立体的、多部位的刺激效应。

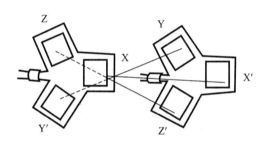

图 5.13 立体动态干扰电疗电极的放置方法

干扰电疗在两路电流交叉深处因电学上的差拍现象产生具有显著治疗作用的由 0～100Hz 的低频调制的中频电流。这种深处"内生"的脉冲中频电刺激是干扰电疗法最突出的特点,"内生"的低频调制中频电流可以同时发挥低频电与中频电的双重治疗作用。

①"静态"干扰治疗机。以 GD-3A 型干扰治疗机(如图 5.14 所示)为例进行介绍。本机电路结构比较简单,除电源电路外,具有两路互相独立的音频电流发生器。

由双三极电子管构成电压反馈式文氏电桥振荡器,输出固定频率为 4000Hz 的正弦波。由电子管作功率放大,通过变压器耦合输出。

由两个三极管构成另一路可变频率的中频电流发生器,输出正弦波的频率范围为 4000～4100Hz,其电路结构和前一路完全相同。第二组电流频率可以在频率范围 4000～4100Hz 内任选某一频率输出,也可以通过开关使电动机带动可调电容,使输出频率每 15s 从 4000～4100Hz 变化一次,用作可变干扰法治疗。

本机电路结构上并没有设置调制器,而是由人体内产生的差频脉冲电流来达到治疗的目的。

②"动态"干扰治疗机。"动态"干扰电治疗机输出的两组中频电流不仅其差频要按一定的规律变化,而且其幅度也要按一定规律变化。只有这样,才能在治疗部位(两组中频电流交叉

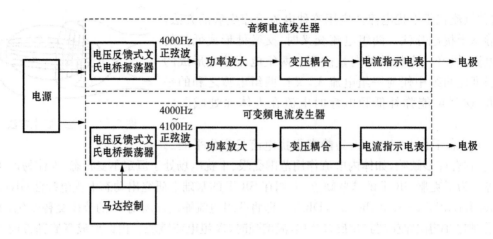

图 5.14　GD-3A 型静态干扰电治疗机框图

处)得到"动态"干扰电流。其工作原理基本同"静态"干扰治疗机,下面就不再介绍。

5.2.3　高频电疗法

1. 高频治疗概述

应用频率为 $100\text{kHz}\sim300\,000\text{MHz}$,波长为 $3000\text{m}\sim1\text{mm}$ 的高频电流或其所形成的电场、磁场或电磁场治疗疾病的方法称为高频电疗法(high frequency electrotherapy)。高频电疗法的发展有近百年的历史。在 20 世纪相继出现了频率高、波长短的中波、短波、超短波、微波等高频电流。近 40 年来,频率较低的长波疗法、中波疗法的应用逐渐减少,中波疗法已濒于被淘汰的状况,而频率较高的短波疗法、超短波疗法、微波疗法却得到深入的研究和广泛的应用。

表 5.2　医用高频电流

高频电流			医用高频电流		
波段名称	波长	频率	疗法名称	波长	频率
长波	3000～300m	100～1000kHz	共鸣火花疗法	2000～300m	50～1000kHz
中波	300～100m	1～3MHz	中波疗法	184m	1.63MHz
短波	100～10m	3～30MHz	短波疗法	22.12m 11.06m	13.56MHz 27.12MHz
超短波	10～1m	30～300 MHz	超短波疗法	7.37m 6.00m	40.68MHz 50.00MHz
分米波	100～10cm	300～3000 MHz	分米疗法	69cm 33cm	433.92MHz 915MHz
厘米波	10～1cm	3000～30000MHz	厘米疗法	2.24cm	2450MHz
毫米波	10～1mm	30～300G Hz	毫米疗法	8mm	37.5GHz

高频电磁场生物学作用的理论基础有如下几点：

(1) 离子的导电性。简单地说就是由于频率高,电场方向变化快,离子往返移动次数加快(而路程变短),使机体内的离子或导体内的电子处在振动状态。

(2) 电介质产生极化。人体中非导电成分称电介质,电介质在高频电场中将产生极化现象。高频电可以通过极化现象形成导电,产生位移电流。

(3) 电磁场效应。目前人们推论认为,电流作用于组织细胞的理论基础是,离子、水、胶体粒子在电场作用下发生移动的结果,就是电磁场效应。

综上所述,人体在高频电流的作用下,将产生热作用、热外作用(特殊作用),对有些疾病起到治疗效果。高频治疗机就是为这一目的而设计的。

①高频电疗的适应症。各种软组织扭挫伤、肌肉劳损、肌炎肌痛、肱骨外上踝炎、血肿、肩周炎、关节积液、术后黏连、前列腺炎、皮下软组织感染、骨折恢复期。胃炎、肺炎、哮喘、膀胱炎、胃肠痉挛、结肠炎、小儿肺炎、支气管炎、盆腔炎、坐骨神经炎、神经根炎、副鼻窦炎、牙周炎、颞颌关节炎、中耳炎、软骨膜炎。

②高频电疗的禁忌症。恶性肿瘤、活动性出血、活动性肺结核、妊娠、严重心肺功能不全、局部金属异物、植入心肺起搏器。

2. 短波治疗机

应用波长为 $100 \sim 10 m$,频率为 $3 \sim 30 MHz$ 的高频交流电在机体内产生磁场或电场能量,并主要利用高频电磁场能量治疗疾病的方法,称为短波电疗法。由于它采用电缆线圈电极,治疗时,主要利用高频交变电磁场通过导体组织时感应产生涡流而引起组织产热,故又称为感应透热疗法。短波电疗除一般治疗外也可用于发热疗法,电切及电凝固。短波电疗操作技术比较简便,一般可穿着衣服进行,不良反应少。其生理治疗作用和临床应用与中波电疗法基本相似,故目前国内多以此代替中波电疗。

目前短波治疗机常用波长为 22.12m,频率为 13.56MHz 或波长 11.06m,频率 27.12MHz。连续短波输出电压 $100 \sim 150V$,功率 $250 \sim 300W$;脉冲短波的峰功率 $100 \sim 1000W$,脉冲持续时间 $25 \sim 400\mu s$,脉冲周期 1ms,脉冲重复频率 $15 \sim 600Hz$;射频治疗的短波输出电压 $3000 \sim 4000V$,功率 $1000 \sim 2000W$。

以下用 1530 型短波电疗仪介绍短波治疗设备的工作原理：

(1) 性能和技术指标：

①工作频率：13.56MHz。

②输出功率：约 300W。

③整机功耗：900W。

④使用电源：AC220V,50Hz。

⑤外型尺寸：$580 \times 470 \times 1100 mm$。

(2) 电路分析。1530 型短波电疗机电路原理图如图 5.15 所示。

①振荡电路。由 G_2、G_1 及其所属元件组成的调板调栅推挽振荡电路。L_1、C_2 为振荡槽路,其固有振荡频率即为该机的输出频率。L_4 为栅极反馈线圈,它与半可变电容器 C_3 组成栅极调谐回路。

②电源电路。由 B_1、B_2、G_3、G_4 等组成。B_1 为灯丝变压器,分别向振荡管 G_1、G_2 和整流

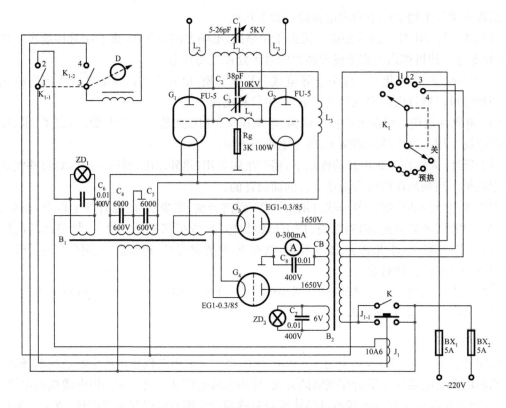

图 5.15　1530 型短波电疗机电路原理图

管 G_3、G_4 提供交流 10V 和 2.5V 的灯丝电压。B_2 为高压变压器、次级高压绕组带有中心抽头，每半边绕组输出的 1650V 交流高压，经 G_3、G_4 全波整流后提供振荡管 G_1、G_2 屏压。K_1 为预热和输出强度调节开关，它使加至振荡管的屏压逐挡升高，达到调节输出强度的目的。

③测量电路。由一只量程 500mA 的电流表 CB 担任。该电表串接在 B_2 次级高压绕组的中心抽头接地端，使用时较为安全。它测量的是振荡管屏极电流，用以间接指示高频输出强度的大小，电流表两端并联有高频旁路电容 C_S。

④定时控制电路。由定时电钟 D、J_{1-1}、K 等组成。K 为自动/手动选择开关，其断开时为自动；D 为带开关的定时电钟，当旋动定时旋钮（在机器面板上）脱离"0"位时，该旋钮的同步连动机构，使电钟内的两组常开接点 K_{1-1}、K_{1-2} 分别闭合，K_{1-1} 使 L_1 得电，K_{1-1} 闭合接通高压变压器初级供电电路。若此时 K_1 置 1～4 挡，仪器便会有输出。K_{1-2} 使定时电钟电动机得电，开始计时工作。定时时间到达后，K_{1-1}、K_{1-2} 分别断开，将 B_2 初级和定时电动机断电，仪器无输出。K 置手动挡时，定时电路对整机供电不产生影响，治疗时间由操作人员自行掌握。

⑤输出电路。由 C_1、L_2－L_3 组成的磁耦合串联谐振式电路。输出耦合线圈被均分为 L_2、L_3 两部分，C_1 为输出调谐电容。由于该机采用电缆或电缆绕成的盘状电极作输出，对病体进行治疗，因此又称短波电疗机为感应热疗法治疗机。

3. 超短波治疗机

应用波长为 10～1m 的超高频交流电作用人体以达到治疗目的方法称为超短波疗法。由于治疗时采用电容式电极，而电容场中主要是超高频电场的作用，故又称为超高频电场疗法。

超短波电场作用于机体产生热效应和非热效应,因频率比短波高,故非热效应比短波显著,而热效应比短波更深,更均匀。

超短波治疗机通常采用频率为 40.68MHz、波长为 7.37m 的电流,或频率为 50.00MHz、波长为 6.0m 的电流。输出功率可分为两种规格:一种是立地式大功率(200~400W)治疗机,另一种是手提式小功率(30~50W)治疗机。超短波的电流曲线一般为连续式,电流振荡是连续的;另一种为脉冲式超短波电流,是在连续超短波电流基础上加以低频脉冲调制和放大,形成一种间断的一般为矩形的超短波电流,其脉冲频率通常为 100~1000Hz,持续时间为 1~100μs,间断时间为 1~10s,脉冲最大功率为 1~20kW,相当于普通连续式超短波电流的数十倍。连续式超短波所产生的热能要比脉冲式大得多。

下面以 CDL-1 型超短波治疗机为例介绍超短波治疗设备的基本原理。

(1) 技术规格:

①输入电压:220V±10%,50Hz;

②输出功率:220W;

③波长:3.7m;

④损耗功率:550W。

(2) 电路分析。CDL-1 型超短波治疗机电路原理如图 5.16 所示。

①电源电路。由灯丝加热变压器 T_1,高压变压器 T_2,高压晶体管整流元件 BG_8、BG_9,指示灯 LP_1、LP_2 和电源开关 K_1 等元件组成。当电源开关 K_1 拨至 2 位时,灯丝加热变压器 T_1 得电(J-1 接点接通),振荡管被加热,指示灯 LP_1 亮,表示电源接通。

K_1 拨至 3-6 位,高压变压器 T_2 得电,次级高压经两晶体管 BG_8、BG_9 全波整流后,供振荡管脉冲直流高压,机器开始工作。指示灯 LP_2 亮表示高压产生。6 位高压最高,输出最强。

②振荡电路。由振荡管 G_1、G_2,线圈 L_3,振荡管极间电容 C_{ag} 和反馈线圈 L_1、L_2 等元件,组成电子交连电感反馈式推挽振荡电路。电源接通后,由线圈 L_3 和两振荡管屏栅极间电容 C_{ag} 组成的谐振电路得到能量,并按电路固有频率产生振荡,经 L_1、L_2 间的互感关系,反馈部分能量给栅极,去控制屏极电流周期地为振荡回路补充能量,以维持电路的等幅振荡,电路中由于利用了极间电容间的电子变化,所以又叫电子交连式振荡形式。

③输出调谐电路。由线圈 L_4、L_5、电容器 C_{10}、电极和人体治疗部位共同组成串联调谐输出电路,同一般高频治疗机的输出调谐电路。

④时间控制电路。由低压稳定直流电源,单结晶体管 BG_6、可控硅 BG_7、继电器 J 以及电路中的电阻电容器件组成。控时电路工作过程:控时调节开关 K_{2b} 拨到 2-8 时,低压电源电路接通,并经 BG_{1-4} 晶体二极管全波整流后,再经阻容滤波器的滤波和稳压管 BG_5 的稳压,供电路较稳定的直流电源。电容器 C_2 经 R_3 和 R_6-R_{11} 电阻的全部或部分被充电,当 C_2 电压充至 BG_6 的峰点电压时,e-b_1 正向导通,C_2 经 e-b_1 内阻和 R_5 放电,在 R_5 上产生一个正脉冲给可控硅 BG_7 的控制栅极 G,使其立即导通。BG_7 导通电流使继电器 J 工作,将接点 J-1 打开,高压变压器断电,机器停止工作。单结晶体管 e-b_1 电压降到谷点电压时,又恢复截止状态,C_2 再次充电并重复上述工作过程,在 R_5 上将不断出现正脉冲,但这个正脉冲对已经导通的可控硅不再有控制作用,J 一直有电,J-1 也一直被断开。只有将 K_{2b} 拨回 1 位,断了可控硅的阳极电源,电路才能恢复到工作前状态。开关 K_{2a} 位置的变动,改变了 C_2 充电时间常数,从而改变治疗时间。

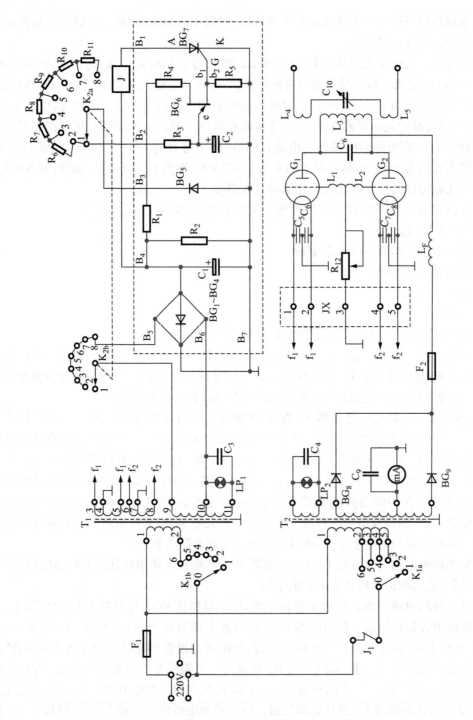

图 5.16 CDL-1 型超短波治疗机电路原理图

⑤输出线。两条耐高温、耐高频并耐弯折的电缆线,其长度通常为一米左右,其长度与高频振荡频率及输出阻抗有关,因此一般情况下,不应随便用其他导线代替,也不要随便改变其长短。

⑥电极板。电极板一般分铜板和硅橡胶板两种,铜板为早期样式,外面包有毛绒布。硅橡

胶板以铜网为电极,外面包裹有一层医用硅橡胶,可耐高温、高频电压。并且可以水洗、煮沸,或在饱和蒸汽下消毒。

⑦电路中其他元件。F_2 是高压保险丝,起保护作用;LF 是高频扼流圈,阻止高频进入电源变压器,其他电容元件都是为滤除高频而设。

4. 微波治疗机

(1) 微波治疗的分类。波长范围为 1m~1mm,频率范围为 300~300000MHz 的电磁波为微波。微波分为分米波、厘米波、毫米波三个波段。

目前在高频电疗法中应用的中波、短波和超短波疗法对许多疾病有较显著的疗效,但在治疗应用上仍有缺陷,如中波疗法时,由于中波的频率较低,电流不易通过电极和皮肤之间的厚空间间隙,因此不能应用于凹凸不平的表面;短波和超短波虽然能克服中波的不足,但又易于使皮下脂肪过热。微波产生的热比较均匀,而且在较深的肌层内仍有较显著的热作用,同时还有剂量准、操作方便等优点。

①分米波治疗。应用分米波段电磁波治疗疾病的方法称为分米波疗法(declmeteRwave therapy)。因分米波作用人体时产生温热效应,故分米波疗法又称为分米波透热疗法或微波透热疗法;因分米波属于特高频波段电磁波,又称为特高频电疗法。

目前国内多数厂家及一些欧美厂家生产的分米波治疗机输出的电磁波波长为 33cm、频率 915MHz,有些欧美厂家及国内少数厂家生产的分米波治疗机输出的电磁波波长为 69cm、频率 433.92MHz。分米波治疗机的作用深度一般为 5~7cm。

一般分米波治疗机的输出功率是 200~250W,为台式或落地式,用于肿瘤治疗的分米波治疗机的输出功率可达 500~700W。分米波治疗机有多种辐射器,如图 5.17 所示。

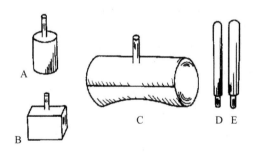

图 5.17 分米波辐射器

A-圆柱形辐射器;B-矩形辐射器;C-凹槽形辐射器;D-直肠辐射器;E-阴道辐射器

圆柱形及矩形辐射器适于局限的病灶,凹槽形辐射器适用于面积较大的病灶。凹槽形辐射器为分米波治疗机所特有,其结构属于一种波导,在其中传播的电磁波,磁场向量与波的传播方向相同而垂直地作用于人体表面,电场成分在设计时采取的多种措施大为减弱,从而显著地减弱了脂肪过热现象。

②厘米波治疗。应用厘米波段电磁波治疗疾病的方法称为厘米波治疗(centmeter wave therapy)。

厘米波治疗机的输出波长 12.24cm、频率 2450MHz、功率 200W,为台式或落地式。脉冲厘米波治疗机输出波长 24.2cm、频率 1240MHz 或波长 10cm、频率 3000MHz 的电磁波,脉冲波宽 2ms。厘米波治疗机穿透组织深度一般为 3～5cm,穿透肌肉为 1～1.2cm。厘米波治疗机有多种辐射器,如图 5.18 所示。

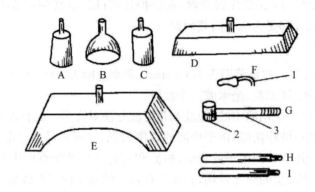

图 5.18 厘米波辐射器

A-钟形辐射器;B-半球形辐射器;C-圆柱形辐射器;D-长矩形辐射器;E-马鞍形辐射器;

F-耳辐射器;G-聚焦辐射器;H-直肠辐射器;I-阴道辐射器;

1-小电缆;2-辐射器罩盖;3-辐射器手柄

③毫米波治疗。毫米波属于微波波段。对毫米波的研究和应用远迟于厘米波和分米波。有关毫米波的生物学效应的研究始于 20 世纪 60、70 年代。医疗应用始于 80 年代中期,至 90 年代开始广泛应用于临床。

因毫米波属于极高频电磁波,故又称为极高频电疗法。又因目前认为毫米波通过与人体内粒子发生谐振产生治疗作用,故毫米波疗法又称微波谐振疗法或毫米波谐振疗法。

目前在医疗上常用的波长与频率为 8mm(37.5GHz)、7.11mm(42.19GHz)、5.6mm(53.53GHz)、4.96mm(60.48GHz),以前两者应用较多。毫米波治疗机的作用深度不及 1mm,但能引起深部效应、远离效应,产生生物学作用。

(2) 微波治疗机的机构分析。微波治疗机的电路结构并不复杂,它类似高频治疗机的电路。所不同的地方是它产生超高频的电磁波不是用 LC 振荡回路,而是用磁控管。所以其电路结构是围绕着磁控管产生微波这一要求而设计的。其主要结构有:

①电源电路。供给整机的不同电压,如磁控管灯丝加热和屏极的高压等,以及其他电路元件的电源。

②控制台。为适应治疗要求而设,有电源开关、输出能量调节和指示、治疗时间的自动控制和其他附属机件等。

③磁控管。是产生微波的主要元件,当给磁控管灯丝加上一定大小的直流电压,使阴极加热,同时阳极和阴极之间加上直流阳极高压,阴极所发射的电子在强磁场作用下飞向阳极,阳极上有多个小的谐振腔,当电子打到阳极之前在这些谐振腔内发生振荡,得到所需的谐振频率。由于阳极高压与磁控管微波发射功率成一定的线性关系,因此通过控制阳极电压值可以精确地定时、定量发射微波功率。所以,磁控管决定了微波治疗仪的工作频率、输出功率,磁控管的优劣直接决定了仪器的性能。

④电缆及发射器。磁控管产生的微波经电缆送至发射器,供治疗应用。

发射器有长方形、圆筒形、圆锥形和聚焦形以及体腔形等种类,可按不同治疗部位选用。

下面以一微波治疗仪为例,介绍其原理,原理图如 5.19 所示。使用时操作要点如下:

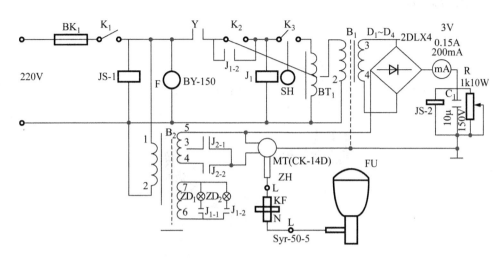

图 5.19 微波治疗仪的系统原理图

零位控制:为使磁控管不受高电压的冲击,该机设有 0 位控制开关 K_2。K_2 是一个小型微动开关,受剂量调节 BT_1 控制,只有 BT_1 在最低位(0 位)时 K_2 接通,高压变压器 B_1 初级才能接通电源。

治疗时间控制:SH 是一个机械定时钟,0~45 分连续可调。拨 SH 离开 0 位,接点 K_3 闭合,按通高压变压器初级高压可以产生。治疗时间到,SH 回 0 位,K_3 接点断开,高压初级断路,机器停止工作。

灯丝加热和延时电路:按下琴键式按钮电源开关"开",接点 K_1 接通,灯丝加热变压器 B_1 得电。磁控管灯丝被加热(4~5 端子间电压),低压指示灯 ZD_1 亮,磁控管冷却用风扇 F 转动,开始送风。

与此同时具有特殊构造的延时继电器 JS-1 三分钟后,其所控接点 Y 接通,高压变压器初级接点全接通,B_1 得电,次级交流高压经 D_1~D_4 桥式晶体管全波整流后,供给磁控管 1000V 左右的直流高压。

设计延时电路的目的是,在任何情况下,磁控管必须先加热三分钟才能给上高压,从而起到保护磁控管的作用。

继电器 J_1:它是短路 0 位控制按点 K_2 和接通高压指示灯 ZD_2 的继电器。因为高压接通,机器工作后,必须按治疗需要调节剂量、调节 BT_1,BT_1 离 0 位,K_2 断,此时靠 J_1 继电器自锁接点 J_{1-2} 维持高压初级继续工作。同时 J_{1-1} 断开,低压指示灯 ZD_1 断路,ZD_2 接通,表示电路已转入高压工作状态。

电流继电器 JS-2:该机设有保护电流继电器 JS-2。当屏极电流大于 100 毫安时,JS-2 工作,J_{2-2} 接点断开,J_{2-1} 接点接,灯丝加热由 5V 降到 3V,防止阴极温度过高,以延长磁控管寿命。

微波的产生和输出:当磁控管灯丝加热,屏极供有高压时,在电场和磁场(外加永磁的磁场)相互垂直共同作用下,磁控管内产生高频振荡(其频率为 2450MHz),通过转换接头 ZH、高频插座 KF、高频插头 N 和同轴电缆 L 送至微波发射器,起治疗作用。

5.3 光疗法

5.3.1 光治疗概述

光疗即利用各种光线的辐射能作用于人体来达到治疗疾病目的的一种物理疗法。光疗常用的物理因子有红外线、可见光、紫外线及激光。图5.20为典型的光疗方法。

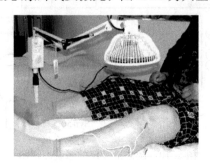

图5.20 光治疗

用电光源的光疗始于18世纪末19世纪中,可见光、红外线等疗法相继形成,随后于临床治疗的各领域中得到广泛应用和不断发展,逐渐出现了紫外线穴位照射疗法、紫外线照射充氧自血回输疗法、激光血管内照射疗法等等,并取得可喜的临床疗效。

激光治疗设备将在第七章做详尽介绍,这里主要介绍红外线疗法、紫外线疗法和可见光疗法及其治疗设备。

1. 光的物理学基础

(1) 光的本质。光是物质运动的一种形式,光具有波粒二象性。也就是说光既是一种电磁波,又是由一个个的物质微粒组成的粒子流。光辐射的粒子称为光子或光量子。具有动能和质量,其能量大小与频率成正比,与波长成反比。即:

$$(E = h \cdot v \ 或 \ E = h \cdot c/\lambda)$$

其中 E 为光子能量,v 值等于光的频率,h 是普朗克常数,其值为 6.607×10^{-27} 尔格·秒,c 为光速,λ 为光波长。

从上式可知:光的频率越高,波长越短,其光子的能量也越大。由于红外线、紫外线、可见光线三者波长不同。故对机体的作用有明显的差别。

(2) 光谱。光谱是根据光的波长或频率将各种光线排列起来而制作成的图表(如图5.21所示)。光谱是整个电磁波谱的一小部分,位于无线电波与X线之间。光波的波长为 $1000\mu m \sim$ 180nm。根据波长的不同分为可见光和不可见光两部分。可见光由红、橙、黄、绿、青、蓝、紫七色光组成。不可见光包括红外线和紫外线。

2. 光的生物学作用基础

光照射到物体上被吸收后,物质对光能的吸收可产生以下各种物理化学变化。

(1) 热效应。当物质吸收波长较长的光线(红外线、可见光)时,使受照射的分子和原子的运动加快产生热效应。

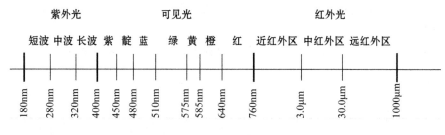

图 5.21 光谱图

（2）光电效应。产生光电效应的基本条件是每个光子的能量必须足够大，从而使电子从电子轨道上溢出。紫外线及可见光（短波部分）照射可引起光电效应。

（3）光化学效应。物质吸收光子以后，如光子的能量足够大时，便产生各种物理化学作用。紫外线可以引起重要的光化学效应，包括光分解效应、光合作用、光聚合作用及光敏作用。

（4）荧光和磷光效应。某些物质吸收了波长较短的光能后可发出波长较长的光能，即荧光和磷光。荧光和磷光主要是由可见光和紫外线照射引起。人体内存在多种荧光物质，可发出不同颜色的荧光，临床上利用荧光效应进行诊断和鉴别诊断。

5.3.2　红外线疗法

1. 红外线的物理学特性

红外线是人眼看不见的光线，其波长较红光长，为 760nm 至 $50\mu m$ 之间。目前医疗用红外线分为两段，即短波红外线（$760nm\sim1.5\mu m$）和长波红外线（$1.5\sim15\mu m$）。

红外线的穿透力由波长和物质的特性而决定。短波红外线的穿透力强，穿透程度为 $1\sim10mm$，可达真皮及皮下组织；长波红外线的穿透力较弱，大部分被组织表层吸收，穿透程度为 $0.05\sim1mm$，仅达皮肤表皮的浅层。

红外线照射时皮肤及表皮下组织将吸收的红外线能量转变成热，热可使血管反射性扩张充血，血流加快，血液循环得到明显改善，物质代谢增强和改善营养状态，提高免疫功能。不同组织吸收红外线的能力不同，其产生的热效应亦不同，从而产生一系列治疗作用。红外线治疗的主要作用有：缓解肌肉痉挛、镇痛、消炎、促进组织增生等。

（1）红外线治疗的适应症。风湿性关节炎，慢性支气管炎，胸膜炎，慢性胃炎，慢性肠炎，神经根炎，神经炎，多发性末梢神经炎，痉挛性麻痹、弛缓性麻痹，周围神经外伤，软组织外伤，慢性伤口，冻伤，烧伤创面，褥疮，慢性淋巴结炎，慢性静脉炎，注射后硬结，术后黏连，瘢痕挛缩，产后缺乳，乳头裂，外阴炎，慢性盆腔炎，湿疹，神经性皮炎，皮肤溃疡等。

（2）红外线治疗的禁忌症。恶性肿瘤，有出血倾向，高热，活动性肺结核，重度动脉硬化，闭塞性脉管炎等。

2. 红外线治疗仪

（1）红外线治疗机的分类。按光源分类，可分为灯泡式（发光元件是红外线灯泡），电炉丝式（发光元件是用热阻丝制成的一种红外线光源）。

按治疗要求分类，可分为全身光疗治疗机、躯干或肢体光疗治疗机、局部红外线治疗机。

（2）电路分析。红外线治疗机的结构比较简单，主要由发光元件、开关等组成电路部分，基本上和一盏电灯线路相同。为了使输出红外线强度能得到调节,有的机器在电路内串入可调的电感或电阻器。

下面以 HL-2 型远红外线治疗机为例来说明其工作原理。如图 5.22 所示。

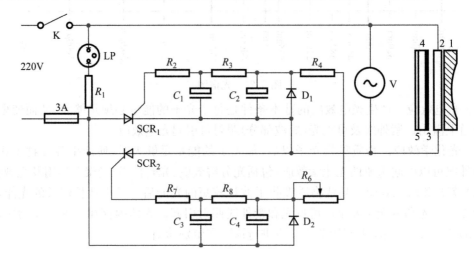

图 5.22　HL-2 型远红外治疗机电路图

①辐射器。由辐射元件 1,加热电阻器 2,绝缘云母片 3,隔热石棉板 4 和铝片 5 组成。

②HL-2 型机电路。本机电路利用单相全波可控硅调压方法,使加热电阻丝上得到由 0～200V 变化的电压,因而辐射器上将产生对应的变化温度为 0～90℃,如表 5.3(因辐射温度和照射部位、环境温度不同,表 5.3 仅作参考。):

表 5.3　电压和温度变化的关系

电压/V	温度/℃
50	30
100	50
150	70
200	90

当电源电压上端为负下端为正时,可控硅 SCR_1 处于正向连接,同时整流二极管 D_2 导电,电容器 C_1、C_2 被充电,充电电压去触发 SCR_1 导通,加热电阻器得电。调节电位器 R_6 可改变电路充电时间常数,即改变了 SCR_1 的导电角 θ,达到调节电压的目的。0～α 是 SCR_1 正向阻断范围,称其为控制角。

交流的下半周,上端为正下端为负时,可控硅 SCR_2 为正向连接,整流二极管 D_1 导电,电容器 C_3、C_4 充电,并触发 SCR_2 导通。因 R_4、R_6 是调节可控硅 SCR_1、SCR_2 导电角 θ 的共用元件,所以加热电阻器上得正半周同值电压。

可控硅在正向导通交流过零时,自行关断,电容器上充得电压将通过可控硅的栅阴极间放电,使电容器上电压不能保持,为调节小的导电角 θ 保证条件。

这种调压电路比较简单。$\theta+\alpha=\pi=180$ 度,因此相移调节范围约 180 度电角,不计电路正向压降时,调压可从 0～最大。LP 是电源指示灯,R_1 是它的限流电阻。K 是电源开关。

5.3.3 可见光疗法

1. 可见光的物理学特性

应用可见光治疗疾病的方法称为可见光疗法。可见光在光谱中位于红外线与紫外线之间，波长范围为 760～400nm，分为红、橙、黄、绿、蓝、靛、紫七种颜色的光线。可见光对组织的穿透能力以红光最强，红光波长为 760～640nm。蓝紫光是可见光中波长最短的部分。蓝光波长 490～450nm，紫光波长 450～400nm。可见光的生物学作用既有红外线的作用又有紫外线的作用，即温热作用和光化学作用。以蓝紫光治疗疾病的方法称为蓝紫光疗法。20 世纪 60 年代末利用蓝紫光治疗新生儿高胆红素血症，效果明显且无不良反应，因而广泛应用于临床。理疗中常用的可见光疗法有红光疗法、蓝紫光疗法。

2. 可见光的治疗作用

（1）温热作用。可见光能被组织吸收产生热效应，其热效应较红外线深，可以改善营养代谢，促进炎症消散，特别是红光穿透较深，可引起深部组织血管扩张，血液循环加强。

（2）光化学热效应。蓝紫光具有的光化学作用可用于治疗核黄疸。

3. 可见光治疗仪

可见光治疗仪多为灯泡式发光元件，可用专用的大功率灯泡（250W），或者用多个 40～60W 灯泡并联，组合成全身或半身用治疗器。全身治疗器有坐式和卧式两种，半身治疗器多做成马鞍形，机器电路较简单，除电源开关外即为电源连接线、灯座，由于它们靠近发热元件，长期使用后电线老化会导致接触不良或漏电，需要经常检查，以防患者触电。

大功率灯泡式治疗仪分为立式、台式两种。立式机包括立柱、灯头架、电线、电源开关和灯泡，如图 5.23 所示。灯头架固定于立柱上，可升降和旋转，电源开关固定于灯头顶端，台式机包括灯座和灯头两部分，电源开关固定于灯座上，由于经常调节灯头的角度容易使电源线扭折造成短路或漏电，需要经常检查修理。

图 5.24 为一中红外与短波红光综合治疗仪的结构框图。

本仪器的控制电路由定时器、电源、红光电源、控温装置、音乐装置、紫外消毒装置等部分组成。

定时器用以控制仪器的辐射治疗时间。交流电源一路是将 220V 交流电压变为直流电压，提供给音乐装置，另一路交流稳压，作为其他装置的电源。红光电源是通过倍压整流电路，提供激发红光管发光的高压。紫外消毒装置采用特种电路，激发消毒灯发光。在进行"光波浴"的同时，利用音乐作用于大脑边缘系统，调整神经及皮质功能，通过脑干网状结构起到与精神安定剂相似的作用。控温装置由温度控制器、温度指示器和探测器组成，根据设定的温度自动控制红外辐射管的通与断，达到对治疗室温度进行调节的目的。

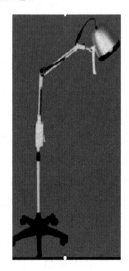

图 5.23 立式可见
光治疗仪

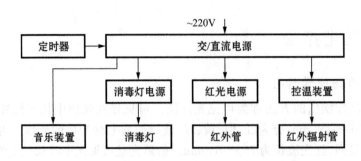

图 5.24 中红外与短波红光综合治疗仪

5.3.4 紫外线疗法

1. 紫外线的物理特性

紫外线位于太阳光谱紫色光线以外，是一种不可见光线，波长范围为 400nm～180nm。目前，将紫外线按波长分为三部分：

A 段（长波）波长 400 nm～320 nm，生物学作用较强，主要为荧光作用。

B 段（中波）波长 320 nm～250 nm，生物学作用明显，具有促使红斑反应、色素沉着、伤口愈合等作用。

C 段（短波）波长 250 nm～180 nm，具有较强的杀菌作用。

照射到人体的紫外线几乎全被表皮吸收，因此，紫外线只透入皮肤组织的 0.2～0.3mm，但可引起机体一系列的生物学作用。

紫外线治疗的主要作用有：镇痛、消炎、杀菌、促进维生素 D3 的形成、脱敏、促进伤口愈合、调节机体免疫功能、光致敏等。

紫外线治疗的适应症：外科感染，内科炎症，皮肤科、妇科、五官科、神经科、儿科疾患。

紫外线治疗的禁忌症：重症心、肾病者，活动性结核病，光敏性疾患，急性肿瘤等。

2. 紫外线的光源

(1) 紫外线灯的基本结构及发光原理。紫外线灯是由石英玻璃制成的真空灯管。管内充入少量氩气及水银，两端埋入金属电极。其发光过程为，通电时，灯管内氩气电离，离子在电场作用下在电极间移动，运动中的碰撞使离子数量不断增多，当电离达到一定程度时，发生辉光放电，产生蓝紫光。由于离子对电极的撞击使电极发热，水银受热蒸发，成气态时产生弧光，放出紫外线。从点燃到水银蒸气压力达一定程度，灯管工作进入稳定状态，约需 12～15min，灯管从稳定到冷却约需 8～10min。

(2) 常用的紫外线灯类型。

①高压汞灯。又称热石英灯，如图 5.25(a)所示，水蒸气压强为 0.3～3 个大气压，该灯工作时热辐射温度可高达 500℃，光谱为 248～577nm，紫外线主峰为 365nm。

②低压汞灯。又称冷光紫外线灯，管内水银蒸气压为 0.005～0.01 个标准大气压，灯管工作时，温度为 40～50℃，辐射的紫外线光谱以短波为主，80％以上为 254nm 的紫外线。

③太阳灯。为一种特殊灯泡，内有小紫外线灯管，如图 5.25(b)所示，功率 100～275W，钨丝发热时辐射出大量红外线，紫外线灯管辐射紫外线，波长为 289.4nm 以上长波紫外线，辐射

最强的是 365nm、313nm、334nm 紫外线。有红斑、色素沉着及热作用。

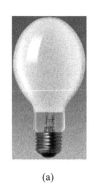
(a)

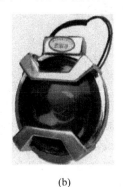
(b)

图 5.25 紫外灯类型

3. 紫外线治疗仪

紫外线治疗仪由紫外线灯管、电源和激励电路组成。电路为管内气体的电离提供电压和电流,电压越高产生的紫外线波长越短,电流越大产生的紫外线强度越大。

图 5.26 为某一紫外线治疗仪的电路原理图。电路的输出为供紫外线灯管用的高压脉冲电流,工作频率为 2kHz 左右,输出幅度可达 1000V 以上,耗电为 3.5W。实际脉冲输出功率可达 10W 以上。发射的波主要是杀菌较强的紫外线波,其他波长的波占的比例很小。对于各种细菌均有杀死的功能,特别是对于烧伤感染有较好的效果。

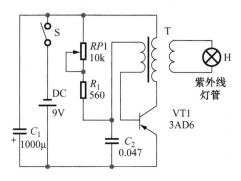

图 5.26 紫外线治疗仪

该电路实际上为一逆变器,把直流低电压变换为脉冲高电压的变换器。线路关键在于脉冲变压器的绕制技术,要保证在 2kHz 的频率下工作,有较高的效率。振荡管 VT1 也要选择适当,因为加在 RP1 的发射极与集电极之间的反向电压很高,而且输出的脉冲瞬时功率很大(10W 以上),一般的小功率管用上去很易反向击穿,或因过载而烧坏,因此要选择较大功率的管子。

当接通 9V 电源后,输出端有 100V 左右的脉冲输出,这时输出端千万不要空载。如空载加在振荡管发射极与集电极之间的反向击穿电压很高,振荡管便有被击穿的可能。在绕组与绕组之间尽可能紧密耦合,以减少漏感及分布电容的影响。

5.4　超声波疗法

5.4.1　超声治疗概述

声波是物体的机械振动在弹性介质中传播所形成的机械振动波。这是一种疏密交替的波形,在物理学上称为纵波,其疏密中邻近的两个最密或最疏处之间的距离称为波长。每秒钟出现的疏密交替的振荡次数,即为该声波频率(单位是赫兹)。声音的高低由声波频率决定,频率低,则音调低;频率高,则音调高。人耳能听到的声音频率为 16~20000Hz 之间。低于 16Hz 人耳听不到的声音叫次声(或亚声)。高于 20000Hz,人耳也听不到的声音,叫做超声。将超声波作用于人体以达到治疗目的的方法称为超声波疗法。频率 500~2500kHz 的超声波有一定的治疗作用。现在理疗中常用的频率一般为 800~1000kHz。

超声治疗根据所用超声强度不同又分为理疗超声、热疗超声与高强度聚焦超声。理疗超声使用的能量较低,超声波在组织内可产生有益的、可逆的生物学变化,从而促进伤口愈合或激发某类细胞使其功能恢复正常。热疗超声的超声强度只能将机体大面积组织加温至 43~45℃,治疗时间为 1h 或更长,通常与化疗或放疗联合应用治疗肿瘤。高强度聚焦超声技术可用于肿瘤的治疗。因此超声波疗法的概念应有广义的(包括各种特殊超声疗法)及狭义的(指理疗科常用的无损伤剂量疗法)两种,本节中仅介绍狭义的超声波疗法。

(1) 超声波疗法的适应症。软组织损伤、血肿、关节挛缩、关节周围炎、滑囊炎、肌腱及腱鞘炎、乳汁淤积幻肢痛、瘢痕及黏连、脑血管病、周缘神经损伤及炎症、血栓闭塞性脉管炎等。超强剂量的聚焦超声波可用于局部加热治疗恶性肿瘤。

(2) 超声波疗法的禁忌症。重症心力衰竭、恶病质、高热、出血性疾病、活动性肺结核、急性化脓性炎症、局部严重循环障碍等,以及低剂量超声照射恶性或良性肿瘤。

5.4.2　超声的物理特性

1. 超声的反射与折射

一般声波由声源向四面八方传播,但超声波由于频率高、波长短,可呈一条狭长束带传播,具有良好的方向性。声束强度是越接近中心越强,并非均匀分布,具有反射、折射、聚成焦点等类似光波的特性。超声在两种物质上反射的大小与这两种物质之间的声阻抗差成正比,即声阻抗差愈大,反射亦大。如在石英及水介面上有 68% 声能被反射,石英与空气之交界处,则全部能被反射。故超声波作用于机体时,声头与人体间,不能有空气层,应在治疗局部皮肤上涂油类,使声头与人体更好地接触,工作者须戴双层手套以造成空气层,来防止超声对工作人员的作用。

2. 超声的传播与吸收

声波传播速度与介质的性质有关,在固体中传播最快,其次为水,空气最差,在水与固体中的传播速度要比空气大十多倍。当声波在介质中传播时,强度会逐渐减弱,这是因为部分声能被介质所吸收。同一频率的声波在空气中传播时吸收最厉害,液体中较弱,固体中最弱。因此,超声波治疗时可使其通过水作用于人体。

另外,频率愈高的声波,愈易被吸收,故超声用于人体时,频率愈低,则穿透人体愈深。如超声频率为 2500Hz 时,透入人体组织约 17cm,频率高三倍时,深度减为 5.5cm,频率高 9 倍时,深度不超过 1.5~2.0cm。

物质吸收超声的能力,除与超声的频率有关外,还与介质的密度、粘滞性、导热性、声速等有关。媒质密度高者吸收少,粘度大者吸收多。实际工作中常用超声在介质中衰减至原能量一半时的厚度表示该介质的吸收能力,并将这一厚度称为半吸收层或半价层。半吸收层厚度与吸收能力成反比。

3. 超声的生物学效应

对于超声波的生物学作用机制,一般认为有三个基本的作用因素:

(1)机械作用。超声波在介质内传播过程中介质质点交替压缩与伸张形成交变声压,不仅可使介质质点受到交变压力及获得巨大加速度而剧烈运动,相互摩擦,而且能使组织细胞产生容积和运动的变化,可引起较强的细胞浆运动,从而促进细胞内容物的移动,改变其中空间的相对位置,显示出超声波对组织内物质和微小的细胞结构的一种"微细按摩"的作用。超声波的机械作用是软化组织、增强渗透、提高代谢、促进血液循环、刺激神经系统及细胞功能,因此有重要的治疗意义,在超声治疗机理上占重要地位。

(2)温热作用。超声波作用于机体时可产生热,有些人甚至称为"超声透热疗法"。超声波在机体内热的形成主要是组织吸收声能的结果。

(3)理化作用。超声波的机械作用和温热作用可引发一些物理化学变化,如空化作用、氢离子浓度的作用、对酶活性/蛋白质合成的影响、对自由基的影响等。

因此,物理超声治疗的主要作用有:镇痛、促进伤口愈合、促进结缔组织增生、改善肝脏功能、增强心肌收缩率、恢复眼睛功能等。

5.4.3　超声波治疗设备

1. 超声波治疗设备

超声波治疗系统由超声波治疗机、辅助设备、耦合剂组成。

(1)超声波治疗机。临床上使用的超声波治疗机多采用逆压电效应的原理发射超声波。治疗机由主机和声头两部分组成。

主机包括电源电路、高频振荡电路、调制器和定时器。电源电路提供电功率和电压,高频振荡电路产生振荡电压,使声头晶体产生机械振动。调制器用以调节电压幅度,选择输出方式。定时器用以调节治疗时间。

声头又称换能器,是由两面镀有金属层的压电晶体装在一个圆柱形的金属外壳内构成。在高频电压作用下,压电晶体的厚薄发生规律性变化,引起机械振动,产生超声波。

(2)辅助设备。超声波治疗的辅助设备包括水槽、水袋、漏斗、声头接臂,它们用于特殊治疗。

①水槽。用于水下超声疗法。水槽的材料可为木、塑料、金属、玻璃和陶瓷等,水槽的容积需容纳治疗的肢体和声头。

②水袋。当治疗体表凹凸不平时,应用水袋进行超声波治疗。水袋用塑料或薄橡皮膜制成,袋内水为无气体水。治疗时水袋放置在声头与皮肤之间。

③漏斗。用塑料等坚实材料制成,治疗时漏斗小口朝下放置在治疗部位,紧贴皮肤,漏斗中加无气体水,声头从漏斗大口放入漏斗,声头表面浸在水中。漏斗用于小部位或体腔的超声波治疗。

④声头接管。用与声头表面相同的材料制成,上端紧接声头,下端紧贴皮肤,用于小部位的超声波治疗。

(3) 耦合剂。耦合剂又称接触剂,应用耦合剂的目的是减少声头与皮肤之间的声能损耗,使得更多的声能进入人体。水与人体组织的声阻接近,对超声波能量吸收少,是理想的耦合剂。水用作超声波耦合剂时,一定要去除水中的气泡,可用煮沸法或蒸馏法去除气体。

2. 超声波输出方式

根据超声波的输出方式将超声波分为连续超声波和脉冲超声波。

连续超声波是指连续不断地发射强度恒定不变的超声波。连续超声波对人体有明显的机械作用和热作用。

脉冲超声波是指有规律地间断发射的超声波,即每一组超声声束发射后有一段间歇期。每一组声束发射的延续时间为脉冲作用时间,无声束发射的间隙时间为脉冲休止时间,脉冲作用时间与脉冲休止时间的和为脉冲重复时间。脉冲作用时间与脉冲重复时间之比叫作脉冲通断比。脉冲超声波每秒钟的脉冲数为脉冲重复频率。常用的脉冲通断比为1:5和1:20。如果脉冲重复频率为每秒100次,在脉冲通断比为1:5、1:10、1:20时的超声输出波形如图5.27。在超声波脉冲休止时间内,由超声能在组织内转化的热能逐渐消散,因此脉冲超声波可减弱超声波的热作用。但在发射超声波的脉冲作用时间内,超声波的声强不变,因此机械作用仍保留。超声波的通断比可以提示超声波的功率降低的倍数,通断比为1:10的脉冲超声波的总功率是同等强度连续超声波总功率的1/10。

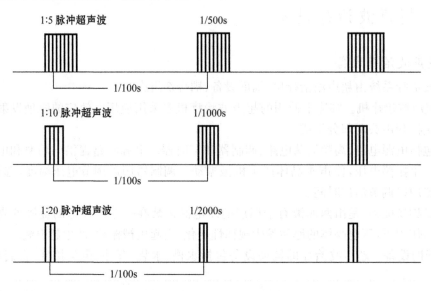

图5.27 脉冲超声波示意图

5.4.4 超声波治疗仪电路

我们将通过一个超声治疗仪的例子来了解超声治疗机的工作原理。

该超声波治疗仪电路由电源电路、多谐振荡器、定时器、控制电路、超声波振荡器和输出电路组成,如图 5.28 所示。

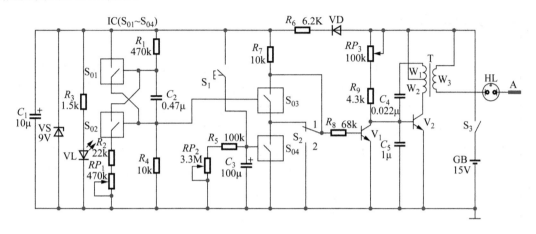

图 5.28 超声波治疗仪电路

1. 电源电路

电源电路由电源开关 S_3、电池 GB、二极管 VD、电阻器 R_3、R_6、电容器 C_1、稳压二极管 VS 和电源指示发光二极管 VL 组成。接通电源开关 S_3,GB 的 15V 直流电压一路直接供给超声波振荡器;另一路经 VD 和 R_6 限流降压、C_1 滤波、VS 稳压变成 9V 直流电压,作为 IC 的工作电源,同时还经 R_3 限流后将 VL 点亮。

2. 多谐振荡器

多谐振荡器由电子开关集成电路 IC(S_{01}～S_{04})内部的模拟电子开关 S_{01}、S_{02} 和电阻器 R_1、R_2、R_4、电位器 RP_1、电容器 C_2 组成。调节 RP_1 的阻值,可改变多谐振荡器的振荡频率。

3. 定时器电路

定时器电路由控制按钮 S_1、电阻器 R_5、电位器 RP_2、电容器 C_3 和 IC 内部的模拟电子开关 S_{04} 组成。将 S_2 置于"1"位置时,超声波振荡器受定时器的控制。按动一下 S_1,C_3 快速充电后,IC 内部的模拟电子开关 S_{04} 接通,使 V_1 截止(松开 S_1 后,C_3 通过 R_5 和 RP_2 缓慢放电),此时超声波振荡器持续振荡工作,输出连续的超声波。调节 RP_2 的阻值,可改变定时器的定时时间。

4. 控制电路

控制电路由控制开关 S_2、电阻器 R_7、R_8、IC 内部的模拟电子开关 S_{03} 和晶体管 V_1 组成。

5. 超声波振荡器

超声波振荡器由电位器 RP_3、电阻器 R_9、电容器 C_4、C_5、升压变压器 T 和晶体管 V_2 组成。调节 RP_3 的阻值,可改变超声波振荡器的振荡频率。当定时时间结束(C_3 放电完毕)后,超声波振荡器受多谐振荡器输出的 100Hz 低频信号调制,输出断续的超声波。

6. 输出电路

输出电路由 T 的绕组 W_3、氖指示灯 HL 和电极 A 组成。超声波振荡器振荡工作后,在 T 的绕组 W_3 产生 48kHz、$6\sim8$kV 的高频脉冲高压,该脉冲高压通过 HL(电极 A 接人体病灶部位)对人体辉光放电,以起到辅助治疗的作用。

5.5　磁场疗法

应用磁场作用于人体的局部或穴位,达到治疗疾病或促进人体健康的方法,称为磁场疗法,简称磁疗。其作用机理的基本点是通过磁场对机体内生物电流的分布、电荷的运行状态和生物高分子的磁距取向等方面的影响而产生生物效应和治疗作用。

磁疗法具体作用:①可使细胞膜的通透性增加、血管扩张、血循环加快从而起到消肿镇痛的作用;②通过对组织生理、生化反应的影响而起消炎止痛的作用;③抑制中枢神经功能兴奋、改善睡眠状态、延长睡眠时间、缓解肌肉痉挛、降低血压而起镇静作用;④高强度磁场作用可抑制某些癌的生长与转移,低强度磁场作用可延迟衰老过程等等。

(1) 磁疗法的适应症。亚急性或慢性软组织损伤、肌肉劳损、关节痛、慢性关节炎、浅表性神经炎、神经痛,如面神经炎、多发性末梢神经炎、周围血液循环障碍、静脉炎、冻疮、血栓闭塞性脉管炎等。

(2) 禁忌症。包括有出血倾向、高热、急性炎症、活动性肺结核、重度动脉硬化等。

5.5.1　磁场的类型

磁场的类型一般划分为:根据磁场与时间的关系,可分为恒定磁场和变动磁场;根据磁场的空间分布情况,可分为均匀磁场和非均匀磁场;根据磁场强度的大小,还可分为强磁场和弱磁场等。这里我们主要讨论恒定磁场和变动磁场。

(1) 恒定磁场。磁场强度的大小和方向始终保持不变的磁场,称为恒定磁场或恒磁场,如图 5.29(a)所示。铁磁片和通以直流电的电磁铁所产生的磁场是恒定磁场。一般利用永久磁场,结构比较简单。

(2) 变动磁场。在变动磁场中,按磁场强度随时间变化的规律不同,可分为:

①交变磁场。磁场强度和方向规律变化的磁场,如图 5.29(b)所示。工频磁疗机和异极旋转磁疗器产生的磁场是交变磁场。

②脉动磁场。磁场强度有规律变化而磁场方向不发生变化的磁场,如图 5.29(c)所示。同极旋转磁疗器、通过脉动直流电磁铁产生的磁场是脉动磁场。

③脉冲磁场。用间歇振荡器产生间歇脉冲电流,将这种电流通入电磁铁的线圈即可产生各种形状的脉冲磁场,如图 5.29(d)所示。脉冲磁场的特点是间歇式出现磁场,磁场的变化频率、波形和峰值可根据需要进行调节。有的脉冲磁疗机可产生疏密脉冲磁场,如图 5.29(e)所示。

恒磁场又称为静磁场,而交变磁场、脉动磁场和脉冲磁场属于动磁场。磁场的空间各处的磁场强度相等或大致相等的称为均匀磁场,否则就称为非均匀磁场。离开磁极表面越远,磁场越弱,磁场强度呈梯度变化。

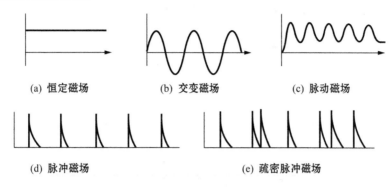

(a) 恒定磁场　　　　(b) 交变磁场　　　　(c) 脉动磁场

(d) 脉冲磁场　　　　　　(e) 疏密脉冲磁场

图 5.29　磁场类型示意图

5.5.2　磁疗器械的种类及其临床应用

1. 静磁场疗法的器械种类

(1) 磁片。即永磁体。磁片的材料有铁氧体、金属磁和稀土钴三类。铁氧体有钡铁氧体和锶铁氧体,其矫顽力(抗退磁能力)较高,导阻率高,磁性较低,价格低廉。金属磁性材料通常分为 5 类磁钢和 8 类磁钢,矫顽力较低,磁性强。稀土钴磁性材料是由稀土元素,如钐、铈、镨等与钴元素合成的合金材料,如钐钴合金、铈钴合金、钐镨钴合金等,其特点是磁性强,矫顽力高,但价格昂贵。

磁片的形状常用的有回形、方形、柱形和回珠等。圆形磁片是常用的磁疗器械,一般多为直径 1cm 左右,也有直径 0.3~0.5cm 者,厚度 2~5mm。

磁片的使用方法可以分为直接贴敷法、间接贴敷法。

①直接贴敷法。用胶布或其他固定用品将磁片间接固定在治疗部位和穴位上,根据病情决定应用磁片的数目和磁极放置的方法。一般采用持续贴敷法。可为单磁片法、双磁片法和多磁片法。

②间接贴敷法。将磁片缝在衣服或布袋或表带上,穿戴时将磁片的部位对准穴位或需要治疗的患区。间接贴敷法常用磁疗表带、磁疗项链、磁疗背心、磁疗腰带、磁帽、磁裤、磁袜等。

(2) 磁针。磁针的磁场强度可达 0.15~0.2T(特斯拉,穿过单位面积的磁通量,磁感应强度单位),有的高达 0.3T。磁银针的永磁体显示在一个长约 5cm 的手柄内,使用时手持针柄进行操作。手柄用有机玻璃或其他材料制成,有的磁银针还有调磁装置,根据治疗需要,尖端的磁场强度可以调节。

磁针法是将皮针或耳针刺入人体穴位或痛点上,针的尾部在皮肤表面,其上部放一磁片,然后用胶布固定。这样可以使磁场通过针尖集中作用于深层组织。

(3) 磁珠。磁珠是直径很小的圆形磁粒,直径为 3~8mm,如图 5.30 所示。磁场强度一般为 0.02~0.05T 或 0.1T 以上。通常采用耳穴贴磁法,根据不同的疾病选取不同的耳穴。每次选取 2~4 个穴位。

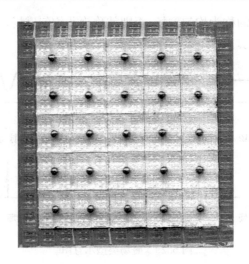

图 5.30 磁珠

2. 动磁场疗法的器械种类

（1）旋磁机。旋磁机是利用一只微型马达（电动机）带动 2～4 块永磁体，产生脉冲磁场（磁场强度随时间变化但方向不变）或交变磁场（磁场强度和方向随时间变化）进行治疗。工作时，磁场的平均强度为 700～1200Gs（高斯）。常用的磁旋机，由以下部分组成：

①永磁体。一般应用磁片。磁片一般采用稀土合金永磁材料制成，应用表面磁场强度高的钐钴合金永磁体或钕铁硼合金永磁材料。磁片的直径 1cm 左右，表面磁场强度 0.15～0.25T，也有 0.3T 者。当随电动机转动后，磁场强度减弱，转动后的磁场强度 0.06～0.12T，有的旋磁机转动后，磁场强度达到 0.2T。

②电动机。一般应用微型电动机，每分钟转动 1500～3000 转。

③外壳。呈圆筒形，一面开放，一般用硬质塑料制成，开放面用塑料薄片覆盖，避免永磁体随电动机转动时摩擦皮肤，妨碍电动机转动。

④整流装置。将交流电通过整流后变为直流电，再输送给电动机，使电动机转动。

旋磁机的基本结构如图 5.31 所示。

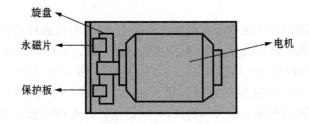

图 5.31 旋磁机结构

（2）电磁治疗机。电磁治疗机是利用电流通过线圈使铁芯产生磁场的治疗仪器，是利用低频交变磁场调节人体生物电磁信息，使其恢复正常生理功能，以达到治疗疾病的目的。根据产生的磁场的特性分为低频交变磁场磁疗机、脉冲电磁治疗机和脉动电磁治疗机。

①低频交变磁场磁疗机。是常用的电磁治疗机，主要由电源部分与磁头两部分组成。电源部分主要由变压器等组成，将 220 伏的电源经过变压后，输送给磁头。

　　磁头主要由线圈、铁芯、外壳等组成。铁芯由硅钢片重叠后插入线圈中,线圈与铁芯固定在金属壳内,金属壳一面开放,使磁场进入人体,开放面装有一弹簧片或螺旋弹簧,在交变磁场不断变换方向下,弹簧装置随之发生震动,对人体组织产生按摩作用。

　　还有一种结构简单的低频交变磁场治疗机,其构造与电磁疗机的磁头相似。在线圈内插入硅钢片铁芯,封闭于铁壳内,一面开放,接触治疗部位,50Hz交流电通过线圈,产生低频交变磁场作用于人体。由于此种简易电磁疗机无调压装置,安全性不如有调压装置的磁疗机。

　　②脉冲磁场磁疗机。脉冲磁疗机有两种类型,基本结构原理相似,由电源部分与磁头部分组成。但其磁头的外形不同,磁疗机产生的磁场强度也不一样。电源部分主要由变压装置等组成。

　　一种脉冲磁疗机,产生的磁场强度为0~1T。脉冲磁场又可分为均匀脉冲磁场、渐强脉冲磁场、疏密脉冲磁场,此种脉冲磁场磁疗仪的磁场类型、磁场强度及磁场频率均可调节选择,治疗范围广。磁头接触治疗部位面为圆形。

　　另一种脉冲磁场磁疗仪有8个、4个输出通道,可以同时治疗多个部位,脉冲磁场频率有1、5、10Hz,磁场强度5~7mT,属于低磁场类型,易于患者接受,但亦取得较好的治疗效果。由于其磁头呈环形,而且有直径大小不同之分,磁环放置形式有多种。此种脉冲磁疗仪操作简单,便于学会与掌握,其形状如图5.32。

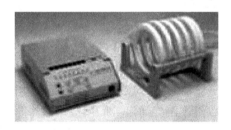

图5.32　BY-1型脉冲磁疗仪

　　③脉动磁场磁疗机。脉动磁疗机的结构,由电源与磁头两部分组成。电流经过整流后,成为脉动直流电流,通过线圈后产生脉动磁场作用于人体。脉动磁场磁疗机的应用,远不如低频交变磁场磁疗机、脉冲磁场磁疗机广泛。

　　电磁治疗机的磁场强度大小与输出线圈的电流大小有关。通过线圈的电流大,则产生的磁场强度大;反之,则产生的磁场强度小。

　　电磁治疗机除了有磁场的作用,还有温热作用。这种温热作用,并非磁场所产生,而是电流在通过线圈时,线圈对电流的阻力摩擦所产生的。由于有热的作用,故在磁疗时应予注意,避免因过热发生灼伤。

　　④复合磁场磁疗仪。上述均为单一磁场磁疗机,即每一磁疗仪产生一种磁场。近年来出现复合磁场磁疗仪,即一台仪器可以产生两种不同类型的磁场。

5.5.3　磁疗治疗机电路

　　下面以MCL-1型脉冲磁疗机(属于动磁场治疗机)为例介绍其工作原理,如图5.33所示。整机由整流电源、定时器、半控桥式反并联整流电源、音响信号电路等部分组成。由定时

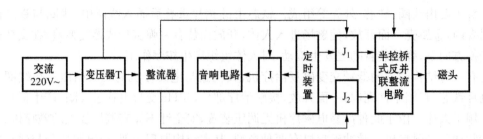

图 5.33　MCL-1 型脉冲磁疗机方框图

器控制继电器 J_1、J_2 交替工作,使半控桥式反并联整流电源向磁头输出正、负交变脉动直流,形成正、负交变脉冲磁场。同时,由定时器控制继电器 J,使治疗时间到达后,发出音响指示。

1. 定时器

选择一定的时间以后,定时开关接通,控时继电器 J 通电,治疗时间到达后,定时开关被自动关断,J 断电,J_1、J_2 也断电,发出音响切断输出。在选择的治疗时间内,正、反开关将周期性地自动接通和断开,周期为 10 秒,使继电器 J_1、J_2 也以同样的周期工作。因此,交变脉冲磁场每间隔 10 秒改变一次方向。

2. 半控桥式反并联整流电源

由两个半控桥式整流器反向并联在一起,向磁头线圈提供交变脉冲电流,这就构成了半控桥式整流电源。每个半控式整流器都接有两个可控硅,所以整流器导通与否取决于控制栅极的电位如何,而这电位又受正、负继电器所接接点 J_1、J_2 控制。当 J_1 导通时可控硅的控制栅极对其阴极为正电位,半控桥式整流器导通,向磁头输出正向脉动电流,由中零电流表(零位在表头刻度盘的中央)指示其电流数值。J_1 导通,J_2 断开,故第二个半控桥式整流器不导通。经过 10 秒以后,J_1 断开,而 J_2 接通。可控硅的控制栅极对其阴极为正电位,则第二个半控桥式整流器导通,而第一个被截止,向磁头输出反向(下正上负)的脉动电流,并由电流表指示其电流数值。如此循环下去就在磁头线圈周围形成了一个正负交变的脉冲磁场,以供治疗。

3. 音响电路

由晶体管、振荡变压器、蜂鸣器等元件构成了音响电路。当旋动磁疗时间旋钮后,定时开关接通,继电器通电,所控接点将振荡器电源切断。直到治疗时间到,定时开关被断开,继电器断电,接通了振荡器电源,振荡产生,发出声响,告之时间已到。

4. 电源电路

由电源开关、变压器、电源指示灯和四个桥式整流器构成了电源电路,供给各个部分电路的交、直流电压。

5.6　温热疗法

5.6.1　概述及理论基础

凡以各种热源为供体,将热直接传至机体达到治疗作用的方法,称为温热疗法,它是一种简便、经济、安全、有效的物理疗法。

早在远古时代，人类就学会了用热来缓解疼痛，特别是传导热，即用包括热水、热沙、油、谷物、盐或其他固体和液体与身体接触，来把热传递给相应身体部位的治疗方法。最早的传导热疗法是利用温泉和被太阳晒热的沙子。当人类学会利用火时，便发现火中和火周围的石头能长时间地保持其热度，并注意到将烤热的石头放置于身体疼痛部位能使疼痛缓解。

古希腊医生希波克拉底曾用热水装入动物膀胱中制成热水囊治疗坐骨神经痛和直肠的局部炎症。在我国，清代康熙年间，北京小汤山已被建成温泉疗养场所，现仍有遗址。清代吴尚先所著《理瀹骈文》一书中，详细介绍了日晒、火烤、熏蒸、热熨等治疗疾病的方法。

随着科学技术的发展，人们开始研究热疗的原理。18世纪初期，俄国科学家 A. Hhkthh 的著作中介绍了温泉浴、湖泥、海泥等用于治疗的方法并给予肯定，同时阐明了冷热对周围血管及腹腔大血管的作用。但由于各种热疗早已在民间普及，反倒很少有这方面的医学论著。我国解放后，在前苏联专家的帮助下，物理疗法得到了飞速发展。热疗中的蜡疗、泥疗等在全国各大医院及疗养地区都得到了广泛应用。但是在十年动乱中，很多医院的理疗设施都遭到了不同程度的毁坏。此后，由于药物和手术治疗水平的迅速提高，包括热疗在内的物理疗法仍未能得到充分重视。近年来随着康复医学在医学领域中地位的提高，热疗重新获得了临床上的肯定。

（1）温热治疗的适应症。风湿性关节炎，各种肌肉、肌腱和韧带的扭伤和挫伤，外伤性关节疾病，手术后黏连疤痕和疤痕挛缩，新鲜创面，慢性炎症和溃疡、冻伤、神经炎、神经痛、慢性盆腔炎等。

（2）温热治疗的禁忌症。高热、化脓性炎症、结核性疾病，恶性肿瘤，心肾功能不全和出血倾向者。

5.6.2 温热疗法的种类和方法

温热疗法的种类很多，比较经典的有石蜡疗法、泥疗法、沙疗法等；有利用中医药（沙疗法）、化学反应（化学热袋疗法）及电（电热疗法）等产生的热进行治疗，还有我国民间常用的热熨、炒盐、酒醋疗法等。同时治疗中存在一般规律及个体差异。下面我们介绍几种常见的温热疗法。

1. 石蜡疗法

（1）石蜡的理化特性。医用石蜡在常温下为白色半透明固体，如图 5.34 所示。它无臭无味，化学性质稳定，熔点为 50～60℃，精炼石蜡熔点为 52～54℃。

石蜡的比热容较大，为 2.1～3.3J/g·℃，导热性较差，导热系数为 0.0006W/m·k。石蜡熔解时吸收大量的热，冷却时慢慢地将热量释放出来，每千克熔解石蜡凝固成固体时，平均释放出 163J 热量。石蜡的蓄热能为 1190s。

石蜡具有良好的可塑性、粘滞性和延展性，适合关节部位的治疗。石蜡在冷却过程中体积可缩小 10%～20%，可逐渐加强对治疗部位的压力。

（2）治疗方法如下：

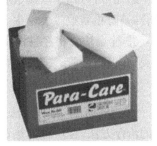

图 5.34 医用石蜡块

①蜡饼法。将熔化的石蜡倒入特制的搪瓷盘,蜡液厚度为 2cm 左右,待自然冷却至表面温度为 45～50℃,外层凝固,内部仍呈半液态时,用小薄铁铲沿边缘将石蜡与瓷盘壁分离开,然后将盘翻过来扣在较大于搪瓷盘的塑料布上。将蜡饼敷于暴露的患部。用毛毯等物保温,治疗时间 30～40 分钟。

②刷蜡法。用排笔样毛刷醮少量 50～60℃的蜡液,迅速刷于患部,待蜡冷却凝成薄膜后再继续刷蜡,直至蜡膜厚度达 0.5cm,再将蜡饼放在蜡膜上。此方法适用于腰、背腿部,能使患部同时受到温热和机械压迫作用。

③浸蜡法。又称蜡浴疗法,适用于手、足部位。当容器中蜡液温度降到 55℃左右,将手或足浸入蜡液,再迅速提起。待蜡膜形成后再反复浸入,此时,因蜡膜的形成,除感温热外,疼痛感消失,直到蜡套厚度达 0.5cm,此后将手或足放入浴槽不再提出,待蜡液完全冷凝后,取出手足,治疗结束。每次可进行 30～60 分钟。此种方法保温时间较长。

④浸蜡法加光疗。浸蜡法治疗的同时可将治疗部位放在光浴箱中或用红外灯距 50cm 照射,以加强热作用。

⑤浸蜡法加运动疗法。主要用于对手部的治疗。浸蜡一定时间后,一般 15min 左右,将手取出,捏一块柔软可塑的石蜡,做抓、握、捏和手指的屈、伸、内收、外展等动作,或将蜡块捏成各种形状,以改善手功能。治疗大约需 20 分钟。

⑥蜡布法。将浸蜡的纱布垫冷却到皮肤能耐受的温度,放在治疗部位上,再用较小的浸有 60～65℃高温石蜡的纱布垫放在第一层纱布垫上,用油布或塑料布覆盖,再用棉被保温,30～60min 后取下。

⑦蜡袋法。将蜡液装入较厚的塑料袋中,凝固后密封备用。治疗时用热水加热至蜡全部熔化,置于患处。治疗时蜡袋与皮肤之间垫毛巾数层,以防烫伤。随着温度的下降,逐层撤出毛巾。

⑧浇蜡法。石蜡加热到 100℃,消毒 15min 后冷却至 60～65℃,滴在已清除脓汁、痂皮或分泌物的创面上,厚 1.5～2cm,创面周围用棉花围好,最后覆盖保温,治疗 30～60min,也可持续 2～3 天。

⑨喷雾法。将加热的石蜡冷却到 70～80℃,倒入经过消毒的、喷管直径为 2～3mm 的喷雾器中,将蜡喷在已清除痂皮、脓汁或分泌物的创面上,包括周围 2～3cm 的正常皮肤,然后用石蜡纱布或蜡饼敷盖其上,再依次用塑料布、床单、毛毯等物裹好保温。

⑩石蜡绷带法。用经过消毒的石蜡加入适量的维生素或 20%～30%鱼肝油配制成混合物浸透绷带,可用于溃疡、创伤、修复过程缓慢的组织缺损以及保护新生的肉芽组织,促进伤口愈合,并防止瘢痕过度增生。

⑪ 栓塞法。将经过消毒的液态石蜡灌入阴道内或浸透纱条,填入瘘管中,可治疗阴道、宫颈炎症,促进瘘管、窦道愈合。

2. 湿热敷疗法

(1) 热袋法。热袋疗法是利用布袋中的硅胶加热后散发出的热量及水蒸气作用于治疗部位的治疗方法,也可称为热罨包疗法。

①制备。用亚麻布等材料缝制成各种形状的布袋,并纵向缝线将其分隔成若干条块,类似子弹袋样,以适合身体的不同部位(图 5.35)。在布袋两角各缝一布条吊环,以备加热时悬挂。

袋内装可塑性硅胶后仔细封口,以免治疗时硅胶漏出,烫伤患者。

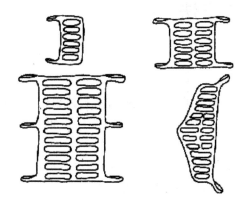

图 5.35 各种形状的热袋

②治疗方法。治疗前将热袋悬挂在 80℃ 恒温水箱中加热 20～30 分钟。患者治疗部位暴露,选择适合其形状、大小的热袋,热袋与皮肤之间垫数层干燥的毛巾,面积稍大于热袋。随热袋温度下降逐步撤去毛巾。治疗时间 20～40 分钟/次,每日可进行 1～2 次。

(2)其他湿热敷疗法。除了热袋疗法,还有 Kenny 湿敷疗法和湿敷布疗法等。其原理与热袋疗法相同,是将挤去水分的热毛巾或浴巾敷于患部,来达到治疗和缓解的作用。此疗法可治疗关节僵直,肌肉痉挛,促进稀薄渗液的吸收,还可用来使患者发汗,增强代谢。

3. 热气流疗法

热气流疗法也称干热空气疗法,是利用强烈的干燥热气流作用于患病部位或全身的热疗方法。其特点是不含水分,患者更易于耐受高温治疗。

(1)局部热气流疗法。小范围病变可利用手枪式热吹风机,距治疗部位 10～20cm 喷射热气流,以患者能耐受的热度为准。

较大范围,如整个肢体的疾患需用特制的局部热空气浴箱(图 5.36)。加热空气的热源可以是白炽灯或电阻丝,需有箱内温度显示和调温装置。箱内可盛一些赛璐珞颗粒,当热气流通过时,这些颗粒悬浮起来,使热气流的特性类似液体。治疗过程中,肢体可在箱中活动,或利用动力夹板促进其伸展,以利关节功能恢复。治疗温度从 40～45℃ 开始,随着患者对热的耐受性的提高,可逐渐升高到 60～80℃。

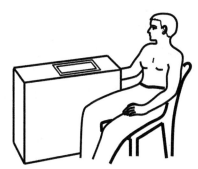

图 5.36 局部热气流装置

(2)全身热气流疗法。向特制全身浴箱或自制简易浴箱内通入大量的干热空气,即可进行全身治疗。为保持箱内空气的干燥性,避免空气在闭塞的空间内迅速被人体散发的蒸汽所湿润,发生烫伤,必须使箱内保持足够的通风。治疗温度和时间同局部热空气浴箱疗法,同时应考虑不同患者的耐受程度。干热空气较蒸汽和水疗法更易耐受,故可每日进行。

5.7 低温与冷冻疗法

5.7.1 概述

低温医学是在低温生物学的基础上,研究低温对人体组织的影响,以及应用低温技术治疗疾病的一门新兴的医学科学。其主要内容包括:低温生理、低温保存、冷冻免疫、冷冻损伤和以治疗为目的的低温冷冻疗法。

低温冷冻疗法按温度降低程度可分为三类:①冷疗法,即治疗温度在 0℃以上,体温以下。它作用于机体后不引起组织损伤,但可以通过寒冷刺激引起机体发生一系列功能性改变而达到治疗目的;②冷冻疗法,即温度在 0～－100℃范围。作用于机体后,组织细胞发生冻结和破坏现象;③深度冷冻疗法,即温度继续下降到－100℃以下。

低温冷冻疗法广泛应用于皮肤科、妇产科、外科、眼科、耳鼻喉科、口腔科、麻醉科等,并取得良好的临床疗效,特别是对某些疾病,如:皮肤表面的痣、血管瘤、浅表肿瘤、眼睑炎性肉芽肿、慢性肥厚性鼻炎、内痔、慢性宫颈炎等疗效显著,采用冷冻综合疗法治疗某些恶性肿瘤的疗效明显提高,并且在临床实践的基础上不断得到改进,随着冷冻器械的不断革新,冷冻治疗从原来只治疗表浅的病变,发展到治疗体内器官的病变,从开腔直视下发展到内窥镜监视下穿刺式冷冻治疗。

低温冷冻疗法作为一种物理治疗方法,操作简单,术中患者痛苦少、安全、费用低廉,对临床某些疾病的治疗效果肯定,只要适应症选择恰当,不失为一种良好的临床治疗方法。

5.7.2 低温冷冻疗法的治疗作用

1. 低温冷冻疗法对机体的影响

(1) 对局部细胞的影响。人体细胞致死温度的临界范围是－20～－60℃,这是杀伤力最强的温度区域。恶性肿瘤细胞比正常细胞对冷冻更为敏感。两次冻融的杀伤效果比一次冻融的强。图 5.37 为细胞在－21℃～－175℃时,细胞内形成冰晶,细胞器(如线粒体和内质网)因此而发生不可逆性损伤,继之损伤细胞膜,最终导致细胞死亡的情况。

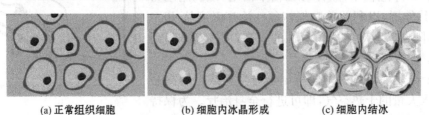

(a) 正常组织细胞　　　　(b) 细胞内冰晶形成　　　　(c) 细胞内结冰

图 5.37　低温对细胞的影响

(2) 对组织代谢的影响。现已证明低温状态可使正在参与生理过程的活化分子数量减少,局部组织细胞的代谢减慢,耗氧量减少。

（3）对血循环的影响。短时间的冷刺激,可使周围血管收缩,外周血流量下降,并能改变血管的通透性,有减少渗出和防止水肿的作用。但长时间的冷刺激,可继而引起血管扩张反应。

（4）对肌肉神经系统的影响。短时间的冷刺激,可提高肌肉的应激能力,肌张力增高。但长时间的冷刺激则引起组织内温度降低,肌肉僵直,肌张力降低。

短时间的冷刺激,可使神经兴奋性增加,但长时间的低温反应会使神经兴奋性降低,因而有解痉、镇痛和麻醉等作用。

2. 低温冷冻疗法的治疗作用

（1）降低体温。局部或全身降温后,先是毛细血管收缩,继而皮肤血管扩张,机体散热增加,体温降低。可用于高烧患者、中暑患者、脑损伤和脑缺氧者。

（2）镇痛解痉。低温可使细胞代谢减弱,神经兴奋性降低,因而有镇痛解痉的作用。可用于软组织挫伤后、牙痛等。

（3）破坏作用。冷冻对细胞有破坏作用,可以造成组织损伤和死亡。临床上用于治疗痣、疣、恶性肿瘤、肉芽肿、瘢痕等疾病。

（4）减轻局部充血或出血。低温可使毛细血管收缩,减轻局部充血或出血,防止皮下血肿形成。临床上常用于软组织挫伤的早期、鼻出血、胃出血等疾病。

（5）控制炎症扩散（消炎作用）。低温可使局部血流减少,细菌的活力和细胞的代谢降低,因而可以抑制炎症的扩散。

（6）止痒、镇静。如用于神经性皮炎、瘙痒症等。

（7）冷冻黏连及炎性反应。用$-30℃$以下的冷冻探头直接与晶体囊膜接触,产生冷冻黏连,不易造成囊膜撕破。临床上用于眼科白内障摘除。用$-200\sim-50℃$的冷冻探头接触眼球壁,可产生无菌性炎性反应,视网膜脉络膜渗出和黏连,临床上用于治疗视网膜脱离。

（8）免疫作用。组织细胞或肿瘤冷冻损伤后,除失去其活力之外还产生冷冻免疫反应,这种反应机理目前尚不清楚。临床上用于治疗恶性肿瘤转移癌的研究。

5.7.3 冷疗的操作技术

1. 常用医用制冷剂

（1）液氮。液氮是经过液化的氮气,分子式为N_2,化学性质稳定,无色、无味、透明、易流动,是一种常用医疗制冷剂。在一个大气压下的沸点为$-195.8℃$,因液氮沸点很低,所以须将其贮存在特殊容器内（称为杜瓦瓶）,防止迅速蒸发。也可将其贮存于有胆的小型容器内,如保温瓶。治疗时便于携带、搬运。

（2）液态二氧化碳。液态二氧化碳分子式为CO_2,常压下形成一定比例的固态（即干冰）和液态,当温度降至$-78.5℃$时形成干冰,干冰吸热升华可直接形成气态。当温度不超过临界温度$31℃$,压力高于三相点压力即大于$0.53MPa$时,呈液态的二氧化碳。干冰不易保存,常温下液态二氧化碳在一定的加压状态下贮存于钢瓶内运输。

（3）氟利昂。氟利昂是氟化碳氢化合物,无毒,不燃烧,不爆炸,是一种很安全的制冷剂,广泛应用于制冷行业。但因某些氟利昂制冷剂会破坏大气臭氧层,国际上已通过"蒙特利尔"

公约全面限制及禁止使用某些氟利昂制冷剂,所以,氟利昂在冷冻治疗中的应用也将受到限制。

冷冻治疗中常用的有两种:氟利昂12(R12,二氟二氯甲烷),沸点−29.8℃,冰点−155℃,在多级活塞式制冷机中可达到−70℃的低温。氟利昂22(R22,二氟一氯甲烷),沸点−40.8℃,冰点−160℃,这两种氟利昂均可以气态或高压下液态形式贮存于钢瓶中备用。

2. 冷冻方法

冷冻疗法是利用低温冷冻(制冷剂如液氮和冷冻治疗机)对组织细胞的破坏作用治疗疾病的方法。

(1) 接触法(contact method)。这是临床上最常用的方法,有棉签法和冷冻探头接触法两种。

①棉签法(cotton-stick method)。此法是最简单、原始的接触法。方法是用大小适当的消毒棉签蘸取液氮后直接压迫病变部位,持续一定时间(数秒至数分钟),然后将棉签从病变部位移开,待皮肤自然复温后,同样操作反复进行,直至病变部位发白变硬。

棉签法适用于表浅细小的病变,如疣、痣、表浅的血管瘤等或在无冷冻治疗器的条件下也可采用。

②冷冻探头接触法。根据病变部位大小,选择不同形状的冷冻探头(图5.38为治疗支气管炎的冷冻探头),稍加压力,直接接触病变部位,停留数秒至数分钟,然后将冷冻探头移开,待皮肤自然复温,这个过程称为一个冻融周期。根据病情,可如此操作反复多次。冷冻头通过管道与液氮贮液罐相连组成冷冻治疗机(图5.39为治疗支气管炎的冷冻机)。

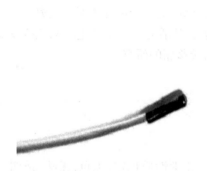

图5.38　冷冻探头

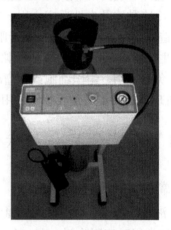

图5.39　冷冻治疗机

(2) 喷射法(spraying method)。此方法是用特殊喷头代替冷冻头,液氮通过喷头直接喷射至病变部位。喷射时注意保护好病变周围的正常组织以免造成损伤。

喷射法的特点是冷冻效果比接触法迅速,组织破坏力强,而且不受病变形状和大小的限制,对高低不平和不规则的病变尤为适用。但局部反应较重,治疗后局部呈明显水肿,渗出较多。

(3) 刺入法(penetrating method)。刺入法的冷冻探头是直径2mm的针状双层套管,直接刺入病变中心。若病变范围较广,可插入数支针形冷冻探头同时进行。此方法适用于治疗较深或较大病变。

（4）冻-切-冻法（freeze-excision method）。此方法是冷冻和手术切除并用的治疗方法，即先用适当的冷冻方法使病变冻结，再用手术刀或电刀或激光等切除病变，或边切边冻，最后在病变基底部再次冷冻，以减少出血，防止癌细胞扩散。适用于治疗突起的或较厚的病变。

（5）浸入法（soaking method）。将病变部位直接浸入液氮中，2～3min 后取出。此法只限于指、端或足跟等处，尤其是对表面凹凸不平或菜花样的巨大恶性肿瘤。治疗时注意勿使正常组织接触液氮造成损伤。

5.7.4　冷疗设备

1. 分类

临床上常用的冷冻治疗机类型主要有以下几种：手持式、软管式和浸冷式冷冻治疗机、体腔内低温治疗仪、双相传输式液氮冷冻治疗机。

（1）手持式冷冻机。结构简单、轻便，易于移动，在临床上应用较早。由管道、贮液罐、冷冻头三部分组成。管道由粗细不同的两种金属管套接而成，粗管在外层，细管在内部，两管之间有环形空隙，液氮经内管输送至冷冻头内，使液氮在冷冻头内气化而制冷。贮液管外面是金属壳，里面一般是保温杯胆，用于贮存液氮。冷冻头安接在管道的前端，为适应不同病变的治疗，可制成多种形状、大小不同的冷冻头。

（2）软管式冷冻治疗机。制作原理与手持式冷冻机基本相同，只是体积较大，一次贮存液氮量较多，结构形式略有不同。管道部分是采用不锈钢螺旋式波纹软管，制成较长的双层管道。一般还装配有定温、测温、复温等自动控制装置。

（3）浸冷式冷冻治疗器。制备一套不同形状冷冻头的金属棒，另备一个贮液罐，罐口盖上有许多可插入金属棒的圆洞。使用时先将液氮灌入贮液罐，然后将需用的金属棒插入圆洞内，金属棒上端悬挂于盖板上，下部浸入液氮制冷。治疗时可根据病变大小与形状选择适当冷冻头的金属棒。

（4）体腔内低温治疗仪。该仪器和各种内窥镜配合使用，主要适用于体腔内治疗，如食道、支气管、胃肠、妇科、膀胱等。它可以在不做手术切开的条件下，治疗许多腔内肿瘤，减少患者痛苦，是一种较先进的医疗设备。

（5）双相传输式液氮冷冻治疗器。它采用气液两相进行传输，输液管采用聚乙烯或尼龙材料，柔软性好，治疗时探杆可灵活改变角度和方向，加足一次液氮可使用 2h 左右，克服了手持式冷冻机的一些不足之处。

此外，还有一种半导体冷冻器，它是直接利用电能制冷的小型冷冻器，它携带方便、易于操作、冷冻持久、温度可调，适用于巡回医疗。其不足之处是一般只能达到−20℃左右，要想获得更低温度，必须采用多级半导体制冷，但级数越大，成本越高，消耗功率越大。

2. 肿瘤冷冻治疗设备

用于肿瘤冷冻治疗的基本设备有两类：开放式和闭合式。开放式主要采用液氮，应用时将液氮直接倾注或用棉签蘸取涂抹于靶组织上，或将液氮置于特殊喷射瓶内，对准病变喷洒。液氮接触表面温度较高的靶组织时，迅速沸腾，带走大量热量，引起组织内温度急剧降低。此法多用于皮肤等表浅部位的肿瘤,或用于开放性手术过程,对不能切除的肺、肝等器官表浅的肿瘤进行冷冻。

闭合式冷冻即探针冷冻,制冷源(冷媒)不直接接触靶组织,而是在闭合系统内引起探针顶端温度急剧降低。目前有两种闭合式制冷系统,即液氮系统和氩氦系统。

(1) 液氮冷冻系统。目前应用的液氮冷冻设备主要为压力式液氮冷冻机,其制冷的工作压力由气泵产生。探针由 3 根同心长管组成(图 5.40)。内层管用于输注液氮进入探针顶端,内层和中层管之间的间隙用于气化的氮气从探针顶端回流,外层和中层管的间隙是真空绝缘层,用于防止液氮输送过程中热量进入过早的沸腾。探针顶端是一空间相对大的"室",液氮从内层管进入此室,气化的氮气再从此室回入内层与中层管的间隙中。液氮在探针尖端"室"内沸腾,从探针周围吸收热量,使局部冷冻。只要液氮快速通过探针顶端并维持沸腾状态,则探针顶端周围温度便维持液氮的沸点温度(−196℃)。压缩液氮通过热交换系统,进入冷探针,在尖端产生超低温,液氮在探针内保持液态,回入控制器内。

液氮冷冻仪的缺点:需要液氮输出和回收,因此设备体积较大,使用不便;穿刺探针较粗,组织损伤大;冷冻速度慢,靶区冷冻不完全。

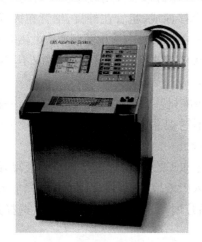
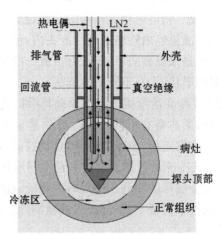

图 5.40　CMS Accuprobe System 450 液氮冷冻机和配备的冷冻探针

(2) 氩氦冷冻系统。该系统以氩气为冷媒、氦气为热媒。冷冻原理是根据 Joule-Thomson定律:常温高压气体突然释放进入低压区后,可在局部产生温度急剧变化。氩氦冷冻系统即根据此原理,利用氩气快速降温,利用氦气快速升温。

氩氦冷冻系统的关键技术集中于冷冻探针,在中国习称为"氩氦刀"(图 5.41)。探针直径2~8mm 不等。针杆内有盘形进流管,管道外有翅形换热器,针尖有温差电偶测温器和节流喷嘴。高压氩气或氦气通过传输管进入针杆,高速通过进流管,从节流喷嘴释放,进入容积相对较大的膨胀区,高压急剧降至常压,从而产生急速降温或升温的绝热节流效应。降至常压的气体通过进流管外的翅片返回并释放于大气中。节流后的氩气可通过翅形换热器,促进进流管

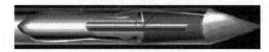

图 5.41　氩氦冷冻探针

内氩气的温度进一步降低(图 5.42)。上述氩气的降温和氦气的升温均在极短时间内发生,一般在数十秒内氩气可使针尖温度降至－165℃,氦气使温度升至40℃。

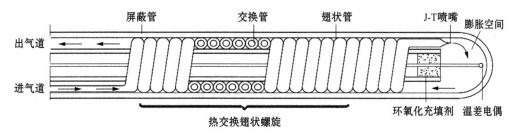

图 5.42　氩氦冷冻探针的结构

目前有美国 Endocare 公司和以色列 Galilmedical 公司生产氩氦冷冻系统。美国 Endocare 公司生产的氩氦冷冻治疗系统(Endocare Cryocare System)由控制主机和 4 或 8 根冷冻探针("氩氦刀"、"超导刀")组成(图 5.43)。探针中空,有 2mm、3mm、5mm、8mm 多种直径。气体输出功率的调控范围为 0～100%,可按需要选择。配备的氩气容器的最大压力为 41.4MPa(6000Psi),产生冷冻效应所需的压力范围是 17.3～41.4MPa(2500～6000Psi)。

与液氮冷冻系统相比,氩氦冷冻系统有下列特点。

①可调控温度范围大(40℃～－165℃),降温速度比液氮冷冻更快。

②氩气、氦气为正常空气中含有的惰性气体,在刀尖内释放后可自行排出,无需回收。

③冷冻探针直径较细,冰球仅出现于针尖,针杆不会被冷冻,不易损伤穿刺路径上的组织。

④在系统中引入了氦气热效应系统。氦气在针尖内急速释放,几秒内即可使靶组织急速复温或升温,通过热效应杀伤肿瘤细胞。

⑤冷冻与复温均在主机液晶显示屏上明确显示。每一根冷冻探针的针尖温度均显示为温度曲线,从而使操作者能及时了解靶组织内的冷冻过程。

⑥温差电偶直接安装在针尖,可连续监测靶组织内的温度。

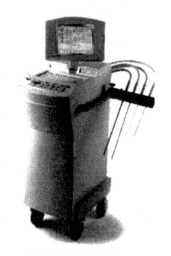

图 5.43　氩氦冷冻治疗系统
(Endocare Cryocare System)

⑦配有多达 8 根独立的温差电偶测温计,主要用于监控冷冻边缘区的温度,既可保证有效冷冻区的建立,又可预防损伤不应冷冻的重要的邻近器官或组织。

5.8　水疗法

凡是利用水的物理性质以各种方式作用人体,用以达到保健、预防、治疗和康复目的的方法,称水疗法。

水具有很重要的物理性质:热容量大,导热性强,又是良好的溶剂。因而,可以利用水的温度、机械性质和化学成分的刺激作用来达到防治疾病的目的。

水疗法种类颇多,按温度划分有冷水浴、低温水浴、不感温水浴、温水浴、热水浴;按作用方式划分有擦浴、冲浴、浸浴、淋浴、湿布包裹;按水的成分划分有淡水浴、药物浴(包括中药浴)、气水浴;按作用部位划分有全身浴、局部浴(其中包括半身浴、手浴、足浴、坐浴等);按运动形式划分有泳浴和各种水中运动训练。

水疗法可以单独应用,也可以作为综合治疗的一种手段。

(1) 水疗的适应症。高血压病、血管神经症、胃肠功能紊乱、风湿和类风湿性关节炎、痛风和神经痛、神经炎和慢性湿疹、瘙痒症、银屑病、大面积瘢痕挛缩、关节强直、外伤后功能障碍、手足冰冷、皮肤不好、精力不足、糖尿病、高血压、中风后遗症、关节炎、内分秘失调、痛风、各种妇科疾病、心脑血管疾病、亚健康恢复等。

(2) 水疗的禁忌症。心肾功能代偿不全、活动性肺结核、恶性肿瘤和恶病质,身体极度衰弱和各种出血倾向者。

5.8.1 水疗的生理效应

1. 温度刺激作用

温度对机体的生命活动过程影响是很大的,温度的数量变化,引起不同质的反应。人体对寒冷刺激的反应迅速、激烈,如电击式;而对温热刺激反应则较为缓慢,被作用的面积愈大刺激愈强。温水浴与热水浴可使血管扩张、充血,促进血液循环和新陈代谢,降低神经的兴奋性、缓解痉挛、减轻疼痛,热水浴还有明显的发汗作用。不感温水浴的镇静作用明显。冷水浴、凉水浴可使血管收缩、神经兴奋性增高,肌张力提高。

2. 机械效应

水疗通过水的喷雾、冲洗、摩擦、涡流等碰撞身体表面产生机械效应。如静水压力作用:在普通的静水浴时,静水压力为 $4\sim6\text{kPa}$。这种静水压力可压迫胸廓、腹部,使呼吸有某种程度的阻力,患者不得不用力呼吸来代偿,这就加强了呼吸运动和气体的代谢。同时由于静水压力还可压迫体表的静脉和淋巴管,使体液回流量增加,促进血液和淋巴的循环,有利于减轻水肿。还可以利用静水压减轻身体或局部的压力,利于创面的血液循环,促进愈合,故可作为烧伤、慢性溃疡、压疮、糖尿病足等治疗的重要手段。此外水可以产生浮力作用,有实验证明,人体在水中失去的重量约为体重的 9/10,利用水的这种作用在疾病的康复治疗中具有重要的临床意义。水的浮力可使浸入水中的躯干、肢体、骨关节受到向上的力的支托而漂浮起来,明显地减轻了躯干、肢体和关节的负荷,便于活动和进行运动功能的训练,大大提高患者的关节活动范围和运动能力。

3. 化学效应

水是一种很好的溶剂,可溶解多种化学物质,通过水中溶解的化学药物进行治疗,既可使药物直接作用于局部,又避免了药物对胃肠道的刺激。在水疗法中即使采用淡水浴,实际上也有微量矿物质的化学刺激作用,因为淡水中亦溶有少量盐类物质。

5.8.2 水疗设备

水疗具有操作简便、患者能自己操作的特点,简单的水疗可以在一些基层医疗单位甚至患者的家中进行。但是,一些较复杂的水疗法,则需要专门的设备和专业培训人员。设备较完善的水疗室由更衣室、淋浴室、盆浴室、湿布包裹疗法室及疗后休息室等组成。

一个现代水疗室,一般具有如下设备:

(1) Hubbard 槽浴;

(2) 气泡浴;

(3) 涡流浴(图 5.44a);

(4) 步行浴;

(5) 水中运动、升降设备及水中运动器械(图 5.44b)。

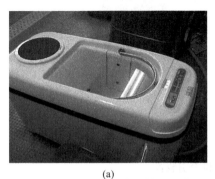 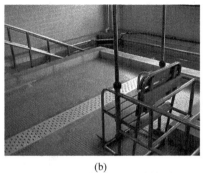

(a)　　　　　　　　　　　(b)

图 5.44　水疗设备
(a)专用涡流浴设备　(b)水中运动池

5.9　机械力疗法

5.9.1　牵引疗法

牵引疗法指将外力施加于患者身体一定部位,通过牵拉作用以达到治疗目的的一种疗法。

在理疗学中,牵引疗法一般包括用于肢体和用于脊柱的一些牵引法。其中不同关节功能牵引术须按不同关节的需要分别设计或装配,借助牵伸软组织以治疗关节障碍和挛缩畸形。脊柱牵引中颈椎牵引用于治疗颈椎病,腰椎牵引用于治疗腰间盘突出症。另外,特发性脊柱侧凸亦可应用专门的脊柱牵引装置进行治疗,以矫正或减轻侧凸。现将颈椎和腰椎牵引疗法叙述如下。

1. 颈椎牵引

颈椎牵引是颈椎病康复医疗的首选治疗方法。是通过牵引带沿颈椎轴方向施加拉力,使对抗躯体重力而牵大椎间隙,理顺颈椎序列,调整颈椎与其周围神经、血管及肌肉的关系,改善颈椎生理功能,消除颈椎病理改变。另外牵引亦用于颈椎骨折和脱位的固定和整复。

（1）颈椎牵引的种类。颈椎牵引方法很多，有手法牵引和机械牵引。手法牵引常与按摩手法相结合施行，机械牵引按设备可有重锤式的、电动的以及水压式牵引。图 5.45(a)所示为电动式颈椎牵引装置，图 5.45(b)为充气式颈圈。

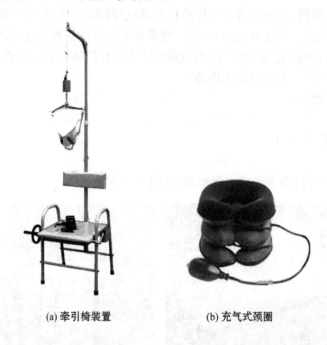

(a) 牵引椅装置　　　　　　　　(b) 充气式颈圈

图 5.45　颈椎牵引装置

（2）颈椎牵引作用机理。颈椎在脊柱中是最灵活的一段，因此在力学上很不稳定，容易劳损、退化。

颈椎牵引的作用机理主要是调整和恢复破坏了的椎管内外平衡，消除刺激症状，恢复颈椎的正常功能。①牵引使头颈部肌肉松弛，解除肌肉痉挛。②使椎间隙增大，缓解椎间盘组织向周缘的外突压力，有利于外突组织的复位。③牵引使椎间孔开大，因而在椎间孔中的神经根和动、静脉等受刺激、压迫得以缓和，甚至神经根轴和关节囊之间的黏连也有可能得以松解。④牵开嵌顿的小关节囊，调整错位关节和椎体的滑脱及曲度异常。⑤牵伸扭曲的椎动脉，改善脑的血液供应。⑥牵伸可使颈椎管纵径延长 5～10mm，椎管内因相对延长而侧弯的颈髓得以伸展，脑脊髓及血液循环得到一定改善。⑦使后纵韧带紧张，有助将逸出物推返复位。⑧牵引有固定制动作用，使骨折、脱位固定和整复。⑨使患者逐渐养成正确的坐姿和颈姿，促使功能正常化。

2. 腰椎牵引

腰椎牵引是治疗腰间盘突出症的有效疗法。是对腰椎施加牵拉力，使紧张和痉挛的腰部肌肉松弛，使腰椎体间距增大，腰间盘内压降低，缓解突出物的压迫症状，使疼痛得以消除。

（1）腰椎牵引的种类。腰椎牵引由按摩手法的"人工拉压复位"为基础，逐渐发展为自重牵引、重垂牵引和动力牵引法。这些牵引是以自身体重和外加重力或动力对腰椎持续性或间歇性施加牵拉力。后来又发展成机械传动的快速水平牵引（图 5.46），近几年来在水平牵引力的基础上，又增添了成角、旋转的功能，提高了治疗效果。快速牵引，牵引力大，作用时间短，减少患者牵引中的不适，节省时间，受到临床欢迎。

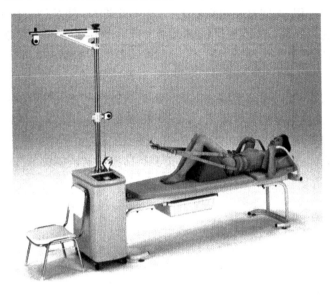

图 5.46 腰椎牵引装置

（2）腰椎牵引的作用机理。腰骶椎将颈胸的负荷传递到骨盆，提供了三维空间的活动范围，由于受力的不平衡及腰间盘的退行性变，往往造成腰间盘突出。腰间盘突出物可直接压迫和刺激脊神经根，还可继发椎间隙狭窄，进而引起椎小关节上下关节突的相互靠拢，椎间管（孔）和神经管由此变小，进一步对神经根卡压。随着椎间盘承载与分布应力能力的降低，还会使后部结构（如关节突关节）的负荷增加，退变加速，继发小关节增生肥大及黄韧带肥厚，压迫和刺激神经引起一系列症状和体征，所以在探讨牵引治疗对腰间盘突出的作用机理时，不应只注意椎间盘的复位与否，而同时要着眼于椎间盘突出后这一系列的继发改变，从而达到消除椎间盘突出的压力，改善腰椎关节、韧带、神经、肌肉关节，恢复腰椎正常功能的作用。其机理可能是：

①消除椎间盘突出的压力：水平牵引时可使椎间隙加宽，使椎间盘突出的压力减小，甚至椎间盘可产生负压，有利于突出物还原，从而减轻压迫症状，有人用放射线测量法，在牵引前3、10、15min 和牵引后 3min 进行测量，结果腰椎长度增加（5.39±4.21）mm，以腰 4、5 间隙增宽最明显。

②增加椎管和椎间管的容积：有人测量水平牵引 10min 椎管横截面积可增加 19.2mm^2，椎间管增加 61.9mm^2。椎管容积增加，减轻了对神经根的压力。

③屈曲位可使椎间管增大：人体直立位到腰椎屈曲位，椎管容积增加 3.5～6.0ml，所以腰椎牵引位要采用腰部屈曲"大虾"状，屈曲快速牵引可增加牵引效果。

④纠正小关节病理倾斜、融合，椎间盘突出后继发小关节倾斜和不稳，使脊柱的稳定性受到影响，水平牵引可使关节突上、下滑动，关节间隙加宽。有人发现前屈侧弯旋转时腰椎小关节的活动度最大，旋转侧小关节做切面旋转滑动，对侧小关节间隙加大。

⑤牵引力:作用于后纵韧带使后纵韧带张力明显加大,使突出物特别是中央型突出,产生向腹侧的压力。同时椎间盘内压明显下降,此两力共同作用可使突出物部分还原或位置变形。

⑥增加侧隐窝的容积:腰间盘突出后使上、下椎间距缩小,使黄韧带松弛突向椎管内压迫神经根。长期的黄韧带松弛,小血管迂曲变形,弹力纤维退行性变,黄韧带肥厚,侧隐窝容积减少。牵引可伸张黄韧带、改善黄韧带血循环,增加椎间盘与黄韧带的间隙及侧隐窝的容积,减轻对神经根的压迫。

⑦松解神经根黏连,椎间管突出破裂组织释放组织胺引起化学性炎症,髓核突出引起自身免疫性炎症,神经根受压引起创伤性炎症,使神经根与破裂突出物发生黏连和纤维化,牵引可松解神经根周围组织黏连,改善感觉和运动功能。

⑧牵引可缓解肌肉痉挛减轻疼痛症状,纠正侧凸前屈的病理体位,持续性牵引在这方面作用更明显。

5.9.2 压力疗法

压力疗法是指对肢体施加压力,以达到治疗疾病目的的一种疗法。如果将正常环境下的大气压设为"零",则把高于环境大气压的压力称为正压,低于环境大气压的压力称为负压,压力疗法可分为正压疗法与负压疗法,或两种压力交替的正负压疗法。

1. 压力治疗原理

压力疗法主要应用于人体四肢,通过改变肢体外部的压力来促进肢体的血液循环,因此,不仅可以治疗肢体的血管疾患,还可以预防和治疗由血液循环障碍所引起的各种继发病变。

当高于大气压的压力,即正压作用于肢体时,毛细血管和静脉中的血液以及淋巴管中的淋巴液受到挤压,向压力较小的,即处于正常大气压以下的肢体近心端方向流动,使外周瘀积的血液重新进入血液循环,而随着毛细血管的排空,引起组织水肿的液体也可重回血管中,使水肿消除。

当负压作用于肢体时,由于肢体外部压力减小,血管被动扩张,且沿动脉血流方向压力下降梯度增大,肢体被动充血,大量动脉血的流入和微循环改善,增加了肢体营养和能量的供给,有利于组织的修复和侧支循环的建立。毛细血管壁两侧压力的变化,也可促进血管内外的物质交换,改善由于血液黏稠度增大和红细胞弹性降低引起的物质交换障碍。血液循环的加强使肢体组织的营养状况得到改善,可促进溃疡、褥疮的愈合和坏死组织的再生、修复。

2. 压力治疗方法

目前所使用的压力治疗装置多为电脑控制,较常用的有舱式正负压治疗仪或负压治疗仪和气袋式正压顺序循环治疗仪。

(1)正负压疗法。正负压治疗过程中,正负压的变化是周期性的,促使毛细血管壁两侧压力也产生一个周期性的压力差,相当于在微循环内加入一个吸排泵的作用,它可促进血管内外的物质交换,改善由于各种病因造成的物质交换障碍,促进溃疡、压疮以及局部营养障碍引起的各种病变的再生与修复。图5.47为舱式正负压治疗仪,其主要部件有:高度和倾斜角度可调的透明筒状压力舱及密封、肢体固定装置,操作和控制系统,压力表等。

(2)负压疗法。负压疗法可分为全身负压和局部负压两种。目前仅局部负压治疗用于临床治疗。局部负压有腹部负压、股部负压、半体负压、肢体负压及拔火罐等。肢体局部负压疗法又称大火罐疗法,是在中国医学拔火罐疗法的基础上发展而来。不同部位的负压疗法有着其自身的适应症,目前常用的是肢体负压疗法,主要用于动脉硬化性闭塞、血栓闭塞性脉管炎及雷诺综合症等。一般认为凡肢体缺血性疾病,若不宜手术或患者不愿手术,均可应用负压治疗。另外有的仪器在负压舱内配有药液雾化和吹氧装置,以取得更好的疗效。图 5.48 是利用负压原理的拔罐治疗方法。

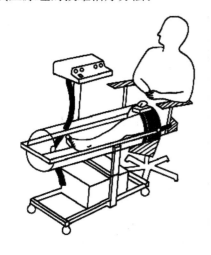

图 5.47　舱式正负压治疗仪

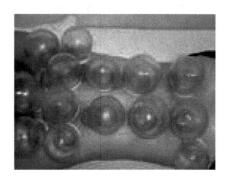

图 5.48　拔罐治疗

（3）正压治疗法。正压治疗可包括正压顺序循环疗法、体外反搏疗法和皮肤表面加压疗法。

①正压顺序循环疗法。常采用气袋式的治疗装置,如图 5.49 所示。治疗时,将已排空气体的袖(腿)套套在患肢上,设定气袋压力后,打开电源开关,机器自动从位于肢体末端的气袋开始逐一充气,末端气袋压力最大,依次递减。四只气袋全部充气后,压力维持一段时间,再从肢体近端气袋开始依次排气,直至末端,此为一个作用周期。压力大小可根据患者的感觉和耐受情况随时调节。由于其作用方式较舱式治疗仪柔和,故末端压力可设定在 $100\sim130$mmHg 之间。其他各节段压力由电脑控制相应递减。

②体外反搏疗法。是以心电 R 波作为触发信号,在心脏进入舒张早期时,将扎于四肢及臀部的气囊充气,由远端向近端依次快速加压,迫

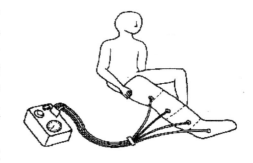

图 5.49　正压顺序循环治疗仪

使主动脉流向四肢的血液受阻,并产生逆向压力波,提高主动脉的舒张压,从而增加冠状动脉、脑动脉及肾动脉的血流量,起到辅助循环的一种无创治疗方法。

③皮肤表面加压疗法。常采用穿戴弹力绷带、弹力套或弹力衣,通过持续加压使局部毛细血管受压萎缩、数量减少、内皮细胞破碎等,造成瘢痕组织局部的缺血、缺氧,达到瘢痕治疗的作用。

思 考 题

1. 根据治疗时所采用的物理因子的属性,理疗可分为哪几类?
2. 理疗的主要治疗作用有哪些?
3. 低频、中频、高频电疗仪的频率范围,各自的特点是什么?
4. 中频干扰治疗机是如何产生调制脉冲的? 这种调制脉冲作用人体有何特点?
5. 分析 DMY-2 型低频脉冲电疗机电路原理。
6. 简述光疗法的分类和作用。
7. 超声波治疗系统主要由哪几部分组成?
8. 说明压力治疗的基本原理。
9. 高频电、红外线、热气流、适当强度超声治疗都能产生热作用,从对人体热作用的范围和深度看它们有何不同?

第六章 冲击波碎石装置

6.1 概述

结石症是当今人类的常见病之一,它的发病率和复发率均较高。结石症主要发生在泌尿系统的肾脏、输尿管和膀胱,以及胆道等消化系统。传统的治疗方法大多采用开放式手术疗法,给患者带来较大痛苦。最近几十年发展起来的冲击波碎石技术,使结石症的治疗方法有了根本性变化。这是一种将各种冲击波能量作用于结石,使之破碎而自然排出体外的方法。它减小或避免了早期较大的手术,大大减轻了患者的痛苦。

冲击波碎石技术的发展始于 20 世纪 50 年代,1950 年,Lamport 和 Newman 首次发表了用非接触式连续超声波粉碎人体结石的报道。50 年代,前苏联科学家 Jutkin 发现水中两个电极之间放电产生的冲击波可以击碎陶瓷。随后,美国泌尿专家 Goldberg 利用这一原理,通过膀胱镜用冲击波击碎了一名患者的膀胱结石。50 年代到 70 年代,各种冲击波形式的体内碎石装置相继出现,并与泌尿系统内窥镜结合,主要用于击碎泌尿系统结石。70 年代,德国 Dornier 公司的研究人员发现,冲击波进入动物体内可以击碎较硬的材料,而对软组织没有明显的损伤。最早提出体外冲击波碎石术(Extracorporeal Shock Wave Lithotripsy,ESWL)构想的是 Anmin、Bebrends 等人。1974 年 Schmieds 等人研究了水中火花放电并用椭球反射面聚焦的技术。1978 年,由德国泌尿专家 Chaussy 主持研制出一台水槽式有两套正交 X 线定位系统的体外冲击波碎石装置。1980 年,Dornier 公司推出第一台商用化机器——HM-1 体外冲击波碎石机。1983 年,Dornier 公司在一份报告中公布了如下数据,在接受检查的 1000 名肾结石患者中,有 993 人可以并采用 ESWL 治疗,其中有 90.6% 的患者结石全部排光。这一巨大成功迅速得到了国际医学界的高度重视,并引起 ESWL 在世界范围的快速发展和推广。美、法、日等国也相继研制成功这类体外碎石机。1985 年德国的 Sauerbruch 等人将 ESWL 技术推广到治疗胆结石症上。

我国第一台 ESWL 实验样机是中国科学院电工研究所与北京医科大学附属人民医院于1985 年研制成功。同年 8 月开始应用于临床。同期上海交通大学也研制成功 ESWL 机,并于1985 年 12 月投入临床应用。其后相继有许多单位和公司投入 ESWL 的研制和批量生产。

目前,冲击波碎石机的分类法颇多。按冲击波振子治疗时所处的身体部位分类,分为体内型和体外型;按冲击波发生器的不同原理分类,体内型又分为超声式、电致水压式、压缩空气式、激光式等;体外型又分为液电式、微爆炸式、压电式、电磁式及光声式等;体外型按冲击波源到人体间的耦合方式分类,分为干式和湿式;按冲击波的聚焦方法分类,分椭球面聚焦、球面聚焦、抛物面聚焦、透镜聚焦等。按机型的发展次序分类,如第一代、第二代等;按治疗目的分类,如肾石碎石机及胆石碎石机等;按 ESWL 系统的规模分类,如体外碎石中心、大型体外碎石机及小型移动式体外碎石机等。

6.2　超声波的物理特性

超声波是大多数冲击波碎石装置使用的能量形式,尤其是体外型装置。为了更好地理解此类装置的原理,有必要对超声波的特性有一定的认识。

6.2.1　超声波的定义和重要物理参数

1. 声波和超声波的定义

声波是物体机械振动状态(或能量)通过空气媒质进行传播的一种形式。人们将声波依其频率高低和人耳对声波的感受能力不同,将声波主要划分为——次声(频率 $10^{-4} \sim 16 \mathrm{Hz}$)、可听声(频率 $16 \sim 2 \times 10^4 \mathrm{Hz}$)、超声(频率 $2 \times 10^4 \sim 10^9 \mathrm{Hz}$)和特超声(频率 $10^9 \sim 10^{13} \mathrm{Hz}$)。

超声波的频率超出了人耳所能感受的声波频率上限,因而人耳听不见。超声波在传播时,方向性强,能量易于集中。同时超声波能在各种不同媒质中传播,且可以传播足够远的距离。超声还易于携带较高的能量,可用作工业加工和医学治疗。

2. 声波的频率、周期与波长

声波每秒钟内振动的次数称为频率,通常用 f 表示。频率的常见单位包括赫兹(Hz)、千赫兹(kHz)和兆赫兹(MHz)等。

声波每振动一次的时间称为周期,通常用 T 表示。周期的常见单位包括秒(s)、毫秒(ms)、和微秒(μs)等。

在一个声波振动周期(T)的时间内,声波传播的距离称为声波的波长,通常以 λ 表示,其单位取厘米(cm)或毫米(mm)。

3. 声速

在单位时间(1s)内声波传播的距离称为声波的传播速度,简称声速,通常以 c 表示。其单位为米/秒(m/s)。

从上述各物理参数的定义出发,它们之间存在如下关系

$$c = \lambda f = \lambda / T \tag{6.1}$$

在流体介质中,声波一般为纵波(或称为疏密波、压缩波),其声速 c 为

$$c = \sqrt{\frac{B}{\rho}} \tag{6.2}$$

式中 B 为介质的体积弹性系数,ρ 为介质的密度。一般来说,固体中的声速大于液体中的声速,而液体中的声速又大于气体中的声速。人体骨骼中的声速约 4000m/s,软组织(主要含体液)中的声速约 1540m/s,而气体(如肺泡或肠道中的气体)中的声速约 350m/s。

4. 声压

传声媒质中有声波传播时的压强与没有声波传播时的压强之差被定义为声压。例如,当有纵波声波传播时,在传声媒质中将引起周期相间的稠密与稀疏状态,在稠密区内压强大于原来没有声波传播时的静压强,即声压为正值;反之,在稀疏区内,压强小于原来的静压强,声压为负值。因此媒质的声传播可以表现为声压随时间(或空间)的周期变化。

对于平面声波,由声学原理可以证明,其声压幅值 P 可表示为

$$P = \rho c \omega A \tag{6.3}$$

式中 ωA 为质点振动速度幅值。

5. 声波的能量密度与声强

声波的能量密度定义为声场(指有声波传播的空间)中单位体积内声波携带的能量,以 E 表示,单位是焦/厘米³（J/cm³）。

声强定义为在单位时间内通过与声波传播方向相垂直的单位面积的能量,通常以 I 表示,单位为瓦/厘米²（W/cm²）。

由上述定义,对于平面声波可证明有如下关系:

$$I = Ec = \rho c (\omega A)^2 / 2 = P^2 / 2\rho c \tag{6.4}$$

上式表明,声强（I）与声压平方（P^2）成正比。

6. 声阻抗率

声波在介质中传播时,介质中某一点的声压与该处质点振动速度之比定义为介质的声阻抗率 Z,即:

$$Z = \frac{p}{v} \tag{6.5}$$

在线性简谐波范围,声阻抗率可以解得简单的表达式:

$$Z = \rho c \tag{6.6}$$

由于流体中平面波 c 满足（6.2）式,故有:

$$Z = \sqrt{\rho B} \tag{6.7}$$

这表明声阻抗率 Z 只与介质本身的声学特性有关,故也称特性阻抗。介质越硬,B 值越高,声特性阻抗越大。声阻抗率的单位是瑞利,1 瑞利 $=$ 1g／（cm²·s）。人体组织中三类组织的特性阻抗为:骨骼及钙化物约 5.57×10^6 瑞利,软组织和体液约 1.52×10^6 瑞利,气体及充气的肺约 4×10^2 瑞利。

6.2.2　超声波的传播特性

超声波在介质中传播的物理性质和其他类型的波动类似,即在通过两种特性阻抗不同的介质的界面时有波的反射、折射、透射、散射等现象,两波相遇时遵循叠加原理。

1. 反射和折射

(1) 反射和折射的几何性质。平面超声波在无限大界面上的反射和折射定律与光学中是相同的。如图 6.1(a)所示,介质 1 和介质 2 的特性阻抗分别是 Z_1 和 Z_2,形成平面界面。P、I 分别表示通过的声波在界面处的声压和声强,θ 是声波与界面法线的夹角,下标 i、r、t 分别表示入射、反射和折射波。则有如下的反射和折射定律:

$$\theta_i = \theta_r \tag{6.8}$$

$$\frac{\sin\theta_i}{c_i} = \frac{\sin\theta_t}{c_t} \tag{6.9}$$

(2) 反射和折射的力学性质。超声在界面上反射和折射的力学性质,可由界面的反射系

数和折射系数(透射系数)来描述。为简明起见,只列出超声正入射($\theta_i=0$)时的结论(一般的情形,等于在法线方向上的投影)。如图 6.1(b)所示的各个量有关系式:

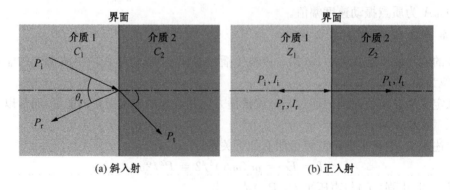

图 6.1 超声在界面的反射和折射

$$R_p = \frac{p_r}{p_i} = \frac{Z_2 - Z_1}{Z_2 + Z_1} \tag{6.10}$$

$$T_P = \frac{p_t}{p_i} = \frac{2Z_2}{Z_2 + Z_1} \tag{6.11}$$

$$R_I = \frac{I_r}{I_i} = \left(\frac{Z_2 - Z_1}{Z_2 + Z_1}\right)^2 \tag{6.12}$$

$$T_I = \frac{I_t}{I_i} = \frac{4Z_2 Z_1}{(Z_2 + Z_1)^2} \tag{6.13}$$

式中 R 为反射系数,T 为透射系数,下标 p 和 I 分别表示声压和声强。Z_1 和 Z_2 为两种介质的特性阻抗。以上四式表明了反射、透射的声压和声强,相对于入射声压和声强的强弱关系。由式(6.12)、(6.13)可见:

①$R_I + T_I = 1$,说明入射超声能量等于反射和透射超声能量之和,符合能量守恒定理。

②反射超声能量的大小取决于两种介质的特性阻抗之差。差值越大,反射越强,透射越弱。所以超声波在固体-气体、液体-气体界面反射强烈,在固体-液体界面也有较明显的反射。

2. 超声波的叠加

两列或多列超声波在传播过程中相遇时,将保持各自的独立性,即保持每一列波原有的特性(频率、振幅、方向和初相等)继续传播。在超声波相遇之处,质点的振动状态是各列波振动状态的矢量叠加。当同频同相位波叠加时,振动加强;当不同频率或相位波叠加时,振动减弱甚至抵消。

6.3 超声冲击波的碎石机理

6.3.1 冲击波的波形及其形成

冲击波包括在前沿迅速升压并随后逐渐衰减的压力相(正相)与较长时间的张力相(负相)。表示这种压力波特征的主要参数是正、负峰值压力(P^+ 和 P^-)、上升时间(t_r)——压力

从 P^+ 值的 10％增至 90％所需要的时间、以及各自的正、负半周期（t^+ 和 t^-）。冲击波的振幅和持续时间一般是不对称的。通常随着碎石机输出档位的提高，冲击波的 P^+、P^-、t^+ 和声能相应增加，而 t_r 和 t^- 则降低。图 6.2 所示为冲击波和脉冲超声波的波形比较，脉冲超声波是一段衰减振荡的正弦波形，而冲击波则是有较大变化率（阶跃变化）的单峰压力脉冲。

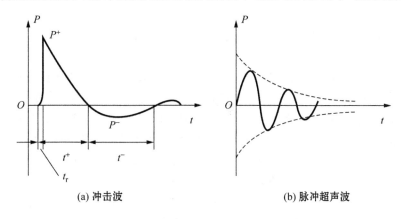

图 6.2　脉冲超声波和冲击波的比较

事实上，冲击波是幅度很大的所谓有限振幅声波（即对应的质点位移速度与声速相比，已不能忽略不计了），它已不再满足线性声学中的近似条件。这种有限振幅的冲击波的波形不同于一般的脉冲超声波。图 6.2 中可见，冲击波的振动频率成分要比脉冲超声波丰富得多。其形成的机理可用非线性声学的研究结果说明（如图 6.3 所示）。当正弦有限振幅声波在媒质中传播时，使传播介质的密度增加，因而减小了介质的可压缩性，从而加快了冲击波的传播速度。而压力的不同使波形上不同质点的声速是不同的，即波形上各点不存在一个恒定的声速值。由于波形上各点的传播速度不同，则在传播过程中，势必要导致波形变化。

图 6.3(a) 所示的是声源处原始的正弦声压波形。但是在传播中，由于波形上 A 点（对应最大声压值）传播速度最快，大于小振幅的线性声波传播速度；B 点（对应最大负声压值）的传播速度最小，小于线性声波速度；O' 点附近则是以线性声波的声速传播。因此，波形在传播中发生畸变（如图 6.3(b) 所示）。这种波形畸变是随传播距离增加而逐步积累的，传播距离越

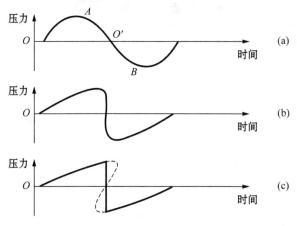

图 6.3　有限振幅声波传播的畸变

远,畸变越大(在一定范围内)。最终导致波形"卷席"现象,即波峰试图超过波谷,引起波形连续性的破坏。但是实际上,图 6.3(c)中所示的虚线情况不可能发生,因为在同一时刻上,声压(或其他声学量)不会存在三个解。因此,实际的波形应如图 6.3(c)中的实线所示。此即为锯齿状冲击波。

6.3.2　冲击波粉碎结石的机理

虽然结石粉碎的物理过程可能随具体结石的成分、体积、结构的差异而有所不同,但冲击波碎石主要存在三种截然不同的方式——结石前界面直接面临入射冲击波的表面剥蚀性破坏;结石后界面冲击波位置处的剥落性破坏;结石内部相邻层面的层状剥离性破坏。

结石前界面的表层剥蚀性破坏是由冲击波的空化作用所致。首先入射波诱发气泡簇形成,使之在 $100\sim20\mu s$ 内膨胀至最大体积,然后在结石附近的表面急速崩解,产生高速微喷射,撞击结石表面而致损害。此外,微喷射可通过后续冲击波与先前附着在结石表面的气泡相互作用而产生。高速摄影技术发现,在 65MPa 的冲击波峰压下,当初始半径范围为 $0.15\sim1.2mm$ 的气泡崩解时,崩解瞬间的最大喷射速度为 770m/s。

剥落性破坏的特征通常是大块圆帽状碎块从结石后界面脱落,这是由于反射性张力波所致。根据声学原理,当压力波到达结石后界面时,由于从结石到周围液体或组织的声阻抗降低,就会产生反射性张力波。由于结石是一种脆性物质,其抗压强度在 100 个大气压强(约为 10^7Pa)左右,而抗张强度只有抗压强度的 1/10,即约 10 个大气压强(10^6Pa),即使能禁得起压力波的挤压力,也可能禁不起张力波的拉伸力,一旦超过结石张力性破坏强度,这种反射性张力波就会造成剥落性损害。此外,冲击波与结石内部的结构缺陷相互作用,可以产生大量的细微裂缝,裂缝之间可产生反射性冲击波,在冲击波反复作用下,碎裂线逐渐扩大延伸,最终导致结石完全粉碎。冲击波作用于人体结石前后界面的情况如图 6.4 所示。

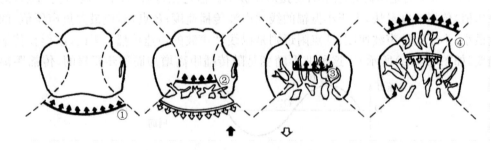

图 6.4　冲击波碎石的原理

结石的内部结构常常是较为稀疏而含有许多孔隙的。在孔隙中充满液体,倘若在液体中含有空化核,则进入结石的冲击波及其界面反射波就可能会激活空化核,而产生空化效应。在空化效应的反复作用下,将会从破坏结石内部的基质开始并进而导致整个结石的疏松与碎裂。空化效应的定义是在液体中由热、声或机械机制所致的气泡形成及其活性作用。理论计算业已证明,预先存在的 $1\sim10\mu m$ 空化核接触到 P^+/P^- 为 100/16 的典型冲击波后,将会膨胀到原始体积的 100 倍,大约 $25\mu s$,尔后剧烈崩解,在崩解的气泡内的温度达 10^5K,最高压力高达 5.8×10^5MPa。

冲击波碎石的机理,很可能是上述因素综合作用的结果。

还应指出,在冲击波的能量中,对碎石起主要作用的频率为 1～2MHz 的超声波成分。高于 2MHz 的机械波在人体内的传播衰减较大,而低于 1MHz 的机械波聚焦效果欠佳。

6.3.3 冲击波对软组织的影响

一般来说,结石与其周围组织的声阻抗率差别较大。当冲击波传播到结石前后界面时都要发生反射。冲击波在结石前界面上作用以压力,而在结石后界面的反射时则表现为张力。这种压力和张力由于声阻抗率差别较大而较强。由于结石是脆性物质,尤其是抗张强度较低,故冲击波能对结石有破碎作用。而人体软组织声阻抗率差别较小,冲击波的反射作用力较弱,同时人体软组织的柔性使其能够承受较高的冲击波压力而不致损伤,因而冲击波能够击碎软组织中的结石而又不损伤周围组织。

6.4 体内冲击波碎石装置原理

体内冲击波碎石装置是较早得到临床应用的碎石装置。这是一种介入性疗法,通过内窥镜将冲击波能量送达结石部位,进而实施碎石、冲洗和吸出。它主要应用于治疗泌尿系统的结石。内窥镜的插入方法有:经皮肤的肾瘘插入肾盂、输尿管的方法和经尿道插入膀胱、输尿管的方法。如图 6.5、图 6.6 所示。

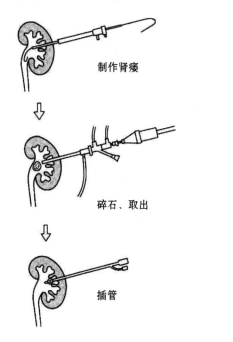
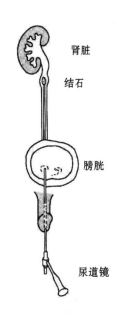

图 6.5 经皮的肾输尿管结石摘除术　　　　图 6.6 经尿道的输尿管结石摘除术

由于需要与泌尿系统内窥镜技术相结合进行,操作技术和条件要求较高,但治疗效果较好,因而得到了一定范围的推广。临床主要使用的体内冲击波形式有:强力超声波,电致水压冲击波,激光脉冲,压缩空气冲击波等。

6.4.1　体内超声波碎石装置

1. 原理

用于结石破碎的超声波是强力的连续波,其原理(如图 6.7 所示)类似于用于金属加工的超声波装置。但结石破碎与金属加工上的"研磨"总是有差异的,冲击波的力不能过大。结石破碎的效率,由振子的频率、振幅和质量等因素决定。

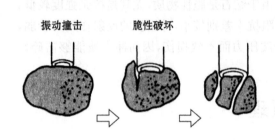

振动撞击　　脆性破坏

图 6.7　超声振动碎石法原理

振动棒前端的振幅一般为 $30\sim100\mu m$。这个范围内的振幅几乎对软组织没有影响,只对坚硬而又脆化的结石起作用。振幅越大破坏力越大。弹性小的碳酸钙型结石用 $50\mu m$ 以下的振幅就能容易地击碎,而对一些弹性较大的结石,需要加大振幅。

在金属棒中传播的超声波,每半波长都会转化为热量散失,使到达振动棒顶端的能量衰减一部分。降低振动频率可使这种衰减减小,但如果频率在 20kHz 以下,就会成为人耳能听见的噪声。因此,一般采用 25kHz 频率进行治疗。

2. 结构

体内碎石装置主要由超声波振子和振动棒、超声波发生器、灌流液吸引泵、脚踏开关等组成。振子和振动棒的结构如图 6.8 所示,其中(a)为分体结构,(b)为一体结构,(c)为可拆卸结构。(d)所示结构中,振动棒是中空的,可以将内窥镜其他管路灌入的灌流液吸出体外,为振动

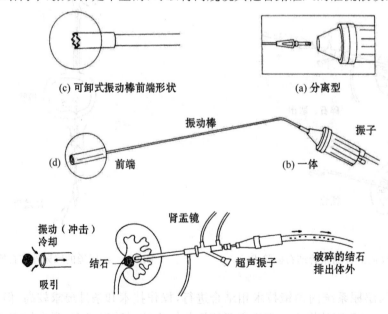

(c) 可卸式振动棒前端形状　　　　(a) 分离型

振动棒　　　　振子

(d)　前端　　　　(b) 一体

振动(冲击)
冷却

肾盂镜

结石　　超声振子　　破碎的结石排出体外

吸引

图 6.8　强力超声波碎石装置

棒进行冷却,进而防止振动棒的发热而引起烫伤,同时也有助于排出振碎的结石碎片并吸附更小的结石碎片,使得内窥镜手术变得容易。

使用时需要注意,在振动开始时,必须吸水冷却(防止振动棒发热引起烫伤)。安装振动棒时,拧紧要适当,不能过松,也不能太紧。

6.4.2　体内电致水压冲击波碎石装置

1. 原理

在微小的电极之间放电,从而引发水中的冲击波,如图6.9所示。其优点在于,由于连接电极的导线可以弯曲,因此可以与软性内窥镜配合使用。但是,放电时电极附近产生的高温(2000~3000℃)是其缺陷。

2. 结构

体内电致水压冲击波碎石装置主要由电极、放电电源、脚踏开关等组成。

如图6.10所示的电极既有两点状的,也有大电极围绕小电极形成同心圆的电极。一般用于膀胱镜的较粗,用于肾盂、输尿管镜的较细。

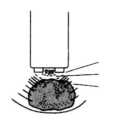

图6.9　体内电致水压碎石原理

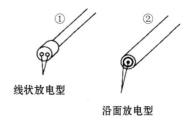

图6.10　体内电致水压电极结构

3. 使用注意事项

(1) 勿在空气中放电,这样会缩短电极的使用寿命。

(2) 使用前先将灌流液倒入纸杯中,调试放电强度。

(3) 使用时,电极和导线容易因过热而烧断,引起短路,应及时更换。

(4) 用手触摸电极,会使电极停止放电。

(5) 用消毒水消毒电极时,勿使连接部位沾水。

6.4.3　体内激光碎石装置

1. 原理

激光照射结石,被结石吸收时会产生热量,由这种热量所形成的冲击波来击碎结石如图6.11。导光用的纤维直径仅为0.2~0.5mm,可以与极细的内窥镜配合使用。其安全性可以与体内超声碎石装置相媲美。

2. 结构

结构包括:光导纤维、激光产生装置、脚踏开关等。

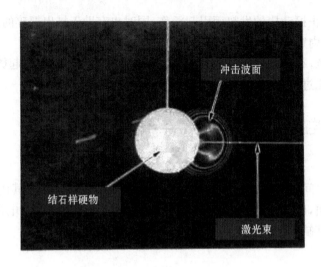

图 6.11 激光产生冲击波试验图

光导纤维的结构是包裹着合成树脂的玻璃纤维。由合成树脂包裹的部分十分柔软,没有合成树脂保护的头部易折损。

3. 使用注意事项

(1) 导光纤维易折断,应卷成一卷放置。

(2) 激光直接照射眼球会对视网膜造成损伤,应戴护目镜。

(3) 操作者不要直接观察内窥镜,而要通过显示屏观察。

(4) 光导纤维头部较脆,应注意保护。

6.4.4 体内压缩空气碎石装置

1. 原理

与体内超声波碎石装置一样,体内压缩空气碎石装置也是通过金属棒头部的微振动而破碎结石的。但其振动的原理是以压缩空气作为能量的来源。其振幅为 $150\sim300\mu m$。

2. 构造

(1) 压缩空气发生器。产生压缩空气,并送入空气振荡装置。

(2) 空气振荡器。如图 6.12 所示,将压缩空气注入活塞腔内,使活塞急速移动,冲击振动棒的底部。与此同时,活塞另一面的空气通过排气孔,被从活塞内筒压出到外筒,外筒压力上升。在活塞撞击振动棒底部的反作用力启动下,外筒压缩空气通过再吸入口进入内筒,再将活塞推回原来的位置,活塞两边气压差再次逆转,当活塞撞击活塞筒顶部后,再次发生先前的运动,如此往复振动,给振动棒提供振动能量。

(3) 振动棒。分实心和空心两种,空心型可以通过内腔吸出结石碎片。

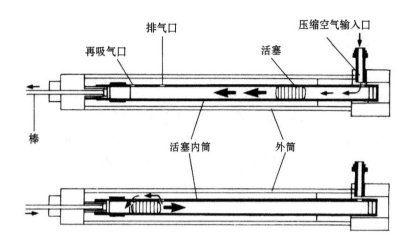

图 6.12 压缩空气碎石装置原理

6.4.5 体内冲击波碎石的临床治疗

1. 治疗操作

对于泌尿系碎石的超声治疗操作,必须要与内窥镜技术相结合进行。例如,治疗膀胱结石,需要用膀胱镜;治疗输尿管结石,需用输尿管镜;治疗肾盂和肾盏结石,需要用肾镜。

有关术前的各项准备工作与内窥镜检查时大体相同,如治疗器件和用具的消毒,患者身体的局部消毒,麻醉剂的选用及治疗体位的确定等。

开始操作前,应先行扩张尿道,放入鞘管和声头。继而充盈膀胱,借助光学系统确定结石位置,再用声头端部顶住结石于对侧膀胱壁上。开动碎石器,将结石击碎。碎石颗粒可通过灌注或自行排出体外。完成碎石之后,将碎石器及鞘管轻轻取出。整个碎石过程可在 X 线监视下进行。

2. 适应症

适用于治疗膀胱结石、输尿管结石、肾盂和肾盏结石。治疗效果以尿酸结石为最佳。结石尺寸以线径大于 1cm 的为宜。

6.5 体外冲击波碎石装置原理

体外冲击波碎石术(Extracorporeal Shock Wave Lithotripsy,ESWL)属于非接触式碎石。冲击波的原始能量形式可有多种,但最终都在人体之外转化为超声冲击波能量,通过人体组织传入体内,并予以会聚,使之在结石处提高能量密度,以将结石击碎。

体外冲击波碎石装置从原理上讲,主要有四个技术要点:①冲击波的产生技术。②冲击波的聚焦技术。③波源与人体的耦合技术。④冲击波焦点的定位技术。

6.5.1 冲击波的产生技术

1. 冲击波的产生方式

（1）液电式冲击波源。水中放置的两个电极，在电极间施加 20kV 的高电压，利用电极在水中火花放电的方法产生球面冲击波。图 6.13 中所示为高压火花放电电路的工作原理。该电路包括高压储能电容器、点火开关及放电电极三部分。事实上，高压储能电容也是充电电路的重要组成部分。电极是把电容器中储存的电能转换为冲击波的关键部件。

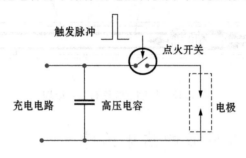

图 6.13　高压放电电路的工作原理

如设储能电容器的电容值为 C，由充电电路供给的充电电压为 U，则其可储存电能 W 为

$$W = \frac{1}{2}CU^2 \tag{6.14}$$

电容器经充电储能后，触发电路送来触发脉冲，随即使点火开关接通，电容中储存的能量便经点火开关通过电极放电。放电的实质是将两个电极间隙的水击穿，产生一个瞬时的强大电流，实现能量转换，激发出冲击波。一次放电之后，点火开关随即断开，便完成一次放电过程。接着，充电电路又重新向电容器充电，以准备下一个放电过程的到来。

这种重复脉冲功率技术，对电路中的每个元件都有较高的质量要求。如储能电容器要有很高的储能密度，可靠性要高，连续工作的寿命要长，还需有好的热稳定性。常用的点火开关，有火花隙开关和闸流管开关两种。火花隙开关应用得较多，其主要优、缺点如表 6.1 所示。

表 6.1　火花隙开关的主要特点

优　点	缺　点
接通时间快，电流增长陡度高，达 10^3 A/s。	寿命一般不超过 $10^7 \sim 10^8$ 次。
电流容量大，允许电流值达 100kA。	为连续工作要求大流量风吹冷却。
可形成环状放电。	重复频率小于 1kHz。
有较大的工作电压范围。	
对于 μs 级或较长的脉冲，损耗仅为 2%～10%。	

闸流管开关有较高的平均功率和较高的重复频率，绝缘电压恢复时间较短。此外，还有固态开关和磁开关等，尚在研制中。

水中放电形成冲击波是一个极其复杂的物理过程，为得到较为满意的冲击波波形（上升坡度大，半高宽窄），应尽量降低放电回路中的电感量，它包括储能电容器的自感和放电回路中的寄生电感等。

（2）压电式冲击波源。它是由几百乃至上千个小的陶瓷压电振子所构成。由各个振子发射的超声脉冲波经过聚焦，在聚焦点上形成冲击波。如图 6.14 所示。

由压电体的逆向压电效应，当这些压电阵元同时受到电脉冲激励时，它们就发生形变而辐射出频率一定的(决定于压电振子厚度)的脉冲超声波。在压电振子背面附以相匹配的重背衬，以使它具有发射窄脉冲的特性。这样，由全部压电阵元发射的窄超声脉冲波都向其前面的水媒质中辐射，且在焦点处会聚，以形成高强度的超声冲击波。

（3）电磁式冲击波源。电磁式冲击波的原理图如图 6.15 所示。

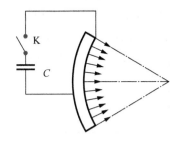

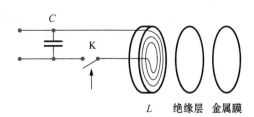

图 6.14　压电式超声脉冲波源　　　　图 6.15　电磁式冲击波源原理

一个单层螺旋线圈 L 固定在绝缘板上，线圈与其前方的一个金属膜片之间置一层绝缘层隔开，由此构成了一个电声转换系统。当充电电容 C 通过线圈放电时，根据电磁感应原理，在金属膜片中就会感生很强的电流，这个感生电流所产生的磁力与 L 线圈中电流产生的磁力方向相反，由此将金属膜片推向远离线圈方向，随之即对其周围的水媒质产生一次扰动，即发射一个脉冲超声波。该脉冲波经聚焦后，在焦点处形成一个很强的冲击波。还有一种设计方案，是由空心圆筒表面上的线圈产生冲击波，以垂直于轴线方向辐射，所形成的柱面波通过聚焦，在焦点处形成冲击波。

由上讨论可见，电磁式冲击波源区别于液电式，仅在于它用电磁线圈与金属感应膜片代替了放电电极。

电磁式冲击波碎石系统的一个主要缺点是其寿命较短。据文献报道，其寿命约为几万次。造成寿命短的主要原因是多次放电使绝缘质被击穿。此外，临床试用也显示，其碎石性能不如先进的液电式碎石机。

（4）微爆破冲击波源。日本的专家们设计制造了用微量的炸药，通过电极引发的爆破产生冲击波的装置。其效果与液电式冲击波类似。

2. 不同波源的冲击波压力比较

主要以较多应用的液电式、压电式和电磁式为例。

（1）压力波形。压电式碎石机型的峰值压力最高，液电和电磁式碎石机的峰值压力较低。然而，单次冲击脉冲释放的声能，以液电机最高，随后是电磁机和压电机。压电机和电磁机冲击前沿的上升时间随输出能量增加而缩短，而在整个液电机的输出范围，该值几乎不会改变。这些结果表明，在液电机中，发育充分的冲击波形成于任何输出档位，而压电机和电磁机只形成在最高输出档位中，这种差别的原因在于，压电和电磁式冲击波是当不同声波传播至焦点时，通过叠加和非线性相互作用而逐渐形成的，而液电式冲击波是在火花释放后就立即充分形成了。因此,它较少依赖输出挡位。

(2) 压力分布。冲击波经聚焦后的最高压力点称为焦点,在焦点平面和沿冲击波长轴的正相压力大于 50% 峰值压力区域称作焦区,它大致是一个卵圆形立体区域范围。各种碎石机因波源类型和输出挡位的不同,焦区和焦点深度的差异极大。液电机的焦区最大,压电机焦区最小,电磁机焦区居中。液电机的焦区体积大而且能量输出高,因此结石定位简便,粉碎率高。但其缺点是肾组织遭受潜在危害的能量范围较大。与之相反,压电机焦区体积最小,而且能量输出最低,高能冲击波仅聚焦在结石上,组织损伤较轻,但缺点是定位必须精确无误。而且冲击次数和复震率较高。电磁机似乎在焦区体积和输出能量上处于折衷地位。

(3) 碎石特点。在相同的冲击次数和可比的能量强度下,结石粉碎的体积量依次为液电>电磁>压电。这三种波源产生的弹坑形状也截然不同,液电阔而浅;压电狭而深;电磁为直角圆锥形。这种差异与不同碎石机压力区的体积形状、能量分布以及空化作用相关。

6.5.2　冲击波的聚焦技术

1. 半椭球反射面聚焦

采用半椭球反射体作为聚焦装置。在光学中,若在椭球的一个焦点上放置一个点光源,则其发射的光线将在第二焦点处聚焦。半椭球反射体会聚冲击波能量,也是基于同样的道理。半椭球反射体的聚焦作用如图 6.16(a)所示。图中冲击波源位于椭球的第一焦点 F_1 处。产

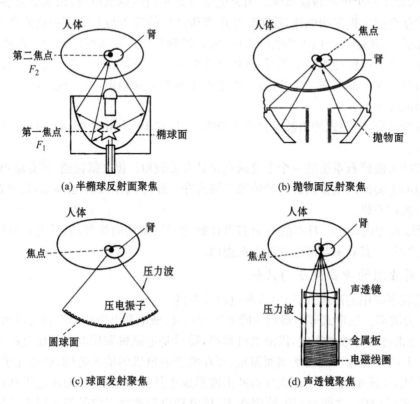

(a) 半椭球反射面聚焦　　　　(b) 抛物面反射聚焦

(c) 球面发射聚焦　　　　(d) 声透镜聚焦

图 6.16　冲击波的聚焦技术

生的冲击波经椭球内表面反射会聚到第二焦点 F_2 处，在 F_2 处可产生的压力将达到自然场（即未经会聚）压力 200 倍以上。第二焦点的有效截面大约为 $1.5\sim2.0\mathrm{cm}^2$，而有待粉碎的人体内结石必须准确地定位在此范围内。

采用椭球反射体的冲击波碎石装置，一般是基于液电或微爆破冲击波源的装置。因为，这些波源是点状发生的球面波，只有用椭球面反射体才能有效地聚焦。

2. 球面发射聚焦

在分散的或面状冲击波源情况下，可以采用将冲击波源分布或做成半个球面的形式，其焦点就是球面的球心。上述分布式压电冲击波源，即是采用这种方式聚焦的例子。如图 6.16(c)。

3. 抛物面反射聚焦

在圆柱面冲击波源情况下，可以采用抛物面反射体，冲击波源轴线与抛物面中心轴重合，冲击波的焦点在抛物面的焦点处。压电式、电磁式冲击波源都可采用这种反射体。如图 6.16(b)。

4. 声透镜聚焦

在平面冲击波源情况下，可以用金属或有机玻璃制成凹面的声透镜，这种声透镜在水中具有对平面声波的聚焦作用，焦距决定于凹面的曲率半径。压电式、电磁式冲击波源都有采用这种反射体聚焦的例子。如图 6.16(d)。

关于聚焦体的尺寸，首先应予以考虑的是口径，即冲击波进入人体的通道入口。口径过小，会使输入口径内的冲击波强度过大，以致给接受治疗的患者造成痛感；反之，如口径过大，骨骼部分即会对冲击波进入人体形成阻碍（因骨骼与水或周围软组织之间声阻抗失配大）。因此，孔径的大小需在权衡考虑中予以选定。

其次是焦距的长短，应考虑如下三方面的有关因素：

(1) 焦点处的聚焦能量问题。为减小冲击波在人体中的传播衰减和增大焦点处的聚焦能量，焦距应尽量短。

(2) 考虑患者的安全问题。为避免可能的伤害，如高压放电时产生的紫外线对人体的危害，则希望长轴越长越好。

(3) 患者身体的具体情况。不同的患者，其体态胖瘦差别较大，从而使得结石处于体内的深度也不同，相应地对焦距长度要求不同。此外，在具体临床治疗中，聚焦体相对人体的方位调节也应尽量灵活方便。

6.5.3　波源与人体的耦合技术

体外冲击波是一种超声波，它到达声阻抗率不同的界面时，将发生反射，界面两侧声阻抗率差别越大，反射越强，损失能量越多。由于人体软组织的声阻抗率与水十分接近，为了将冲击波高效率地传播进入人体，在用上述所有方法产生冲击波的同时，还要在冲击波到达人体的途中确保充水或声阻抗率接近水的介质，绝对排除空气作为介质的存在。为达到这一要求，可以有如下方式。

1. 浴缸式耦合

这是一种将患者放入装有冲击波发生源的水槽中的方式。这样能量的损失就很少。但是,这种方式需要大量的水,装置也很大。如图 6.17(a)、(b)。

2. 水盆式耦合

这是一种将装有冲击波发生源的水槽大幅度缩小,只让患者身体的一部分接触水的方式。与浴缸式相同,能量的损失也很少。装置本身虽然不小,但水槽很小。如图 6.17(c)。

3. 水囊式耦合

为了使冲击波发生源与患者之间的水量变小,所以用薄膜做成水囊,作为冲击波的耦合介质。装置虽然小型化,但薄膜会造成一定的反射,会有能量损失。具体有冲击波源下置式和冲击波源上置式两种。如图 6.17(d)。

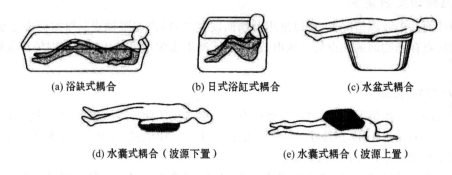

(a) 浴缺式耦合　　　(b) 日式浴缸式耦合　　　(c) 水盆式耦合

(d) 水囊式耦合（波源下置）　　　(e) 水囊式耦合（波源上置）

图 6.17　体外冲击波碎石波源与人体的耦合技术

6.5.4　冲击波焦点的定位技术

定位技术是用人体影像系统确定结石与焦点的位置关系,在此引导下,通过机械调整系统的调整,使冲击波的焦点对准结石。因此,定位系统的组成包括:影像定位系统及机械调整系统两个部分。

1. 影像定位系统

目前应用的 ESWL 装置,影像定位系统的类型主要有以下几种:

(1) X 线影像定位系统。最大优点是基本能够透视整个泌尿系统的含钙结石。优质的 X 线影像还可穿透骨盆、骨骼,显示中段输尿管结石。由于图像的直观性强,与常规腹部 KUB 平片相似,为泌尿外科医师所熟悉,因而易于掌握其定位和跟踪方法。钙性结石约占尿路结石的 95%,因此,X 线定位基本可以满足绝大多数碎石病例的需要。X 线定位的缺点是可致患者 X 射线辐射性损伤,不能定位阴性尿石和胆石。X 线定位系统按结构主要分为三种。

①双束交叉式。它采用左右或上下交叉的两套 X 射线系统进行定位。这是运用较多的一种方式。其定位的示意图如图 6.18 所示。

X 线机包括 X 射线发生器、影像增强器和监视器等。两台 X 线机置于同一平面上,且两束 X 射线以一定的角度(一般为 45°～90°)交叉,它们的轴线交叉点应刚好落在冲击波焦点上。进行定位操作时,只需通过机械调整装置调整人体位置,使体内结石与两束 X 线轴线交点重合,也即使结石与冲击波焦点在空间相重合。这可以从 X 线机监视器上的结石图像是否达到预置位置来予以判断。

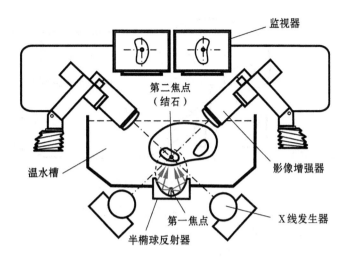

图 6.18　定位系统中的两台 X 线机交叉定位

其缺点是对于同一高度而且体积相同的多枚结石的定位有时可能比较困难,原因在于两侧 X 线球管的投照角度不同,因此在两个监视器上各个结石的左右和上下位置关系未必一致,定位时可能混淆目标。

②单束旋转式。工作原理同双束交叉式定位完全一样,只是用一束 X 线接收器旋转到另一角度来完成双束 X 线的功能而已。它只包括两付球管和一付图像增强接收器,目的在于降低设备成本。这样,在定位和跟踪时,就需要等待图像增强器旋转到对侧球管的过程中所需的一段时间。

③C 臂旋转式。这是近年来国内外制造商较多采用的 X 线定位方式。虽然它只有一套 X 线定位系统,但它巧妙地利用了 C 臂两端安置的球管和图像增强接收器,在 C 臂旋转时两者相对同时转动,通过不同角度,来观察结石方位。由于它可连续性跟踪目标,即使多枚结石相互靠近,亦可被分辨开来。另外,如果某侧结石影像与骨骼重叠,也可通过连续性追踪来确定目标。

(2) B 超影像定位系统。用 B 型超声成像仪进行定位,最大优点是对非钙化的阴性尿路结石和胆结石也可给出清晰的图像显示,而且无 X 线辐射性损伤。采用超声定位还有一个好处,即在进行定位操作时,只需移动治疗头,而人体可以保持不动。

使用扇形扫查 B 型超声显像仪定位时,定位器与反射体的相对配置,如图 6.19 所示。

图中的定位支架把超声探头固定在反射体一侧。固定时应满足如下要求:

①扇形扫查区的中心轴线应与反射体的中心轴线处于同一平面内。

②上述的两条轴线的交叉点应刚好落在冲击波焦点上。

③一经固定以后,超声探头与聚焦系统的相对位置不再变动。

在这种情况下,进行临床碎石时,只需从 B 型超声图像显示上测得结石在人体内的深度就可以从图中的几何关系推算出准确定位所需的调整参数,再通过机械调整系统调整反射体的空间位置,进行空间定位,即可使冲击波焦点与体内结石的空间位置准确重合。

但 B 超定位也存在一些难以克服的缺点。由于 B 超检查需要一个体内良好的声窗,这样对于定位肾下极水平与坐骨棘上缘水平之间的输尿管结石是困难的,如果结石近侧输尿管无

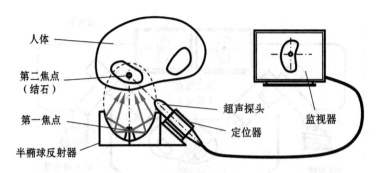

图 6.19　超声定位时定位器与反射体的配置

明显扩张,甚至对其定位是不可能的。这就意味着有相当部分的输尿管结石因无法定位而放弃 ESWL 治疗。而且在碎石后,如果较大肾脏残石坠入输尿管后,下次复震时定位必然困难。在对肥胖患者尿石定位时,由于超声波衰减较大,结石影像可能不够清晰,有碍判断。通常,泌尿外科医师熟悉和掌握 B 超二维图像的切割方法往往需要一个过程,在初期操作时,难免发生定位错误而导致碎石失败。

B 超定位系统的构造主要分为内置式和外置式。内置式 B 超探头位于发射体内,扫描方向与冲击波方向一致,优点是定位和跟踪方便,但搜寻目标不如外置式探头快捷和直接。而且受水囊膜的影响,会产生"伪影"现象。外置式 B 超探头置于发射体外,扫描方向与冲击波方向不同轴,使用较为灵活,而且没有伪影现象,但定位效果不如内置式。为取长补短,亦有碎石机联用内置式和外置式进行定位。另外,超声探头一般采用 3.5 和 5MHz。按照声波特性,频率低的超声穿透力强但分辨率低,而频率高的超声与之相反。

(3) X 线和 B 超双定位系统。新近研制的碎石机多联用 X 线和 B 超双定位系统,以取长补短。作为单独泌尿外科用途,有条件可以配置双定位系统,否则宁可单配 X 线定位系统,这样至少可以完成 95% 尿石患者的定位。一般以商业性赢利为主要目的的单位往往倾向于单配 B 超定位,用来同时治疗尿石和胆石。应当指出,胆石的 ESWL 指征较为严格,碎石和排石效果均差,尽管胆石患病率高,但真正适合 ESWL 者很少。至少当前 ESWL 不是治疗胆石的发展方向。

2. 机械调整系统

定位系统中的机械调整部分,是用于调整反射体与人体的空间相对位置,以达到碎石前的定位要求。在碎石机上常用的机械调整部分有齿轮传动和液压移动两种。

(1) 齿轮传动。齿轮传动是利用三个电机,通过齿轮传动来实现 6 个方向上的平移运动。其结构原理及电气控制的框图如图 6.20 所示。

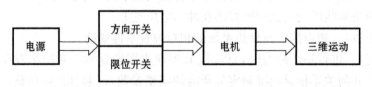

图 6.20　齿轮传动的原理框图

定位要求需要通过使反射体(或人体)在三维 6 个方向上的移动来实现。而 3 个电机的正转与反转刚好可以执行这个功能。为此,在电源与电机的连接线路上,需有 6 个方向开关,以控制电机的转向。电机的转动可通过齿轮的传动转变为平动。同时,由于定位是在一定空间范围内进行的,所以在电源与电机的连接线上,还需有 6 个限位开关,以控制电机的转动,从而可使三维 6 个方向的平动在一定的范围内进行。

为获得在 6 个方向上平滑而缓慢的运动,需将电机的快速转动变换为约 1cm/s 的慢速移动,且移动误差应控制在 1mm 以内,以保证定位所必要的准确性。

(2) 液压移动。为避免齿轮转动时产生的噪声,机械调整可采用液压器件来实现。通过 3 个相互垂直的油缸可以实现 6 个方向上的平移。其结构及电气控制原理图如图 6.21 所示。

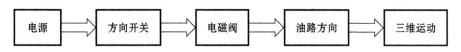

图 6.21　液压平移及控制原理框图

电源通过 6 个方向开关来选择控制 6 个不同油路方向的电磁阀。当某油缸的某一进油电磁阀被选定之后,该油缸内相应的一个活塞就被推离进油口。由于每个油缸的两端都有进油口,所以每一油缸均可实现一维二个方向的运动。这样,3 个相互垂直的油缸就可以实现 6 个方向运动的定位要求。

活塞在油缸内的运动范围受到油缸尺寸的限制,机械调整的范围也受到相应的限制,因此在设计油缸的尺寸时,应充分考虑到调整空间范围的具体要求,一般宜取 $25 \times 25 \times 25 cm^3$。

6.5.5　冲击波的生理信号触发技术

当体外冲击波碎石机用于临床治疗时,还必须要考虑到高压放电可能对患者心脏造成的危害,以及患者呼吸引起自身体位变化对定位的影响。

为保护患者心脏和提高冲击波的碎石命中率,常常放弃由机器内部产生的固定频率(一般取 1Hz 左右)的触发信号,而采用触发信号与患者呼吸信号或心电信号同步的办法。

在临床治疗过程中,患者的呼吸无疑会在一定程度上引起其自身体位变化,从而使体内结石也产生相应的位置移动(可达 1cm 左右)。在这种情况下,如采用机器内部产生的触发信号来触发,其命中率可下降到 50% 左右。为解决这个问题,可采用患者本人的呼吸信号作为触发信号。为此,通过传感器将呼吸信号提取出来,进行整形及适当延时,并以此作为触发信号,以使每次高压放电时患者体内结石都刚好置于冲击波的焦点处。这样,只要定位准确,碎石命中率可达到 100%。

但是,由于呼吸缓慢,频率太低,所以势必需要延长对患者一次碎石疗程的时间,这使它很难被临床应用所接受,所以,这只是一个可选功能。

另外,从电生理角度上看,心肌细胞在受到刺激而兴奋之后,存在一个有效的不应期。在这个有效不应期内,任何刺激都不会引起心肌兴奋。但是,一旦有效不应期过后,外来刺激即会引起心肌的再次兴奋。

对于心脏而言,如果这个外来刺激刚好发生在有效不应期之后,但又处在下一个自然的正常兴奋之前,就会导致心脏早搏现象。这种情况倘若多次发生,则必然会有损于心脏健康。为了避免这种有害于结石患者心脏的情况发生,通常采用使触发信号与患者心电信号同步的办法。

从心电图上看,心脏的有效不应期约为 0.2s,并近似出现在 S-T 段,为使触发信号与心脏电信号同步,可把心电信号中的 R 波提取出来,经过整形及适当延时再作为触发信号。只要触发信号不落在 R 波后的 0.2s 以外,就可以避免引起早搏的现象出现。

因此,一般在 ESWL 机器上,都备有患者心电信号和呼吸信号接口,以备同步触发冲击波发射之用。

结石患者在接受体外冲击波治疗之前,其心、胆、肾等功能都应无一例外地接受仔细检查。尽管如此,为了患者的安全,在治疗过程中仍需要配备心电监护装置,以便实时地对碎石患者进行监护,一旦出现心电异常,即应关机停止碎石治疗。同时采取相应的检查或救护措施。

6.5.6 ESWL 治疗的临床应用

1. 准备工作

(1) 术前充分准备,不仅可提高治疗质量,且可防止发生意外。

(2) 术前必须对患者做细致检查并了解病史,确保排除一切禁忌症。

(3) 术前对受治患者的结石情况必须全面了解并制出最佳治疗方案。

(4) 术前应依据所使用的碎石机型,确定输出电压或能量,以及是否需要对患者施行麻醉或服用镇静剂、止痛药。

(5) 术前 1 天给予驱气剂,晚间静脉输液 1000～1500ml,必要时当日清洁肠道。

(6) 术中继续输液,以便缓解冲击波对肾实质的损害,防止出现低血压。

(7) 术后鼓励患者适量饮水,适度活动身体并改变体位,以利碎石排出。

2. 操作常规

(1) 操作人员应充分了解碎石机的类型、结构、工作原理、性能及使用操作要领。

(2) 按结石所在部位,确定患者治疗时应取的体位,如一般的肾结石及输尿管上段结石取仰卧位,输尿管中、下段结石及膀胱结石取俯卧位等。如图 6.22 所示。

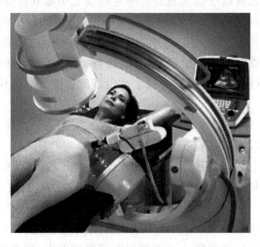

图 6.22 ESWL 治疗简图

（3）如使用的 ESWL 机型为干式，则应充盈治疗头的水囊。水囊表面与受治部位的体表之间必须涂敷足量的耦合剂，以排除空气间隙，保证冲击波能量的有效传输。

（4）使用 B 型超声或 X 线探头与图像监视器进行结石定位，再通过调整声与人体的相对位置，使结石与聚焦器焦点在空间上准确重合。

（5）开机前应根据机器及患者情况，先选定冲击波的作用方式：机器内自动控制连续发射、心电或呼吸信号同步控制发射、手按单次发射，再启动控制开关进行碎石。

治疗过程中应通过图像监视器连续观察碎石进展情况，如发现结石位移脱靶，应立即校正，然后再行治疗。

3. 适应症

（1）肾脏及输尿管的单个或多个结石。

（2）部分性或完全性鹿角状结石。

（3）感染性肾结石。

（4）独立肾中的结石。

（5）膀胱结石、胆结石、以及 X 线可透过的其他结石等。

4. 禁忌症

（1）出血性疾病。

（2）心力衰竭失代偿者。

（3）重症心率失常。

（4）肾动脉硬化。

（5）输尿管及尿道阻塞病变、上尿路解剖变异、尿流动力学异常伴输尿管运动功能损害，以致阻碍碎石排出者。

（6）孕妇和肥胖幼儿。前者绝对禁用 ESWL，后者如肥胖过度，则是结石定位困难，宜慎重对待。

（7）胱氨 β 酸组结石。

（8）其他：胆囊收缩功能丧失、胆石症伴胰腺炎、2.5mm 以上的胆石或充满胆囊的泥沙状结石等。

思 考 题

1. 概括总结冲击波粉碎结石的物理机理。

2. 目前体内冲击波碎石装置主要有哪几种冲击波产生技术？

3. 目前体外冲击波碎石装置主要有哪几种冲击波产生技术？

4. 为什么体外冲击波碎石装置有不同的聚焦技术？它与冲击波源有何关系？

5. 体外冲击波碎石操作时，为何需要通过水路与人体耦合？有哪几种形式？

6. 体外冲击波碎石机有哪几种定位技术？各自的优缺点是什么？

7. 有哪些生理信号可作为冲击波触发信号？为什么有时需要用生理信号触发冲击波？

第七章 激光治疗装置

激光运用于医学中治疗疾病,有它自身的特性和优点。由于激光具有单色性好、方向性强、亮度高、相干性好的特点,从而形成了一门既不同于其他医用技术,又不同于其他医用光学技术的新的激光医疗技术。

7.1 激光的基础知识

7.1.1 激光的产生

激光同其他光一样,是在外界作用下,发光物质(原子或分子)内部运动的结果。激光不同于其他光源在于产生激光的过程与其他发光过程存在着巨大差别。下面简述激光的产生。

1. 原子的能级

原子是组成物质的基本单元,原子由原子核和核外电子组成。电子受库仑力作用绕原子核旋转,由于电子在核外绕核旋转的状态不同,所以原子处于不同的能量状态。根据量子力学理论,原子的能量状态只能有某些特定值。例如类氢原子的能量状态只能有如下特定值:

$$E_n = 2\pi^2 mZ^2 e^4 / nh^2 \qquad (n=1,2,3,\cdots) \tag{7.1}$$

式中 E_n 表示类氢原子某一状态的能量,m 为电子质量,Z 为原子序数,e 为电子量,h 为普朗克常数,n 只能取正整数。$n=1$ 时,原子处于能量最低状态 E_1,这时原子最稳定,称为基态。$n=2,3,4,\cdots$ 时,原子的能量为 E_2,E_3,$E_4\cdots$,这些状态原子能量比基态高,称为激发态。

2. 粒子数反转

正常情况下多数原子都处于基态能级上,只有极少数原子处于激发态能级,而且能级越高,处于该能级的原子数越少。这种分布是原子在能级上的正常分布。如果通过某些特殊方法,如光激励、电激励、化学激励等手段使原子在能级上的分布倒过来,也就是使某个高能级上的原子数多于某个低能级上的原子数。这一情况正好与正常的原子分布状态相反,这种原子在能级上的不正常分布称之为粒子数反转。粒子数反转是产生激光的必要条件之一。图 7.1 为粒子数反转示意图。粒子数反转的形成,首先要经过受激吸收跃迁过程。这种过程中,粒子吸收了一定能量后从低能级 E_1 跃迁到高能级 E_2,但是只有供给原子系统的能量(光子能量或其他方式的能量) $h\upsilon = E_2 - E_1$,才更容易被原子吸收。其中,υ 是光子的波动频率。

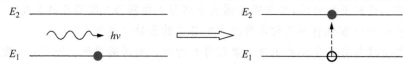

图 7.1 粒子数反转过程

并非任何物质都能实现粒子数反转。物质能否实现粒子数反转,主要取决于物质的结构。能实现粒子数反转的物质在发生受激吸收跃迁之后,粒子跃迁到高能态,在高能态停留"较长"时间,使粒子能在高能态上积累,才有可能实现粒子数反转。只有能实现粒子数反转的物质才有可能产生激光。把能实现两个能级间粒子数反转的物质叫做激活介质或增益介质。激活介质可以是气体、固体、液体或半导体。

实现粒子数反转的方法有多种,如用光照、放电、化学反应等,均能对基态原子进行激发,使其跃迁到高能态。通常把各种能源对基态原子的激励也称之为泵浦或抽运。

3. 自发辐射

原子跃迁到高能态后,不受外界作用自发从高能态回到低能态的过程称自发跃迁。在自发跃迁过程中,若以光的形式辐射出能量为 $h\upsilon = E_2 - E_1$(图7.2)的光子称自发辐射,若不是以光的形式,而是以热的形式释放出多余的能量,则称为无辐射跃迁。

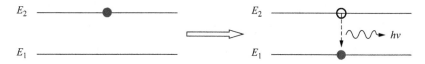

图7.2 原子的自发辐射过程

4. 受激辐射

为简化计,只用两个能级说明。假设一个处于高能级 E_2 的原子受到能量为 $E_2 - E_1 = h\upsilon$ 的光子 a 照射而由高能级 E_2 跃迁(跳回)到低能级,该电子在跃迁到低能级的同时发射出光子 b,这一过程称受激辐射。

图7.3(a)为光子 a 辐射感应处于高能级 E_2 上的原子,(b)为 E_2 上的原子受到光子 a 的作用后,由高能级 E_2 跃迁到低能级 E_1,能量 $E_2 - E_1 = h\upsilon$ 转变为一个光子 b。故系统的光子数由原来的一个增加为两个,即光被增强了。

受激辐射的特点是:①只有当外来光子的能量 $h\upsilon$ 与 $E_2 - E_1$ 相等时才能产生受激辐射;②受激辐射所产生的光子与外来光子的频率、相位、偏振方向、传播方向等完全相同,同时光被放大了。受激辐射是激光产生的重要基础。

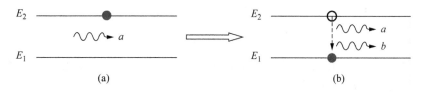

(a)   (b)

图7.3 原子的受激辐射过程

5. 激光谐振腔

有了能实现粒子数反转的激活介质,没有激光谐振腔,仍不能产生激光。激光谐振腔的构成和产生激光的过程如图7.4所示。

谐振腔由两块相互平行而又同时垂直于工作物质中心轴线的反射镜构成。其中一块是全反射镜1(反射率达98%以上),另一块为部分反射镜3,见图7.4(a)。

谐振腔中的初始光辐射是由自发辐射产生的,这是一种无规律的辐射方式,是向四面八方

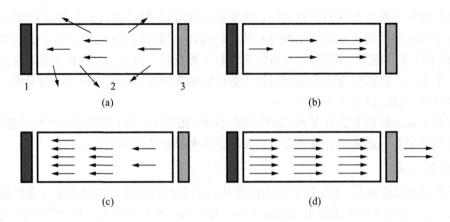

图 7.4　激光的产生过程

发射的,因此这种光不是激光,如图 7.4(a)所示。在这些向四面八方发射的光中,凡沿着谐振腔轴线方向的自发辐射,会在谐振腔中多次来回反射。在来回反射过程中不断产生受激辐射,受激辐射产生的光子也来回反射,光子每经过一次激活介质就得到一次光放大。当光被放大到超过光损耗(如透射、衍射、吸收、散射等损失)时就产生了激光振荡,并在部分反射镜一端输出激光,如图 7.4(b~d)所示。而不沿轴线传播的光子经过几次反射后便会很快逸出腔外。因此,没有激光谐振腔是不能产生激光的。

谐振腔的种类可以根据反射镜曲率半径和镜间不同距离分为以下几种常见类型:

平行平面腔:由两块距离为 L,平行放置的平面镜构成(如图 7.5a)。

平凹腔:由相距为 L 的一块平面反射镜和另一块曲率半径为 R 的凹面反射镜构成,如图 7.5(b)。

双凹腔:由两块相距为 L 的,曲率半径分别为 R_1 和 R_2 的凹面反射镜构成,如图 7.5(c)。当 $R_1=R_2=L$ 时,称对称共焦腔(两凹面镜焦点在腔中心重合)。

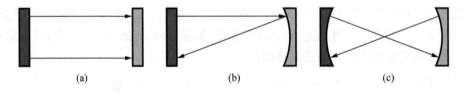

图 7.5　几种结构的谐振腔

按图 7.5 所示的谐振腔结构,必须满足稳定条件,才能有稳定的激光输出。经证明,对于腔长为 1,反射镜曲率半径分别为 R_1、R_2 的谐振腔,其稳定条件为:

$$0 \leqslant \left(1-\frac{L}{R_1}\right)\left(1-\frac{L}{R_2}\right) \leqslant 1 \tag{7.2}$$

综上所述,激光的产生过程是:在一个谐振腔中,用光或其他方式激励激活介质形成一个有序的一定频率的光经过谐振腔放大到超过光损耗(如透射、衍射、吸收、散射等)时,就产生激光振荡,并在半反射镜的一端输出激光。

7.1.2　激光的特性

激光是一种新型光源,它的许多特性是自然光等普通光源无法比拟的,其主要表现为高的方向性、高亮度、高单色性和高相干性。

1. 高的方向性

激光的方向性常用平面发散角 θ 表示,如图 7.6 所示,它定义:离激光器一定远(5m 以外)的两处 Z_1 与 Z_2,所对应的光束直径 d_1 与 d_2(由光束截面中最强光强的 $1/e^2$ 的边缘来确定),其差值(d_2-d_1)和(Z_2-Z_1)的比值。即:$\theta=(d_2-d_1)/(Z_2-Z_1)$

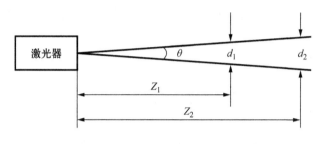

图 7.6　激光的发散角

普通光源如电灯、蜡烛等发出的光波都是向四面八方发射的,其光束发散角为 4π 球面度立体角。即使采用定向聚焦装置(如手电筒、探照灯等)来提高光束的方向性,其发散角 θ 也只能缩小到几度、十几度量级,方向性仍然很差。而激光器由于受到谐振腔的严格限制,所有光子都是按同一方向、沿同一直线传播的,故其发散角极小。由此可见,激光具有极高的方向性。

2. 高亮度

光源的亮度是指光源表面单位面积上在单位时间内垂直于表面方向的单位立体角内发射出的光能量。在激光技术中,常用瓦特/(平方厘米・球面度),即 $W/(cm^2 \cdot Sr)$ 作为亮度的单位。

太阳光尽管发出的总能量很大,但其亮度有限,约为 $10^5 W/cm^2 \cdot Sr$,因为太阳发光面积大,又在 4π 球面度立体角发射。而一台输出能量只有 1 焦耳的红宝石激光器,若发光端面为 $1 cm^2$,发光时间 1ms(毫秒),发散角 1mrad(毫弧度),其亮度为 $10^9 W/(cm^2 \cdot Sr)$,若发光能量不变,把发光时间从 1ms 缩短到 1ns(纳秒),其亮度比太阳亮度高 10^{10} 倍。这是因为激光光能在空间和时间上高度集中的结果。

3. 高的单色性

单色性是用某一光波颜色纯度或所含波长范围(即频带)宽窄来表征的,颜色越纯或频带越窄则表示该光波的单色性越好。

普通光是大量能级间的辐射跃迁,其谱线分布是连续或准连续的,所以其波长范围(频带)很宽。如自然光中单色性最好的 Kr^{86}(氪)光谱灯,其谱线宽度 $\Delta\lambda=0.00047nm$,而 He-Ne 激光器的激光谱线宽度 $\Delta\lambda \leqslant 10^{-8}nm$,这比氪灯窄了数万倍,这是由激活介质的增益作用和谐振腔对光的放大作用产生的,使得激光成为目前单色性最高的光源。

4. 高的相干性

所谓相干光,指在一般情况下,两束光波如果频率相同、振动方向相同、相位保持恒定即可产生光的干涉现象,把这两束光称为相干光。

光的相干性分为时间相干性和空间相干性。时间相干性指光源上同一点在不同时刻 t_1 和 t_2 发出的光波之间的相干性,用"相干时间"和"相干长度"来表示。单色性越好相干时间越长,时间相干性越好。

空间相干性是指光源在同一时刻,由空间不同点发出的光波之间的相干性。理想的平面波(或球面波)同一时刻任何不同点发出的光波都有固定相位差,空间相干性好。用"相干面积"表示光的空间相干性。光源的相干面积是指在该面积内任意两点发出的光都是相干的。激光单色性最好,其发出的光波接近平面波,所以激光是目前相干性最好的光源。

7.1.3　激光的生物效应

激光是一种新型的人造光源,和普通光比有许多新的特点。由于这些新特点,激光照射到生物物质并相互作用时,除了同样波长的普通光所引起的生物效应外,还能引起许多特有的生物效应。如能适当地利用和控制这些反应,就会有利于生物的生存和延续,如果不适当地利用和控制这些反应就会造成危害或严重损伤。因此,研究与理解激光生物效应是非常必要的。

1. 基本理论

(1) 热作用。主要说明其意义和机制两个方面。

激光照射生物组织或器官后产生热作用。弱激光热作用的意义在于,用人工的方法给予生命物质以能量,使其增加作功的本领,从而有能力改变病理状态,恢复健康。强激光热作用的意义则在于有目的地造成生物组织的局部损伤,以达到所希望的诸如焊接视网膜、清除各种赘生物、气化、切除癌灶等病变组织。

激光的热作用机制因其量子能量不同而异。低能量光量子可引起生物组织直接生热,高能量光量子则需经过一些中间过程后才生热。

①红外激光的生热机制。红外激光产生于发光物质的振动态和转动态能级之间的跃迁,因此这种光的量子能量较小。若生物组织吸收了这种光量子,则只能引起生物分子振动和转动,并转化为平动能即增加了生物分子的热运动——宏观上表现为生物组织温度升高。这种生热没有中间过程,故称直接生热。

②可见和紫外激光的生热机制。可见激光和紫外激光的光量子能量较大,若生物组织吸收了这种光量子,则可引起生物分子的电子态跃迁,在它从电子激发态回到基态的弛豫过程中要释放能量,这个能量可能主要引起光化反应,也有可能引起热效应。在这种情况下所引起的热效应来自两个途径:一是受激分子的无辐射跃迁时所放出的能量使其周围分子热运动增强。二是在回基态过程中,在其甚为复杂的众多能级之间分次逐级向下弛豫,每次便释放较低的量子能量,使其周围分子热运动增强。

(2) 光化学作用。当一个分子吸收一个光子后,将使该分子上升到电子激发态,从而开始一系列此激发态分子返回到它起始的基态及其能量不断降低的过程。在此过程中,除了发生辐射和非辐射(所谓光物理的)之外,激发态分子还可以经过若干键断裂与键形成的化学反应,就是旧键被完全破坏或新键形成的过程,这就是所谓的光化学反应。

对生物组织来说,一般的光化反应是生命存活所必需的,是一种储能方式,在正常生物体内不断地进行。例如视网膜的视紫红质异构化,在紫外线照射下皮肤产生维生素 D,植物叶绿素的光合作用等。根据体外实验的结果,光化学反应可分为几种类型:光致聚合反应,取代反应,光致分解,光致氧化,光致异构,以及光敏化作用等。

当激光辐照时,其能量没有达到破坏生物组织,热效应与压强效应不占主导作用时,在生物组织中可能主要是光化学效应。在脉冲激光照射下,特别是可见光与紫外线激光照射下,许多生物大分子的最大吸收波长是处于紫外线波段,在生物大分子内也发生了光化学反应,从而引起不可逆的病理性变化。由于生物大分子吸收激光能量,(包括单光子吸收和多光子吸收)而被激活,产生受激原子、分子和自由基等,引起生物组织内发生一系列化学反应,导致酶、氨基酸、核酸与蛋白质等生物大分子降低活性,甚至失去活性。分子结构也会因此而发生不同程度的变化,从而产生相应的生物效应。由于光化学反应而引起的核酸与蛋白质的变性,以及酶的失活等,人们认为是光致异构作用的结果。

大多数细胞对可见光是不敏感的,因为它们的有机组分对可见光没有明显吸收。但是如果有适当的光敏化剂存在,并在生物组织细胞内浓集时,某些细胞器大分子能选择地吸收这些敏化剂。受到激光照射后敏化剂分子吸收光能,引起光化学反应,从而使细胞器遭到破坏,甚至将细胞杀死。例如,荧光显微镜观察证明,有卟啉存在的培养动物细胞中敏化剂浓聚于溶酶体。随后在光照中溶酶体膜的通透性增加,并导致溶酶体破裂,细胞死亡。某些敏化剂(如玫瑰红)能选择性地浓集于细胞膜中,光照时,细胞膜通透性改变,钾离子丢失,细胞原生质外流,吖啶橙能选择性地累积在染色体中,光照时就会使染色体断裂。

在敏化反应中存在着两种机制:即光毒性机制和光变态反应机制。光毒反应是即刻发生的,而光变态反应是滞后发生的。由于光敏反应形成新的化合物,这些化合物与蛋白质作用而产生一些"光致抗原",然后这些光致抗原产生某种免疫反应。光毒反应会表现出一系列光照症状,如皮肤搔痒和皮肤损伤(包括变红、水肿、坏死及溃疡等)。在临床上广泛利用光敏化作用进行诊断和治疗。例如用血卟啉和荧光素钠盐等在肿瘤组织中蓄积后排泄慢,因而有在肿瘤细胞中相对浓度增高的特性,然后用氦镉激光或氩激光照射可显出荧光,以便进行肿瘤诊断,或者用氦镉激光或可调谐染料激光照射,就可杀死细胞进行治疗。

(3) 机械作用。由于激光能在很短的时间($10^{-9} \sim 10^{-12}$ s)和很小的空间(10^{-6} cm^3)内将并不很大的能量集中起来,使功率密度达 10^{15} W/cm^2 量级,因此能在人体组织中产生高温(10^6 ℃)、高压(10^5 MPa)和高电场强度(10^8 V/cm)等特殊效应。

①光压。由于光子有动量,所以当它照射物体时必然会对受照处施以压力,此力即为光压,光压的计算公式为 $P = I/c$,式中 I 为正入射的光的功率密度,c 是光速。

②气流反冲压。当用调 Q 脉冲激光聚焦照射生物组织时,被照组织温升急剧,并迅速沸腾,从受照处喷发出一股气流,生物组织则受到这股气流的反冲力。

③内部气化压。内部气化压发生在组织内部或眼球、脑室等封闭体系内。只要激光功率密度足够大,能在瞬间使其能量密度超过体液蒸发阈值,则上述系统内气、液两相共存。气液共存时的压力、温度和密度由系统的临界常数决定。由于液体成分主要是水,而水的临界温度为 375℃,临界密度为 0.4g/cm^3,临界压强是 21.8MPa,所以若调 Q 脉冲激光可以使其能量大到足以在瞬间引起蒸发,作用处两相系统加热到临界点,产生 21.8MPa 的压力,使气泡迅速

膨胀,产生瞬变压力,导致定域损伤,或眼球内、颅内"爆炸"。

④热膨胀超声压。用强激光照射生物组织,受照处迅速升温,结果形成气化和体积膨胀。体积迅速膨胀,在边区产生超声频率的弹性振动即超声波。已知超声波是压力波,压强幅值的大小和所产生的温度梯度成正比。所以只要某点升温极其迅速,即可获得很大的温度梯度,从而就有很强的超声压。

⑤电致伸缩压。激光是电磁波,当用足够强的激光照射生物组织时,生物组织将在电场作用下发生极化,极化产生应力,应力引起电致伸缩。极化时这种电荷再分布引起力矩,其单位面积上的合力叫做电致伸缩压强。

（4）电磁场作用。激光是电磁波,所以激光与生物组织的作用也是电磁场与生物组织的作用。一般认为电磁场作用于生物组织时起作用的只是电场。电场强度与激光功率密度的关系是:

$$E = 27.4\sqrt{I} \tag{7.3}$$

式中 E 为电场强度,I 为激光功率密度。若 $I = 10^9 \sim 10^{15}\,\text{W/cm}^2$,则 $E = 10^6 \sim 10^9\,\text{V/cm}$。这种强电场强度可在生物组织中产生各种次级效应,如产生二次、三次谐波(由生物物质中的电偶极子随电场振动而发射),被生物大分子吸收后引起变性,产生化学活性很强的自由基,导致一系列的生化反应,引起生物大分子发生双光子吸收现象,进一步在生物体内引起光化效应。电介质在电场作用下产生感生电偶极矩,使生物物质电场频率变化而发生电致伸缩现象等。

（5）弱激光的生物刺激作用。激光照射生物组织后,若不直接造成生物组织的不可逆性损伤,则此受照表面处的激光称为弱激光。弱激光照射生物机体时,是一种刺激源,生物机体对这种刺激的应答性反应可能是兴奋、也可能是抑制。实验及临床证明,弱激光照射可引起生物机体内一系列的生物效应。弱激光生物刺激作用机理有:

①生物电场共振吸收、调整生物等离子体假说。这种假说认为:生物组织具有半导体性能,所以生物组织内有导电区,因而其中存在着一定密度的自由电荷,这种自由电荷叫生物等离子体,这些生物等离子体构成了生物电场,这种场能处于特定的能态。在健康状态下,由于有神经、体液、及生物电场的调节控制,这种生物等离子体处于内稳定状态。但当在内外环境的不利影响下,等离子体的内稳定若受到扰动,就可导致病变过程发生。He-Ne 激光光量子能量正好与生物电场的能量特征相近,所以用 He-Ne 激光照射会引起生物组织对这种激光能量的共振吸收,进而干扰机体不正常的场能,使之达到平衡,恢复健康。

②光色素系统吸收、调节生命过程的假说。这种假说认为:在高等动物中也存在着与植物、微生物类似的光色素系统。实验证明该光色素可能就是过氧化酶。另外可能还有另一种未发现的色素,这种色素吸收 He-Ne 激光后,能对多种生理变化起触发作用,能调节和控制RNA 和蛋白的合成。

③细胞膜受体吸收、活化细胞机能假说。这种假说认为:He-Ne 激光的治疗作用很可能是通过细胞膜受体实现的。在 He-Ne 激光作用下,通过受体的参与发生光致敏化,产生了光照活化效应,表现为生化合成过程水平的提高,环三羧酸酶和细胞色素氧化酶活性的提高,细胞利用氧的能力加强,氧化过程的活化,增加高能体 ATP 的形成,提高 DNA—RNA-蛋白系统的活性,增强细胞的有丝分裂并活化增殖过程,刺激细胞的内外生理过程和修复再生过程。

④类脂极化分子受偏振光调节、改变细胞膜类脂双分子层构象的假说。这种假说认为:细胞膜是类脂双分子层结构,而类脂分子是电偶极子。当用线偏振光去照射细胞时,线偏振光的

电场力强迫类脂分子的极化头顺着所施偏振光的电场方向重新排列,结果改变了细胞膜上类脂双分子层的构象,从而影响到了与细胞膜有关的每一个过程,如细胞的能量代谢、免疫过程和酶的反应等。

2. 激光参数对生物作用的影响

(1) 波长的影响。大量基础研究和临床实践表明,激光与生物组织作用时,几乎所有的生物效应都直接或间接与激光的波长有关,如在理疗中利用激光的热作用、生物刺激作用与激光波长有关。激光治病,是基于生物组织能吸收激光。不同生物组织选择性吸收不同波长的光,如组织中的氧化血红蛋白、黑色素是可见光的吸收体,蛋白质和 DNA 是波长为 $200 \sim 350 \mathrm{nm}$ 的紫外光的吸收体,组织中的主要成份——水是波长大于 $2 \mu \mathrm{m}$ 的红外光的吸收体,又如激光治疗肿瘤时的光化作用效率高低也与波长有关。

(2) 剂量的影响。

①激光剂量的定义。激光剂量是指激光束垂直照射到生物体单位面积上的功与照射时间的积:

$$D = \frac{Wt\cos Q}{A} \qquad (单位:\mathrm{J/cm^2}) \tag{7.4}$$

式中 W 为激光功率,A 为受照面积,t 为照射时间,Q 为入射激光与受照面法线的夹角。

②影响剂量的因素:

入射角:激光剂量值的大小随入射角增加而减少,即与入射角余弦成正比。

受照面积:鉴于激光功率在光斑上按高斯分布,即中心处光强最强,边缘处最弱。按光斑的定义应先测量该激光束在波阵面(受照面)上的高斯分布曲线,然后取其最大振幅值的 $1/e$ 处作为光斑的边缘,但在临床实践中多以肉眼所见光斑作为受照面积。对于不可见光,则测量其转换材料所显示的可见的荧光光斑。显然测量肉眼所见的光斑、误差较大。

功率与功率密度:由于激光功率在光斑上的分布是不均匀的,所以功率密度实际上是平均值。对于单横模激光束来说,光斑中心处功率密度最高,对于多横模激光束则光斑上常呈多中心分布。显然单横模激光的光斑中心处的功率密度要比测量到的平均功率密度高好多倍。

照射时间:由剂量公式可知,当功率密度确定以后,照射时间是决定剂量大小的唯一因素。剂量值随时间增加而呈正比增加。

(3) 物理剂量与生物剂量。上面介绍了激光的物理剂量以及影响这一剂量的因素。但在临床应用时常常直接按生物组织反应的强弱程度分级,并定出分级的标准。按照这种标准所分的级称为生物剂量。例如临床上常按红斑反应程度分成六个级别:0 级(亚红斑量)、Ⅰ级(最小红斑量)、Ⅱ级(弱红斑量)、Ⅲ级(中红斑量)、Ⅳ级(强红斑量)和 Ⅴ级(超强红斑量)。又如激光对眼底行凝固治疗时,按眼底灼伤程度,参照 Noyori 分级法分成四级。

Ⅰ级:临床表现为光凝斑小于激光束的光斑,是轻度损伤,损伤呈灰色,盘形状。病理组织学观察到在照光的当日视网膜色素紊乱,视神经纤维与视神经节细胞层有渗出液,外核层细胞肿胀,核有解体,着色不规则。30 天后渗血消失,色素移行到内核层,有皱折形成,视网膜与脉络膜黏连紧密。

Ⅱ级:临床表现为光凝斑大小与激光束的光斑相仿,伤斑中央有色素聚集,伤斑周围也有些色素,常形成环状。在中央色素区和视网膜下有小气泡,伤斑外围常有一模糊灰白色晕。此级为临床治疗所需要的最好的凝固反应。病理组织学观察,在照光的当日见视网膜色素紊乱和渗液均较Ⅰ级显著,核层细胞明显变形、扭曲和坏死,细胞质及其联合质消失,照光后第4天外层感光层及内外核层有色素、核层细胞变形和坏死,色素上皮水肿、变性和明显增殖,14天后视网膜下渗液消失,色素移行于视网膜全层,正常的视网膜结构为胶质增生所代替,100天后色素上皮增殖变形,视网膜和脉络膜纤维使其牢固黏连。

Ⅲ级:临床表现为光凝斑略大于激光束光斑,灰色盘形及外围晕轮的界限更清晰。常可见气泡进入玻璃体内及小量视网膜出血。此级已超出了临床治疗量。病理组织学观察,其形态学各项改变与Ⅱ级相似,但更明显,可见视网膜各层结构均有断裂,在损伤中央视网膜下有气泡,4天后渗出液充满断裂处,视网膜全层结构毁坏,色素移行于视网膜感觉层,病灶下的脉络膜染色较深,断裂处可见视网膜与脉络膜黏连。

Ⅳ级:光凝斑的大小和损伤程度均较Ⅲ级者更大,有更多的气泡、出血和渗液,最后形成瘢痕,大大超过了临床治疗需要量。病理组织学改变为透明膜破裂,来自脉络膜毛细血管的出血经此破裂口进入玻璃体内,一般4～10天吸收,玻璃体有皱褶及脱离、视网膜前间隙可见出血与渗出,最后形成瘢痕。

(4)剂量因素对生物作用的影响。

①激光剂量与生物作用的非线性规律。

·生物作用的抛物线规律。用同一剂量每日照射生物体一次,通常照射3次以后才开始"见效",而且这种效果随照射次数的增加而增加,至第10～17次时达到最大值,以后作用逐渐减弱,以至于起到相反的作用。

·小剂量引起兴奋,大剂量引起抑制。当激光剂量超过刺激阈值后,组织对初始刺激的反应是兴奋,但这种兴奋性并不随剂量增加而增加,达到一定值以后,兴奋转变为抑制。

·生物组织对刺激剂量的适应性。由于生物组织对刺激的适应性,通常开始几次用较小剂量,3～5次之后就需逐渐加大剂量才能维持原来要求的兴奋或抑制的治疗目的。

在临床实践中也观察到多次小剂量照射之和等于一次大剂量照射所引起的生物效应。但若剂量超过生物耐受剂量,将产生负作用,所以用小剂量多次照射安全。但剂量过小会毫无作用,所以选取合适的剂量十分重要,一般通过实验确定。

②剂量因素的不同配比对其生物作用的影响。

·功率密度与照射时间的配比。按照定义激光剂量等于正入射功率密度与照射时间的乘积,因此若功率加倍、作用时间减半,则其生物作用效果应当是一样的。但实验表明,这只在一定的作用时间范围内适用。

·功率与作用面积的配比。根据功率密度的定义得到,若同时扩大或缩小功率和作用面积,其比值不变。事实上功率密度的高低表征刺激强度的强弱,只要受照处的强度超过刺激阈值,则刺激作用效果一般与作用面积无关。

7.2 基本激光器

7.2.1 固体激光器

固体激光器体积小,输出功率大,使用方便,但工作物质(激活介质)较贵,结构及制造均较复杂。常用的固体激光器有红宝石、掺钕钇铝石榴石和钕玻璃三种。工作物质性能好坏直接影响器件的输出特性,对工作物质有如下要求:

(1) 良好的激光性能。包括宽的吸收带和大的吸收系数,高的荧光量子效率,高能级寿命短,亚稳态寿命长,荧光谱线宽度小(锁模激光器例外),内部损耗小等。这些因素有利于粒子数反转输出较大功率的激光。

(2) 良好的物理化学性能。包括机械强度高,熔点高,热导率高,热膨胀系数小,能制成较大尺寸,掺杂浓度高,光照稳定性,化学稳定性好等。这些因素可使器件重复频率高、寿命长。

(3) 良好的光学质量。光学质量差的工作物质,散射、吸收和退偏(一种因双折射而引起的损耗)也大,会使器件阈值升高,效率下降。因此材料必须均匀。此外,工作物质的形状及加工也有一定要求,固体激光器的工作物质常制成棒形(截面为圆形或矩形,称为激光棒),其长度和直径比为 10:1 左右。对连续工作的器件,为提高散热效果可取 12:1 到 15:1。棒两端面的平面平行度应小于 10″,光洁度优于 P Ⅲ。为了减少侧壁效应,提高泵浦效率,激光棒的侧面应磨毛。下面具体叙述各种固体激光器的结构和特性。

1. 红宝石激光器

红宝石为一种晶体,主要成分是 Al_2O_3,掺入的激活离子是三价铬离子 Cr^{3+},Cr^{3+} 的重量掺杂比约为 $0.035\% \sim 0.05\%$。红宝石晶体呈淡红色,化学表示式为 $Al_2O_3 : Cr^{3+}$。

红宝石的机械性能很好,质硬,熔点高,热变形小,热导率高,化学性能稳定,具有较高的抗激光破坏能力,是较好的晶体材料之一。

红宝石激光器的结构如图 7.7 所示。红宝石棒和脉冲氙灯同置于聚光腔内。全反射镜和部分反射镜组成光学谐振腔(光学谐振腔也可由激光棒的二端面构成)。电源的脉冲高电压使氙灯闪光,对红宝石进行光激励,以产生激光。聚光器的作用是使光源发出的光尽量多地汇聚于工作物质,并使照明尽量均匀,以形成较好的光耦合。前者用于提高整个系统的效率,后者则决定输出激光束的质量(光强度分布均匀性和发散角大小)。

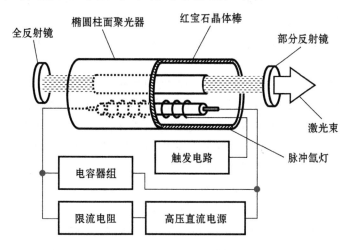

图 7.7　红宝石激光器的结构

红宝石激光器的激励光源为脉冲氙灯,其充气气压较高,大于几百毛(1 毛＝1mmHg＝133.322Pa)。在较短的时间内(几 us 到几 ms)通过大电流放电(几千 A/cm^2)使管内放电气体等离子体瞬时达到高温（10^4K），从而发出高亮度的以连续光谱为主的白光辐射，其色温为5000～15000K。

脉冲氙灯作单次闪光后间歇时间较长，通常不需采取冷却措施。它在低于 100 次/s 的重复闪光频率下也能工作，但必须采取专门的风冷或水冷措施。脉冲氙灯的电能和光能转换效率较高，可达 50％～60％以上。

红宝石的独特优点是它的激光为红光（6943A），这种激光人眼可见，对绝大多数光敏材料和器件来说，也易于进行探测和测量。红宝石激光器是最早应用于医疗的激光器。在眼科中用于视网膜的焊接，治疗青光眼，进行虹膜的切除等，在皮肤科中用于照射治疗，在生物学方面，用于细胞的研究等。

红宝石属子三能级结构。为了实现粒子数反转，至少需要把半数以上的工作粒子激励到激光跃迁的高能级，因此产生激光所要求的阈值激励功率较高。此外，当晶体升温时（大于50℃），荧光量子效率显著下降，谱线宽度增大，使激光输出水平下降，甚至停振，故一般应采取冷却措施。红宝石激光器的效率较低，对脉冲式激光器，输出能量可达几焦耳到几十焦耳以上，器件总效率大约为 0.2％～0.5％左右。此外，红宝石激光器的输出发散角较大，一般约为3～10 毫弧度。

2. 掺钕钇铝石榴石激光器

掺钕钇铝石榴石晶体的化学表示式 Nd^{3+}：$Y_3Al_5O_{12}$，简写为 Nd^{3+}：YAG。它是在钇铝石榴石基质中掺入 1％浓度（重量比）左右的氧化钕（Nd_2O_3），以取代部分氧化钇而制成的。其中 Nd^{3+}是激活离子，激光就是通过这些离子受激辐射产生的。

Nd^{3+}：YAG 晶体为淡粉紫色，硬度高，机械性能，导热性能及化学稳定性都较好。在滤掉紫外辐射的情况下，其抗光照性也较好。

Nd^{3+}：YAG 属于四能级结构。基态 E_0 上的钕离子吸收光子后跃迁到能级 E_3（由很多能级组成），再通过无辐射跃迁转移到上能级 E_2。由于该级的寿命较长（约 240us），可集聚大量粒子，形成和能级 E_1 之间的粒子数反转，造成对 1.064μm 光的增益。当增益超过阈值时，形成 1.064μm（室温）的激发辐射，谱线宽度为 7～10A（埃，$1A=10^{-8}$cm），采用倍频技术可获得 0.532μm 的绿色可见光。

由于 Nd^{3+}：YAG 晶体为四能级结构，因此实现激光振荡所需光泵的功率较小。同时，良好的导热性使它在室温条件下能连续运转或以较高重复频率运转，这是它的两个主要特点。

与红宝石激光器相同，Nd^{3+}：YAG 激光器也由激光棒、谐振腔、聚光器及光源组成。用于振荡级的激光棒的直径一般为 4～7mm，光学均匀性较好，二端面磨成平面，平面度为 $\lambda/4$，局部平面误差≤$\lambda/10$，并镀以增透膜（透过率≥99.5％），端面的光洁度优于 PⅢ，平行度为 $10''$左右。为了防止寄生振荡，圆棒的侧面必须磨毛。

连续工作的 Nd^{3+}：YAG 激光器，光泵通常用连续氪弧灯，因为它的线光谱图中位于7500A 和 8000A 处的极强发射谱线正好与 Nd^{3+} 的强吸收带相匹配，所以效率很高。例如$\phi7\times114$mm 的激光棒，用氪灯激励，波长为 1.064μm 的激光输出功率可大于 100W。目前Nd^{3+}：YAG 连续激光器的最大输出功率已超过 1000W，每秒 30 次的重复频率调 Q 激光器的峰值功率已达 150MW。连续工作的激光器，要求用流动水冷却。

对大功率 Nd^{3+}：YAG 激光器，光泵常采用脉冲氙灯，而卤素灯则常用于小功率输出的

Nd^{3+}：YAG 激光器中。

　　Nd^{3+}：YAG 激光器在医疗上可作手术刀,它比 CO_2 气体激光器止血效果好,切骨骼速度快,切缝细。特别是倍频后的 0.532 微米激光,在胃止血、血管瘤治疗及显微外科手术上有广阔的前途。

7.2.2　气体激光器

　　气体激光器,按工作物质的性质,大致可分成下列三种:

　　(1) 原子激光器。这类激光器利用原子跃迁产生激光振荡,以氦氖激光器为代表。氩、氪、氙等惰性气体,铜、镉、汞等金属蒸气,氯、溴、碘等卤素,它们的原子均能产生激光。原子激光器的输出谱线在可见和红外波段,典型输出功率为 10mW 数量级。

　　(2) 分子激光器。这类激光器利用分子振动或转动状态的变化产生辐射制成的,输出的激光是分子的振转光谱。分子激光器以二氧化碳激光器为代表,其他还有氢分子、氮分子和一氧化碳(CO)分子等激光器。

　　分子激光器的输出光谱大多在近红外和远红外波段,输出功率从数十瓦到数万瓦。

　　(3) 离子激光器。这类激光器的激活介质是离子,由被激发的离子产生激光放大作用,如氩离子(激活介质为 ArⅡ 或 Ar^+)激光器,氦镉激光器(激活介质为 Cd^+)等。离子激光器的输出光谱大多在可见光和紫外波段,输出功率从几 mW 到几十 W。

　　气体激光器是覆盖波谱范围最广的一类激光器,能产生连续输出。其方向性、单色性也比其他类型激光器好,加之制造方便、成本低、可靠性强,因此成为目前应用最广的一类激光器。

　　下面介绍医学上最常用的几种气体激光器。

　　1. 氦氖激光器

　　氦氖激光器能输出波长为 6328A 的可见光,具有连续输出的特性。它的光束质量很好(发散角小,单色性好,单色亮度大)。激光器结构简单,成本低,但输出功率较小(通常为几毫瓦)。氦氖激光器在工业、科研及国防上应用很广,医疗上主要用于照射,有刺激、消炎、镇痛及扩张血管和针灸等作用,广泛用于内科、皮肤科、口腔科及细胞的显微研究。

　　(1) 氦氖激光器的结构形式。如图 7.8 所示,氦氖激光器有三种结构形式:内腔式、外腔式和半内腔式。它们均由放电管、谐振腔、激励电源等三部分组成。

　　图 7.8(a)为内腔式激光管的结构,放电管包括贮气套、放电毛细管和电极三部分。L 为玻璃制成的贮气套,它的两个端面与轴线垂直,在贮气套的中心有一细长的放电毛细管 T,两者同轴。放电毛细管是产生气体放电和激光的区域,它的内径很小,约在 1 到几 mm。电极 A 为阳极,由钨杆或钼(或镍)筒制成。阴极 K 为金属圆筒,由铝、钼、钽等制成,它们均有足够的电子发射能力和抗溅射能力。组成谐振腔的两块反射镜 M1 和 M2 紧贴(用环氧树脂胶合或光胶合)于放电管两端,并镀以多层介质膜。其中一个为全反射镜,另一个则为部分反射镜。整个谐振腔在出厂前已调整完毕,因此使用简单、方便。放电管的管径比放电毛细管粗几十倍,用以保持氦氖气压比及加固谐振腔。为避免放电管变形而引起激光输出下降,内腔管的长度不宜过大,一般不超过 1m。

　　外腔管的结构如图 7.8 (b)所示,此时放电管的两端为两窗片,称为布儒斯特窗。窗片法

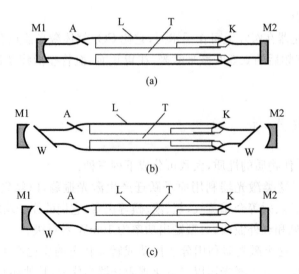

图 7.8 氦氖激光器

线与激光管轴线的夹角为布儒斯特角 θ_b,

$$\theta_b = \text{tg}^{-1} n \tag{7.5}$$

式中 n 为窗片的折射率。此窗片除密封气体外,主要使激光输出为线偏振光。

外腔式激光器的放电管和反射镜均固定在坚固的支架上,使用前需调整反射镜和放电管之间的位置,操作比较复杂。由于窗片与轴线夹角不准确,窗片光学质量引起的反射、散射和吸收,使激光器输出功率有所降低。但是,外腔式激光器可以更换不同的反射镜,使输出功率最大,光束发散角最小。也可在反射镜和放电管之间插入光学元件,以研究激光器的输出特性,调制它的频率或幅度,并可制成单频大功率激光器。

半内腔管的结构如图 7.8(c),放电管一端胶合一反射镜,另一端则为布儒斯特窗片,它的性能介于内腔式与外腔式激光管之间。

(2) 氦氖激光器的工作原理。图 7.9 列出了氦原子与氖原子的部分能级及几个重要的激光跃迁。以邢帕符号表示氖原子各组激发能级。能态 3s,2s 和 1s 各由四个子能级组成。以能量高低为序分别记为 $3s_2$,$3s_3$,$3s_4$,$3s_5$,$2s_2$、……$2s_5$;$1s_2$,……,$1s_5$。能态 3p 和 2p 各由 10 个子能级组成,分别记为 $3p_1$,$3p_2$,…… $3p_{10}$;$2p_1$,$2p_2$,……,$2p_{10}$。氦的能级采用 LS 耦合表示法,它的激发态分别为 2^1s_0 和 2^3s_1。

激光管内的氦氖混合气体在高电压下产生放电,这时管内有大量自由电子,它们在放电管轴向电场作用下从阴极向阳极做加速运动。这些电子与氦原子相碰而把氦原子激发到 2^1s_0 和 2^3s_1 能级上去。这两个能级都是亚稳态,寿命很长(约 10^{-3} s),不能通过自发辐射产生跃迁,因此该两能级可积累起大量的高能氦原子。当这些氦亚稳态原子与氖原子产生非弹性碰撞时,两者交换能量,氦亚稳原子取消激发恢复常态,而氖原子则被激发到能级相近的 3s 和 2s 能级上去,这一过程称为共振转移。此外,氖原子也可由自由电子的直接碰撞激发到该两能级,但是,氖原子的激发过程以前者为主。当 3s 和 2s 能级上的受激氖原子足够多时即可实现对 3p 和 2p 能级之间的粒子数反转。上下能级间的受激辐射产生激光。氖原子的激光谱线可达一百多条,而以 $3s_2 \rightarrow 3p_4$,$3s_2 \rightarrow 2p_4$ 和 $2s_2 \rightarrow 2p_4$ 能级间所产生的激光谱线 $3.39\mu m$、$0.6328\mu m$ 和 $1.15\mu m$ 为最强。处于下能级(3p 和 2p)上的氖原子通过自发辐射回到低能级,

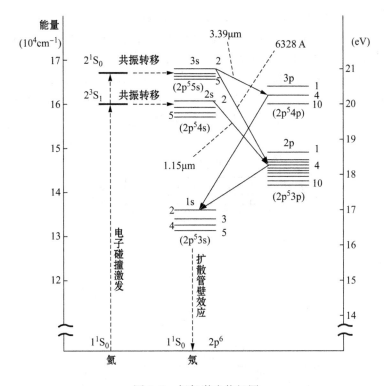

图 7.9　氦氖激光能级图

它们与放电管管壁多次碰撞使能量被吸收后又回到基态,这个过程称为扩散管壁效应。下能级抽空主要是利用此效应。为了有利于实现粒子数反转,除很快地把氖原子激发到上能级外,还应尽快抽空下能级,为此采用较细的毛细管以增加管壁效应。

对氖原子而言,3s—3p,3s—2p 以及 2s—2p 之间的很多能级均可建立粒子数反转分布,这些激光谱线有些是共一个上能级,有些是共一个下能级,具有共同上(或下)能级的谱线之间存在相互作用,即谱线竞争效应。振荡较强的激光谱线将抑制其他谱线。上面已经指出,氦氖激光的 $3.39\mu m$、$0.6328\mu m$ 和 $1.15\mu m$ 谱线较强,当加长激光器以增加输出功率时,$3.39\mu m$ 的增益较 $0.6328\mu m$ 的增益大得多,它将抑制后者的输出功率。为了得到较大功率的可见光输出,可用棱镜色散、甲烷吸收或外加非均匀磁场等方法来抑制 $3.39\mu m$ 谱线。

实践证明,为了获得最佳输出,氦氖激光器的某些参数需符合下列要求:氦、氖的充气气压比 $P_{He}:P_{Ne}=7:1\sim5:1$,最佳放电电流与毛细管直径的关系为:当 $3.39\mu m$ 辐射已被抑制时,$I=19(d-1)$,当 $3.39\mu m$ 辐射未被抑制时,$I=3.5+1.5d^2$,I 的单位为 mA,d 的单位是 mm。

2. 二氧化碳激光器

二氧化碳激光器的能量转换效率达 $20\%\sim25\%$(氦氖激光器的能量转换效率仅为千分之几),输出波长为 $10.6\mu m$,属于中红外区,连续输出功率可达万 W 级,常用电激励,结构也比较简单紧凑,使用方便,是目前最常用的激光器之一。CO_2 激光器在医学上用于皮肤科、外科、神经科、整形外科、妇科和五官科的临床诊断与治疗,在癌症的治疗上也有一定成效。

CO_2 激光器的结构如图 7.10 所示,放电管用玻璃或石英材料制成,分三层套管。外层为贮气套,它的作用与氦氖激光管贮气套的作用相同。最内层是放电毛细管,CO_2 气体在管内放电产生粒子数反转以形成激光。这二层由连气管相通,管内充以 CO_2 气体和其他辅助气体(氦、氮和少量氢、氙气)。中间一层是冷却管,器件工作时通冷却水或其他冷却剂,对放电毛细管进行冷却,以提高输出功率和器件寿命。电极常用镍制成圆筒形。谐振腔一端为镀金的全反射镜,另一端用锗或砷化镓磨制成部分反射镜。加在电极两端的直流(或低频交流)高电压使放电管辉光放电,在锗镜端形成激光输出。一米左右的放电区可得到激光连续输出功率 $40\sim60W$。图 7.10(b)为折叠式器件,是为了缩短空间长度而设计的。

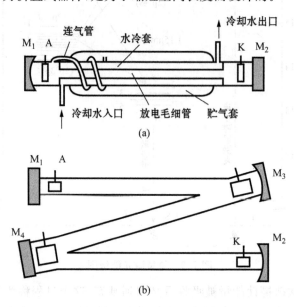

图 7.10 CO_2 激光器的结构

CO_2 激光器的工作原理如图 7.11 所示。气体的辉光放电使一部分高能量电子把 CO_2 分

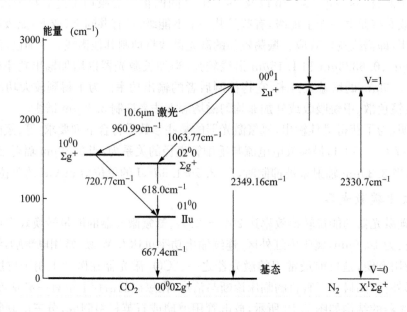

图 7.11 二氧化碳激光能级图

子激励到上能级 00^01,能量更大的电子可把 CO_2 分子激发到更高的能级 00^02 和 00^03。这些分子是不稳定的,它们会通过串级跃迁过程而降落到 00^01 能级上。处于 00^02 和 00^03 高能级上的分子同基态分子相撞时,又会把后者激发到 00^01 能级,这个过程称为共振过程。在 CO_2 放电过程中,部分 CO_2 分子被离解成 CO 分子和氧原子,当它们再复合时,所放出的能量就可能把复合的 CO_2 分子激励到 00^01 能级。激发态的 CO 分子和基态 CO_2 分子相碰撞,也能把 CO_2 分子激励到 00^01 能级。因此 00^01 能级可集聚大量的激发态 CO_2 分子。

辅助气体氮的作用与氦氖激光中的氦气十分相似,它在电子非弹性碰撞下跃迁到高能级 $V=1$,该能级和 CO_2 的 00^01 能级十分接近,因而可通过共振转移将更多的 CO_2 分子激励到 00^01 能级。实际上,这种间接激励的效率要比直接激励高得多。

由于多种有效途径使 00^01 能级上积累起大量粒子,形成粒子数反转。该能级的粒子向 10^00 和 02^00 能级受激跃迁,产生波长为 $10.6\mu m$ 和 $9.6\mu m$ 的激光。

在 CO_2+N_2 的激光器中加入适量的氦气可使输出功率增大几倍。这是由于氦气有利于激光下 10^00 和 02^00 能级的抽空,也使激光管散热更好的缘故。

在 $CO_2+N_2+He_2$ 的激光器中,加入适量的氙(Xe)气,使工作气体的电离度增加,可使激光输出功率增大 30%。若加入适量的氢气,可使下能级 10^00 的抽空加快,使激光输出增加。

由于 CO_2 分子的激光振转能级很靠近基态,在气体放电中,会有相当部分电子对它的激发有贡献。分子能被激发到各振转能级的几率较大,而较高能级的粒子,通过串级跃迁和共振碰撞转移到上能级 00^01 上,再加上氮分子的共振转移,可保证上能级得到充分的激励。而下能级由于氦、氢等气体的作用,抽空也较快,故 CO_2 激光的转换效率高,输出功率大。

CO_2 激光器内五种气体间的比例如何选择,现在还没有定量的计算公式。影响比例的因素很多,包括气体的总气压,放电毛细管的直径和长度,共振腔的结构,输出反射镜的透过率,工作气体流动与否,是脉冲放电还是连续放电等等。

放电电流强度对输出功率有很大影响。没有氦气时,最佳放电电流强度 I 与放电毛细管直径的关系是 $I=(7\sim 8)d$;有氦气时,则 $I=18d$。I 的单位为毫安,d 的单位为 mm。

3. 氮分子激光器

氮分子激光器的激光输出波长主要在紫外区,有几十条谱线,其中以 3371 最强。激励方式为脉冲放电,输出几个 $ns(10^{-9}s)$ 的光脉冲。输出的峰值功率相当高,达 MW 级,甚至达到几十 MW。重复率为每秒几十到几百次。这种激光器构造简单,制造容易,可作染料激光器的抽运源,临床上可应用于外科、皮肤科、五官科和妇科等方面。利用 3371A 紫外激光的荧光效应,还可早期诊断某些肿瘤。

氮分子激光器的工作原理如图 7.12 所示。放电时,电子碰撞把基态的氮分子激发到 $C^3\pi\mu$ 和 $B^3\pi g$ 能级上去,但到前者的几率比后者大得多,因此粒子数反转在开始的一瞬间(小于 40ns)很快形成并在一定条件下产生激光,此时 $C^3\pi\mu$ 为上能级,$B^3\pi g$ 为下能级。由于上能级寿命比下能级短 2~3 个数量级,因

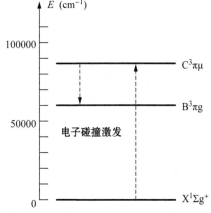

图 7.12　氮分子激光能级图

此粒子数反转的形成只能靠骤然的前沿很陡的脉冲放电,产生激光。随着粒子跃迁到下能级,下能级粒子数很快上升而超过上能级。因此,氮分子激光器只能输出短脉冲,而且要求放电脉冲前沿很陡,持续时间不必过长。由于氮分子激光脉冲是自行终止的,故称它为自终止激光器。

　　为了得到快速电脉冲辉光放电,常用快放电电路。通常用电容器放电的方法来形成强脉冲,但电容本身有寄生电容,脉冲前沿不可能很陡,利用传输线放电可以解决这个问题。图7.13为常用的横向电激励平板传输线氮分子激光器原理图,(a)为正视图,(b)为顶视图。放电管截面为矩形(或圆形),用玻璃或有机玻璃制成。因为形成粒子数反转的时间很短,故氮分子激光器无需谐振腔,只要在最先放电一端加一个镀铝的反射镜,另一端为石英窗口即可。激光的方向性基本上由放电管长度和放电区横向尺寸的比值决定。传输线由两金属薄板中间夹以绝缘介质构成。充电时,上下板间形成高压。上板被放电管分成两部分,右边为储能电容,左边为脉冲形成线,两者由一小容量电感连接起来。放电管的两侧有两个平行的黄铜电极板,它们分别和储能电容及脉冲形成线连接。当上下板的电压达一定高度时,边沿上的火花隙放电,左边的传输线放电,起到脉冲形成线作用,电压迅速下降至零,产生电压短脉冲。

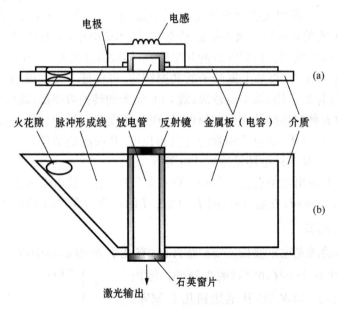

图 7.13　平板传输线氮分子激光器

由于小电感对阻抗很大,形成放电管两极板间高压脉冲,使放电管放电,形成激光。

4. 氩离子激光器

　　利用离子的能级跃迁所获得的激光器件称为离子激光器,氖、氩、氪、氙、镉蒸气、硒蒸气等均能作离子激光器的工作物质。它们的激光输出功率比原子气体激光器要高,达几十 W,可连续或脉冲输出。

　　氩离子激光器是离子气体激光器中最重要的一种,临床上主要用于外科手术、眼科凝固和综合治疗。其激光谱线分布在蓝绿区,其中以 $0.5145\mu m$(绿光)和 $0.4880\mu m$(蓝光)输出为最强。

图 7.14 为氩离子激光器的结构示意图。为了保证放电管内气体有足够的电离和进一步的激发,氩离子激光器必须在低气压大电流的条件下工作。在较细的放电毛细管内通过很大的电流,放电管的管壁温度很高(超过 1000℃),这就要求放电管的材料耐热性和导热性良好,以便在温度梯度比较高时不致发生变形。对小功率器件,可采用石英玻璃管作为放电毛细管。对大功率和长寿命的器件则用石墨、陶瓷(主要为氧化铍或氧化铝)、金属(铝或钼、钛)等做放电毛细管。放电管的阴极,应能发射很大的电流,常采用钡钨热阴极。阳极的耗散功率很大,以溅射小、耐高温的材料石墨、钽或钼制成。回气管的作用是消除放电管内阳极和阴极之间的气压差,使放电管内气压较为均匀,从而使放电和激光振荡都比较稳定。放电管外的螺线管可产生一轴向磁场(强度为 750～1000 高斯),以便约束放电管内的等离子体,增加激光的输出功率,延长器件寿命。水冷装置用以降低放电管的温度。谐振腔两端的反射镜采用多层介质膜,一端用全反射镜(反射率为 99.8%,镀层达 15 层),另一端为部分反射镜(小功率器件选用反射率为 96%～97% 的反射镜,大功率器件则选用反射率为 88%～90% 的反射镜)。外腔管布儒斯特窗的材料为石英。

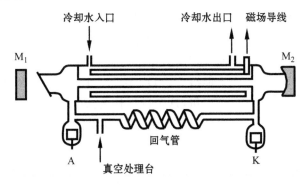

图 7.14　氩离子激光器

图 7.15 为分段石墨放电管的结构。中心部分的放电毛细管由石墨片组成。

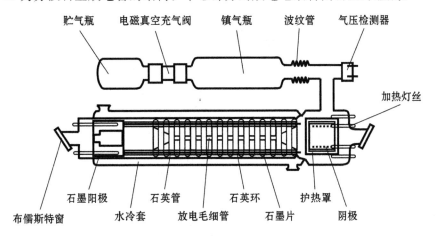

图 7.15　分段石墨放电管

由于放电管工作过程中将吸收管内的气体(称为气体清除效应),故激光管工作数十小时后,管内气压将显著下降。为了保证激光管正常工作,必须重新充气。通常,可在器件上直接配一贮气瓶,需要时进行充气。

氩离子激光器的工作原理如图 7.16 所示。高能电子与基态氩原子($3p^6$)相碰撞使后者成为基态氩离子($3p^5$)。其他电子再与基态氩离子碰撞将它激发到上能级($3P^4 4s$)形成粒子数反转,在一定条件下即可形成振荡,输出激光。

氩离子激光器的能量转换效率较低,约为 10^{-3} 到 10^{-4}。

5. 氦镉离子激光器

氦镉离子激光器是一种金属蒸汽离子激光器,由镉(Cd)离子产生激光,氦为辅助气体。这种激光器输出的激光波长主要是 4416A(蓝光)和 3250A(紫外光),连续输出功率较高,为几十 mW。在临床上可用于诊断和照射治疗,例如检查五官科方面的癌肿,照射穴位以治疗高血压和慢性肝炎等。

氦镉激光器的工作原理如图 7.17 所示。氦原子在电子碰撞下,从基态激发到 $2s^1 S_0$ 和 $2s^3 S_1$ 两个亚稳态。处于激发态的氦原子与基态镉原子碰撞,使后者电离并激发到上能级 $5S^2{}^2 D_{3/2}$ 和 $5S^2{}^2 D_{5/2}$,(寿命约 $10\sim7s$),放出部分剩余能量,这个过程称为彭宁效应。电子也可直接碰撞镉原子使之电离并激发到上能级。但这两个激发过程以前者为主。

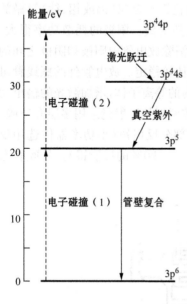

图 7.16　氩离子激光器工作原理

氦镉激光器的结构示意图如图 7.18。石英毛细管内充以几毛气压的氦气,两端封以布儒斯特窗片。阳极为钨杆,阴极为钼或铝筒。靠近阳极处有一镉池,内盛高纯镉(99.99%)。把

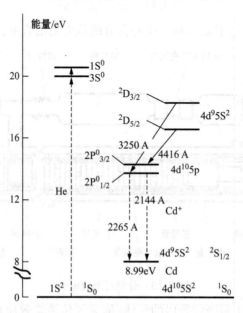

图 7.17　氦镉激光器工作原理

镉加热到 $200\sim250^0C$ 左右,镉就升华为蒸气。电极间加以电压使毛细管中的放电电流为几十

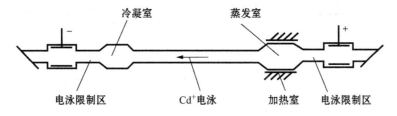

图 7.18 氦镉激光器结构

毫安,若两端配以反射镜组成谐振腔,即有激光输出。放电毛细管的内径为 $2\sim3mm$。为了防止镉蒸气沾污阳极端的窗片(对内腔管而言为介质膜反射镜),镉池和窗片间设置电泳封锁区。镉离子(Cd^+)在电场作用下不断向阴极运动(这个过程称电泳效应),为防止镉离子沾污阴极端的窗片,设置冷凝室,使通过毛细管的镉蒸气在此室冷凝。

7.2.3 可调谐染料激光器

在可见光范围内,染料激光器是使用最广泛的一种可调谐激光器。染料激光器的激活介质是溶解在液体中的有机染料分子,当使用可见光或紫外光激励时它们呈现出强的宽带荧光光谱。利用不同的染料和连续或脉冲运转方式,它们的波长覆盖范围可从 300nm 到 $1.2\mu m$。目前,能产生激光的染料已有几百种。染料激光器应用于眼科、肿瘤的诊断和治疗等方面。

1. 基本原理

(1)染料分子结构。从已知的能够产生激光的几百种染料中可以知道,最有效的染料都有一条交替的单键和双键的碳原子链-共轭链构成的致色系统。这种致色系统一般有三种:胺离子系统、羧基离子系统、酰胺系统。

染料分子的荧光波长主要取决于链的长度,链越长的染料,荧光波长越移向长波方向。共轭键的电子态比原子或离子的电子态有宽得多的能带。此加宽是链的振动对电子能级产生微扰以及分子与溶剂相互作用的结果。也正是这种加宽使染料激光器有宽的可调谐范围。

经常使用的染料有山吨类的若丹明(Rhodamine),它是一种红色染料,输出激光能量高,转换效率可超过 25%。

(2)染料分子的能级。染料分子是由许多原子组成的。为简单起见,可以仿照简单的双原子分子画出能级图,如图 7.19 所示。分子的每个电子态都有一组振转能级。一个典型的染料分子有 50 个或更多的原子,所以有 150 个或更多个振动状态。由于溶剂分子引起的碰撞和静电扰动加宽了这些振动能级,每个振动能级又包含一组转动能级,这些转动能级由于染料分子与阻碍转动的溶剂分子的频繁碰撞而变得很宽,因而在每个电子能级上都叠加了一个准连续态。染料分子每秒时间内至少与溶剂分子碰撞 10^{12} 次,在经过一个非平衡的电子跃迁后,在室温下的溶剂中,可在微秒的时间内达到平衡。所以吸收实际上是在整个连续吸收带上。由于展宽形式实质是均匀展宽,这样将允许大部分贮能馈进单一发射谱线中去。

(3)染料分子的吸收和发射过程。当光照射染料溶液时,染料分子吸收光后,电子由基态 S_0 跃迁到激发态 S_1 中的较高振-转能级,由于与周围溶剂分子的碰撞,很快把能量传给周围的

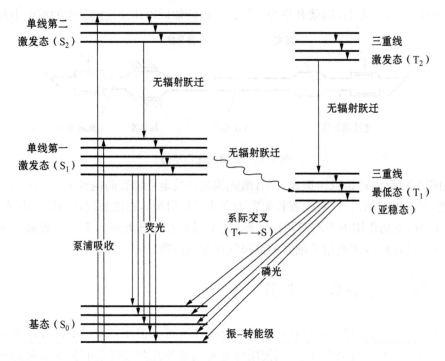

图 7.19 染料分子的能级示意图

溶剂分子(电子在此能级的寿命约为 10^{-12} s),无辐射地弛豫到 S_1 的最低的振转能级上,并由此能级跃迁到 S_0 的较高的振转能级,同时发出荧光。由于在 S_1 的较高能级无辐射跃迁到 S_1 的最低能级时,放出一部分能量,所以发射的荧光的波长较吸收波长向长波方向移动(Stokes 位移)。

染料激光器属于四能级激光器,在室温热平衡条件下,基态 S_0 的较高振-转能级上的粒子数几乎为零,因此为了达到产生激光所需要的粒子数反转,只需要低的泵浦功率即可。

2. 调谐方法

在激光光谱研究中,常常需要激光器在宽的波长范围内调谐。如果要粗略地选择波长范围,可以通过使用不同的染料、溶剂、浓度和温度来实现。但是如果需要精细调谐和获得窄的线宽时,就需要有波长选择元件。通常使用的调谐方法可以分为两大类:①色散元件调谐波长:如使用光栅、梭镜、反射镜、双折射滤光片和标准具等;②染料本身的变化:浓度、温度等。

3. 染料激光器的类型

根据染料激光器的工作方式可分为连续波式和脉冲式两类。按染料激光器的泵浦源来分,有十多种形式的染料激光器。目前的泵浦源主要有闪光灯、氮分子激光器、Nd：YAG 激光器、准分子激光器、氩离子激光器、氪离子激光器等。

(1)闪光灯泵浦的染料激光器。闪光灯泵浦的染料激光器的优点是脉冲输出峰值功率高,波长覆盖范围宽,缺点是能量转换效率低。早期闪光灯泵浦的激光器的结构有直管闪光灯和同轴式闪光灯两种,如图 7.20 所示,其中用 1mol 浓度的硫酸铜溶液作为冷却剂,并用它吸收对激光染料有害的紫外辐射。带布儒斯特窗的石英染料池一般长 60mm、内径 2.5mm。激光介质是溶于水的 5×10^{-5} mol/l 的若丹明 6G。

用于泵浦染料激光器的氙灯与用于泵浦脉冲固体激光器的闪光灯的特性是很不相同的。

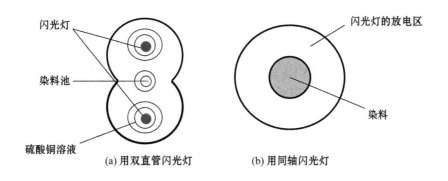

闪光灯

染料池

硫酸铜溶液

(a) 用双直管闪光灯

闪光灯的放电区

染料

(b) 用同轴闪光灯

图 7.20　染料激光头的剖面图

泵浦染料激光器的闪光灯要有短时间($<10\mu s$)大电流($>10kA$)的脉冲,因此,贮能电容要有低的剩余电感,并尽量减小放电电路的电感。

(2) 氮分子激光泵浦的染料激光器。氮分子激光器是输出 337.1nm 波长的脉冲激光器。无论从脉宽或波长而言都是较理想的染料激光器泵浦源。其缺点是输出功率稳定性较差,因而直接影响染料激光输出的稳定性。

氮分子激光泵浦染料激光器基本结构以 T. W. Hansch 型为主,即横向泵浦染料,用光栅和输出镜组成谐振腔,腔内加扩束望远镜和标准具。扩束器用来缩小激光的线宽和减小脉冲激光对光栅的损伤。

(3) 连续染料激光器。氩离子或氪离子激光泵浦的染料激光器是连续运转的染料激光器。在肿瘤的诊断和治疗中有广泛的应用。图 7.21 是这种染料激光器的结构示意图。氩激光泵浦光束通过棱镜耦合到激光腔中,并经反射镜 M_2 聚焦于染料液膜处。染料液膜是利用射流染料喷嘴,可以得到光学质量非常好的厚度,约为 $100\mu m$ 的染料薄层。染料液膜与光轴成布儒斯特角,插入损耗很小。激光谐振腔由 M_1、M_2 和 M_3 三个反射镜组成,转动 M_3 相对于棱镜的角度,可以实现波长调谐。连续波染料激光器的泵浦功率一般大于 5W,连续输出功率一般为 100~300mW。利用若丹明 6G,输出功率可达 3W 以上。

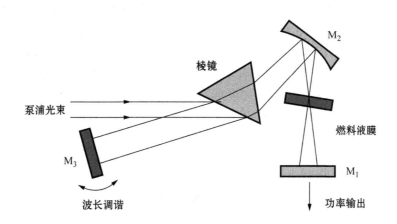

M_2

棱镜

泵浦光束

燃料液膜

M_3

波长调谐

M_1

功率输出

图 7.21　连续染料激光器

7.2.4 半导体激光器

半导体激光器在所有激光器中是效率最高、体积最小和便于直接调制输出的一种激光器。半导体激光器有 P—N 结注入式、电子束激励和光激励等几种型式,其中以 P—N 结注入式半导体激光器较为成熟,应用最广泛。GaAs 半导体激光器发射波长为 $0.84\mu m$(77K),不同材料的半导体激光器的激光波长范围可达 $0.52\sim 8\mu m$。在医学上可用作理疗和激光针灸。

1. 半导体激光器的结构

半导体激光器的主要部分为 P—N 结。P—N 结处于 P 型和 N 型半导体的交界面处,呈长方形,长约 0.7mm,宽约 0.1mm。P—N 结必须十分平整,以利于激光在极薄(约几 μm 厚)的结平面内振荡。两个出射激光的端面一般采用晶体的平行度和平整度十分理想的解理面,以构成谐振腔。在 P 型半导体面上烧结含有杂质锌的金电极,接以正电极;在 N 型半导体面烧结含有杂质锡的金电极,接以负电极。N 型半导体一面还要和散热器连接,以控制 P—N 结温度,使激光输出稳定。散热器还同时作为负电极。在 P—N 结加以正向电压且通以大的电流时,在 P—N 结就可以发射出激光束。

2. 工作原理

由于原子间的相互影响而使半导体晶体的能级形成带状。价电子所处的能带叫价带,而价带上面的一些空着的(即没有被电子所填充的)能带叫导带。两者之间有一禁带,由于电子的量子化运动在这个区域中是不会存在电子的稳定状态的。

对于纯净的半导体,价带几乎全被电子填满,而导带几乎是全空的,这样的半导体称本征半导体。在本征半导体中掺进杂质的办法(简称掺杂),可制成一定性能的半导体。例如把 Ⅱ 族元素,如锌掺到砷化镓中去,能在价带中形成空穴,这种半导体称 P 型半导体,而半导体中的这种杂质称受主杂质。若把 Ⅵ 族元素,如碲掺到砷化镓中增加砷化镓导带中的电子,从而形成 N 型半导体,而半导体中的这种杂质称为施主杂质。

对于纯半导体,当其处于绝对零度时,其价带全被电子填满,而导带是全空的,在重掺杂 P 型半导体中,由于掺进较多的受主杂质,则在价带中拿走的电子较多,从而造成价带中较多的空穴。在重掺杂质 N 型半导体中,由于掺进较多施主杂质,而使其导带中的电子数较多。

当加正向偏压时(将电源正极接 P 区,负极接 N 区),则势垒高度变低。此时,电子从 N 区注入势垒区,而空穴则从 P 区注入势垒区,两者在这个区域内复合,使整块晶体处于非平衡状态。此时,晶体内的费米能级不再一样高,外加电压 V 使 N 区的费米能级和 P 区的费米能级分开。当将大量电子注入 P—N 结时,过剩的注入电子在此复合,导带中的电子降落到价带的空位上去,失去的能量变成 $h\upsilon = E_c - E_\upsilon$ 的光子。如果由于许多这样的跃迁,形成很大的光子密度时,这个复合发光过程将被受激发射而加速。再加上 P—N 结两端自然晶面的反射反馈作用,便产生定向发射的激光。

欲使上述 P—N 结中的复合发光过程达到受激发射,必须满足条件:电子从导带跃迁到价带产生光子的发射速率应超过其逆过程的吸收速率。

3. 运转特性

砷化镓激光器的激光波长在室温下为 900nm,在液氮温度下约为 840nm。室温下,一般砷化镓激光器的峰值功率可达 20 多瓦,其效率约为 1%。在液氮温度下,可以制成连续运转的器件,其效率可达 30%,连续输出可达几瓦。

7.3 医用激光治疗装置

近年来,医用激光器械的生产和更新速度惊人,其品种不断增加,质量不断提高,功能也不断完善,因而进一步推动了激光医疗应用的普及、研究和发展。激光医疗器械的水平是影响激光医疗效果的重要因素;而衡量一台医用激光仪器水平的高低,主要取决于激光治疗机的质量。下面重点介绍医用激光治疗机。

7.3.1 红宝石激光视网膜凝结机

激光诞生前,视网膜凝结机通常采用氙弧光灯为光源,即氙弧光凝结机。自 1960 年激光诞生以来,1962 年就有人研究将红宝石激光用于眼科视网膜凝结手术中,并获得成功。所以红宝石视网膜凝结机是最早用于人体治疗的一种医用激光器械。

1. 激光眼科治疗的优点

(1) 由于激光发散角小、相干性好,可聚焦成小于 0.1mm 的光斑,因此激光能更准确和精确地进行手术,且对正常部位损伤小;

(2) 由于激光能量高度集中,为达到相同的治疗效果,只需较小的激光能量即可,因此,仪器整机小巧灵便;

(3) 由于激光治疗时间短(0.2~0.7ms),故治疗中可能发生的眼球转动或眨动对治疗的定位影响不大,不必施行球后麻醉固定眼球;

(4) 由于激光光谱纯,所以可选择对眼睛透射率高、吸收率高的特定激光波长治疗。临床激光治疗证明,激光眼科治疗疗效最高、副作用最小。

2. 仪器特点及用途

仪器主体为红宝石激光器,以脉冲方式工作。治疗时将红宝石脉冲激光照射于病眼,经眼的屈光系统将激光聚焦于所要治疗的眼底部位。该仪器主要用于封闭视网膜裂孔、视网膜囊样变性及中心视网膜病变的渗漏孔等眼底病变。

3. 仪器结构

图 7.22 为红宝石激光视网膜凝结机结构示意图。该机主要包括下列几部分:

(1) 照明系统。光源发出的光经透镜 L_3 扩束,再经 L_2 会聚于病眼瞳孔处,进入病眼,照亮眼底(视网膜)。

(2) 光路系统。红宝石脉冲激光经透镜 L_1 聚焦于反射镜片的中心小孔处,再经透镜 L_2 和病眼,聚焦于病眼眼底。

(3) 瞄准系统。反射镜 R 中心开小孔,以供激光束通过。镜面中心有米字或十字分划线。R 上的小孔及分划线成像于眼底即为瞄准位置,分划线中心点即为激光束被聚焦的焦点位置。

(4) 观察系统。医生通过屈光度校正盘观察眼底,移动 L_2 使反射镜小孔及分划线成像清晰。调整仪器或患者头部,使分划线中心与患病部位重合。

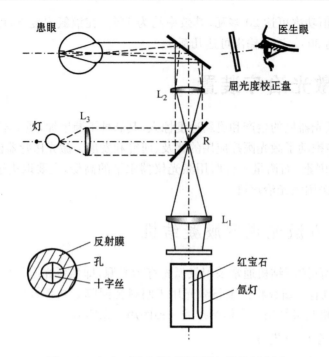

图 7.22　红宝石激光视网膜凝结机结构示意图

4. 操作方法

机器使用前应详细阅读仪器说明书。首先了解仪器面板上的各开关、旋钮、按钮及各指示灯的作用,然后仔细按操作规程操作。一般操作方法如下:

(1) 开机前先正确接通激光腔体的进、出两根冷却水管及水泵;

(2) 开机:接通电源,打开电源开关,此时电源指示灯亮,水泵开始对激光腔体注水。注意激光腔体内一定要注满水后方可开机使用,否则将使激光输出能量减弱甚至使红宝石棒及氙灯损坏。注水方法是:垂直竖起激光腔体,当进出水管无气泡流动时,表示腔体内已注满水;

(3) 旋转"电压调节"旋钮至所需的工作电压,按下"充电钮"充电,经 6~12 秒钟后,电压表稳定于某一电压值时,此时"定值"指示灯亮。然后再调节"电压调节"钮,使电压指针指到所需的工作电压值;

(4) 按"触发开关",将检眼镜盘调到"0"度,用相纸作靶,检查有无激光输出。激光强弱可调节"电压调节"钮。治疗过程中,使用者只需按腔体上的"触发开关"即可,一般不必再调节电源面板上的各旋钮;

(5) 关机:治疗结束,关闭照明灯,按"放电"按钮,电容组的充电电压经泄放电阻放完,此时电压表头指针回到"0"点。

7.3.2　红宝石激光虹膜切除机

1. 仪器用途

输出波长为 694.3nm 的红宝石激光对人眼的棕色虹膜有良好的切除性能,可有效地切除虹膜及治疗有关眼病,是国内眼科临床治疗中开展较多的一项治疗。

2. 仪器结构及特点

(1)仪器结构。图 7.23 为红宝石激光虹膜切除机结构示意图。该机主要包括下列几部分:激光器及瞄准系统、观察系统和照明系统。

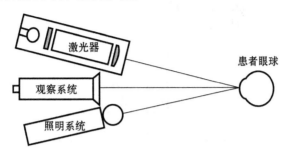

图 7.23 红宝石激光虹膜切除机结构示意图

激光器及电源部分与红宝石激光视网膜凝结机相同,不同的是在激光器前后安装了一套激光瞄准系统。在激光器全反镜的后面增加了一照明光源(可用普通白炽灯或 He—Ne 激光器),并经一透镜变为平行光,经激光器后再经一透镜聚焦以模拟激光束作瞄准光之用。瞄准系统可绕固定轴转动和前后移动,使瞄准更方便。为使模拟光与激光光斑更趋一致,可在模拟光前再加一光学系统,这样处理后的模拟光不但光斑小、亮度大,且光斑清晰、模拟位置准确,甚至用肉眼即可准确工作。

(2)仪器特点。该仪器的激光器、观察系统和照明系统设计成三者不同轴,可互不影响地独立对虹膜对准,故调整简单,使用方便。并可安装于任何类型的裂隙灯显微镜上,使对虹膜的检查和切除同时进行。

7.3.3 氩离子激光眼科治疗机

1. 仪器特点及用途

利用氩离子激光治疗眼底疾病是眼科治疗学的新进展。氩离子激光的 488.0nm、514.5nm 两条最强的蓝绿激光束能很好地被视网膜和脉络膜的色素组织及血液中的血红蛋白吸收,吸收率可达 75%。故其治疗眼病的范围很广,除可有效地治疗红宝石激光凝结机所能治疗的眼病外,还可治疗视网膜剥离,眼球前部的角膜、结膜病变,眼球底部的视网膜、脉络膜病变以及通过三面反光镜后治疗从后极部位到锯齿缘部位的多种眼病,为目前常用的且最为成功的一种眼科激光医疗器械。

2. 仪器的结构

图 7.24 为氩离子眼科激光治疗机结构示意图。仪器包括三部分:氩离子激光器(包括电源系统)、导光系统和观察系统。

(1)激光器部分。氩离子激光器结构及发光机理已如前所述。由于氩(Ar^+)离子激光电光转换效率较低,输入电功率较大,所以电路及水冷却系统复杂,整机比较庞大、造价较高,这是其缺点。

(2)导光系统。

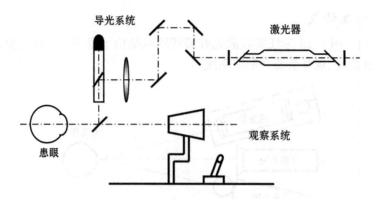

图 7.24　氩离子激光眼科治疗机结构示意图

①导光关节臂：一般由 6 块平面全反射镜或棱镜组成。

②光导纤维导光系统：由于氩离子激光器发出可见光，所以采用光导纤维作其导光系统。所用光纤一般为石英单丝光纤，直径为 0.4～0.6mm，长度为 2～3m，数值孔径约 0.27mm，导光率≥90%。

（3）观察系统。激光器通过中间系统装置于裂隙灯角膜显微镜上，可得到高倍放大（10～20 倍）、双目观察、眼底照明清晰的效果。

3. 操作方法

（1）接通冷却水，调节水压至仪器所需水压力（一般为 0.5～1.0kg/cm²）；

（2）检查电极接线并严格接地，确认无误后开启电源，先对灯丝缓慢预热；

（3）开启磁场电源，加磁场至激光器所需值；

（4）启动触发电源，先在小电流放电情况下进行谐振腔的对准调整；

（5）启动弧光电源，进行大电流弧光放电，调节电流至所需功率；

（6）工作完毕，先关闭弧光电源，然后关闭磁场及灯丝电源，待 15 分钟，最后关闭冷却水开关。

7.3.4　YAG 激光治疗机

1. 仪器特点及用途

YAG 激光器即掺钕钇铝石榴石激光器，也称为 Nd^{3+}：YAG 激光器。激光输出波长为 1.06μm，经倍频后的激光波长为 0.53μm 绿光。这两种波长的激光在医学上都极有实用价值，特别是近年来人们在开展无血和少血手术的研究中，发现 YAG 激光具有良好的止血效果。目前 YAG 激光作为"光刀"已在外科、皮肤科、妇科、眼科等手术治疗中普遍采用。其最大优点是出血少、疗效好。除作为光刀手术外，YAG 激光还可作为照射治疗用。

2. 仪器结构

图 7.25 为 YAG 激光治疗机外形结构示意图。整机由激光器、导光系统及电源组成。

（1）激光器。YAG 激光器整体结构基本与红宝石激光器相同，不同的是：为了提高激光输出功率和光泵效率采用氪（Kr）灯泵浦。此外由于激光器工作过程中聚光腔内温度很高，故

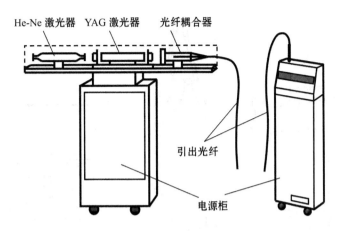

He-Ne 激光器　YAG 激光器　光纤耦合器

引出光纤

电源柜

图 7.25　YAG 激光治疗机外形结构示意图

必须将聚光腔做成夹层中空结构,通水冷却。聚光腔体由钢材料加工而成,椭圆柱内腔表面在精加工后用研磨剂抛光至光洁度 V12 左右,再镀金或银,最后抛光至 V14,方可使用。

(2) 导光系统。导光关节臂系统,一般采用 5～7 节导光关节,并配以除尘吸烟装置。

7.3.5　CO_2 激光治疗机(手术刀)

CO_2 激光器是以 CO_2 气体为激光工作物质的气体分子激光器,激光波长为 $10.6\mu m$ 不可见红外光。CO_2 激光器的突出优点是电光转换效率高、输出功率大、结构简单、价格低廉、使用方便。

1. 仪器特点

(1) 处于 $10.6\mu m$ 红外波段的 CO_2 激光特别容易被人体组织吸收,故利用 CO_2 激光的热效应能有效地烧灼、切割、气化人体组织,达到手术目的;

(2) CO_2 激光可封闭手术部位周围组织直径 1mm 以下的血管,故能有效防止和减少伤口出血,缩短手术时间,加速伤口愈合;

(3) CO_2 激光手术是高温非接触治疗,故手术部位的病菌、恶性肿瘤细胞等均被高温烧死,不会以手术为媒介而扩散、转移和感染。经对手术中飞散细胞检查,证实无活细胞存在,所以 CO_2 激光手术安全;

(4) 低功率密度 CO_2 激光照射人体组织具有消毒、镇痛、消炎、消肿、止痒、促进组织新陈代谢、加速组织愈合和康复的功效,多年来在针灸科、理疗科得到了广泛的应用。

2. 仪器结构

图 7.26 为 CO_2 激光治疗机外形结构示意图,其中(a)、(b)为落地式结构,(c)为便携式结构。该治疗机由激光器、导光系统及水冷系统组成。

(1) 激光器。CO_2 激光器为该机主体部分,医用 CO_2 激光器一般采用纵向放电封离型结构,其中包括:

①激光器管壳材料:一般用 95♯ 或 GG17♯ 硬质玻璃管或熔石英玻璃管吹制而成。石英管的优点是可提高激光器的耐热性能及激光功率稳定性能,但加工困难,成本高。

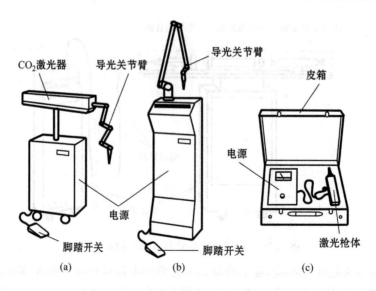

图 7.26 CO_2 激光治疗机外形结构示意图

②电极材料：可采用纯银、纯铜、纯镍等材料，其中纯银（99.99%）为长寿命 CO_2 激光器电极的首选材料。

③谐振腔：医用 CO_2 激光器谐振腔一般采用平凹腔结构。全反射镜用 K8、K9 等光学玻璃经研磨后镀金膜，反射率>98%。全反镜曲率半径 R 大小视激光腔长 L 而定，一般按经验公式：$R=(1.5\sim2.5)L$。部分反射镜（激光输出镜）一般采用锗单晶材料研磨成平行平面后，在其中一面镀以多层反射膜，另一面镀增透膜。

④激光器长度与输出功率的关系：根据临床需要，使用者可选择合适功率大小的治疗机，而激光功率的大小与激光器长度密切相关。

（2）导光系统。由于用于 CO_2 激光的导光纤维还未达到实用水平，故目前台式结构 CO_2 激光治疗机仍均采用导光关节臂结构，关节数一般为 3～7 节，视具体用途而定。便携式 CO_2 激光治疗机由于采用手枪式结构，激光束直接由激光头套引出，故无需导光关节臂。

（3）电源系统。CO_2 激光器放电特点是高压小电流，且随激光器腔长的增加而增加。为了使激光输出功率能在大调节范围下工作，亦可采用交流激励，但激光输出功率将下降10%～20%，且激光器工作寿命将缩短。

（4）水冷却系统。目前生产的 CO_2 激光治疗机，无论是台式结构还是便携式结构均采用自循环水冷却系统。水冷却系统由水箱和水泵组成，并设有断水保护装置。水泵应选购噪声低、振动小及水流较大的产品。

3. 操作注意事项

（1）操作者在仪器正式使用前应认真阅读仪器使用说明书，以正确掌握仪器的使用方法；

（2）该仪器系高压用电设备，故仪器外壳应有可靠的接地措施，平时不得随便打开电源箱，若需检修应待高压电容储电全部放完后再行修理，以防触电；

（3）仪器水箱里的冷却水应采用蒸馏水，若用自来水或井水则沉淀 24h 后再注入水箱，一、二个月应更换一次冷却用水；

（4）操作者应使用激光防护镜，手术中严禁将激光头对准手术部位以外的任何部位，尤其

是眼睛等重要部位,以免误伤;

(5) 便携式治疗机在操作过程中最好保持枪口水平或仰头使用,尽量不要俯射,以免患部烟尘窜入枪嘴内而污染激光输出窗片;

(6) 仪器应置于干燥通风处,经常保持仪器卫生,室内应安装排风扇或配吸尘排污装置,经常用酒精棉球顺时针擦拭激光聚焦镜,但必须注意不可划伤镜面。

7.3.6　CO_2 激光美容机

激光美容就是利用激光产生的高能量,精确聚焦具有一定穿透力的单色光作用于人体组织而在局部产生高热量可去除或破坏目标组织,从而达到美容的目的。激光美容是近几年兴起的一种新的美容法。此法可以消除面部皱纹,用适量的激光照射使皮肤变得细嫩、光滑。还可治疗各类痣、疣及多种皮肤赘生物、各种皮肤良性肿瘤、色痣、皮赘、老年疣、扁平疣、寻常疣、丝状疣、尖锐湿疣、腋臭及文身等。由于激光美容无痛苦且安全可靠,受到人们欢迎。

1. 仪器的特点及用途

CO_2 激光美容仪是一种新颖的智能化的激光医疗设备。该仪器轻便灵巧(一般 $5\sim8kg$)、携带方便,采用手枪结构,聚焦激光束直接从激光头输出、操作简单安全、容易掌握和便于推广。使用时可根据实际需要,选择激光输出图形的形状、尺寸大小、扫描深度和激光输出功率的大小。该机可有效地治疗各种皮肤色素异常性疾病、皮肤血管性疾病、各种斑痣和文身、去毛发及毛发移植、创伤后的皮肤病变和良性皮肤赘生物、皮肤瘢痕等。还可做激光穿耳孔等美容项目。

CO_2 激光美容仪采用短脉冲、高峰值功率红外波长 CO_2 激光束非常快速地、准确地对准皮肤部位进行扫描并使最表层皮肤气化,以消除不平整表皮组织,使表皮下的真皮胶原再生、重塑。与通常美容方法相比采用高峰值功率、短脉冲 CO_2 激光极易被生物组织吸收产生强而非穿透的表面热,可以防止过长时间的组织加热引起的焦痕或瘢痕的出现。其次由于它易于控制,能精确地气化病变的皮肤组织,对周围的正常组织损伤很小,因此具有出血少、损伤小、手术时间短、术后恢复快等特点。可以有效地磨平疤痕、皱纹、瘢痕,良性皮肤赘生物组织,获得理想的美容、治疗效果。

激光美容主要包括激光切割、激光换肤和激光去色。

(1) 激光切割。激光切割的最大优点是切口出血少、手术视野清晰。目前使用的超脉冲激光,将激光器发出的能量聚集,并通过特殊开关使能量在瞬间释放,强大的能量将组织迅速气化,不仅切割快捷,同时也使切口周围的热传导减少到最小,对切口周围组织的损伤程度极小。用于重睑术、眼袋整形、面部除皱等,取得了良好的效果。

(2) 激光换肤。激光换肤利用了激光磨削技术,其原理是通过改变激光器的聚焦特性,使激光点变成一个光斑,再利用图形发生器,将光斑按照一定的图形进行扫描,使激光斑在瞬间产生的高热将扫描范围内的目标组织去除。每个光斑的强度、密度、扫描图的形状及大小均由计算机控制,从而精确地控制去除目标组织的深度,达到治疗的目的。激光换肤不仅克服了传统方法易出血、深度不易控制等缺点,还有刺激皮肤弹力纤维,使其收缩的作用。弹力纤维的收缩可使皮肤收紧,进一步促进表浅皱纹消失,除皱效果更加明显。

（3）激光去色。利用激光治疗面部毛细血管瘤、色素痣等。其原理是不同颜色的组织对不同波长的激光吸收率不同，当用这些特定波长的激光对病变部位进行照射时，这些色素或血红蛋白受激光破坏最重，而周围的正常组织受损伤轻微，当遭受破坏的病变组织逐渐被身体吸收，疾病或皮肤内的色素便得到治愈。

2. 仪器结构

图 7.27 为一般美容机结构示意图。该机由激光枪体、电源箱及冷却箱组成。激光枪体一般由金属或塑料制成，采用脚踏和手动两种开关形式。手动开关安装在枪体的手柄上。激光器置于腔体内。腔长一般只有 250mm 左右。电源由于激光器腔长短、功率低，故体积小、重量轻。激发电压 8000V 左右，工作电压约 4000V，工作电流 5mA 左右。水冷系统由储水箱及小型抽水泵组成，水箱内的冷却水应注入干净的蒸馏水。由于水箱内储水量有限，故手术 15min 后应暂停手术 5～10min，待水温下降后再行手术。

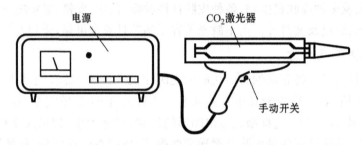

图 7.27　CO_2 激光美容机结构示意图

图 7.28 为 JZ-1B 型 CO_2 激光治疗仪。该仪器治疗范围：体表任何部位的各种色素痔、斑、暗疮、痤疮、汗管瘤、脂肪瘤、血管瘤、疤痕、睑黄疣、烟袋术、纹身、协助切眉术、除皱术等。

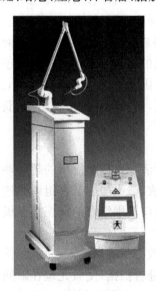

图 7.28　JZ-1B 型 CO_2
激光治疗仪

JZ-1B 型数码人机界面 CO_2 激光治疗仪由微电脑高级数字软件控制，能保证整机各功能系统有效、安全、协调地工作，充分发挥设备的自动化功能优势，安全有效地完成治疗程序。治疗参数的选择可由彩色液晶屏直观显示并进行激光功率的自动检测。整机采用高级工程塑料（ABS）制造，具有绝缘、防锈、防火功能。豪华型的外观设计和先进的制造工艺不但使外形更加美观、可靠和安全，而且使仪器与整个医疗环境和谐协调，给医生和患者带来亲切感和美学享受，具有优化治疗环境的效果。激光输出方式多样化，可进行多种激光手术（精确的软组织剥离、切除和气化，对周围组织损失小，手术时间短、出血少，同步杀菌，伤口愈合快）。排烟系统可提高手术清晰度；技术领先的开关电源使激光输出功率稳定可靠，可适应电压变化大的地区使用；独特的能量控制方式，可精确控制手术深度和范围；精密的导光系统可将激光准确引导至任何狭小部位，令手术得心应手；高可靠保护系统（断水、过流、过压）和完善的人性化设计（门开关、紧停装置）能保证仪器安全、稳定和长寿命地运行，整机低能耗（350W），符合环保要求。该仪器功能与国外同类产品相当，技术指标达到国内先进水平，是目前国际上最新流行的激光医疗产品。

JZ-1B 型数码人机界面 CO_2 激光治疗仪具有高重复频率的脉冲工作方式,由于脉冲激光的能量在时域上被压缩,故脉冲激光具有很高的峰值功率,能产生瞬间高温,因此对骨性病变的切割与气化具有明显的优势。在需要持续热量的场合,使脉冲在高重复频率状态下工作,既可产生瞬间高温,又能保持持续高温,对骨性和软组织病变均可进行更有效的治疗。在治疗同一疾病时,脉冲激光的使用功率要比连续激光低得多,水肿反应轻,对周围组织损伤更小,缩短了治愈时间,并可阻断末梢神经,降低术后痛感,同时碳化轻,产生的烟雾少,减少了对临床医生的危害,视野更清晰,操作更精确,这都是传统 CO_2 激光治疗仪难以达到的。

JZ-1B 型数码人机界面 CO_2 激光治疗仪以其独有的功率和脉冲特性,使得激光医疗变得更简单、更可靠、更准确,也更能发挥医务人员的水平,特别适用于需开展激光医学美容的临床科室。仪器主要技术指标:

激光波长:$10.6\mu m$

输出功率范围:1~30W(可调)

输出方式:聚焦、散焦、扩束

刀头焦距:$f=100mm$

引导光束:红色半导体激光(650nm,2mw)

系统控制:微电脑控制

排烟系统:内置吹烟方式

手术控制:脚踏开关

冷却方式:内置封闭水冷循环系统

显示方式:工业级数码彩显人机界面(6 寸触摸屏)

导光系统:7 关节扭簧导光臂(6 种治疗刀头)

工作状态:连 续:1~30W,每一瓦步进可调

单脉冲:开时间可正确显示和预置,0.01s~2.95s,每 0.01s 步进可调

重复脉冲:开\关时间可显示和预置,0.01s~2.95s,每 0.01s 步进可调

超 脉 冲:调制频率为 1000Hz

相对湿度:<80%

外形尺寸:$520\times300\times1050mm$

重 量:25kg

3. 操作注意事项

(1) CO_2 激光美容机是高压用电设备,使用中电源外壳应有可靠的接地,以防触电;

(2) 激光器是玻璃制品,故携带或使用中务必轻拿轻放,以免损坏;

(3) 不得将激光枪头对准非手术部位,尤其眼部,以免造成事故;

(4) 经常擦拭激光枪体,若发现锗输出镜已被烟尘污染,可用酒精棉球轻擦锗片,但不可划伤镜面。

7.3.7 He-Ne 激光针灸治疗机

针灸是我国医学宝库中的瑰宝。激光针灸就是根据传统针灸和经络学说发展而来的。由

于激光针灸具有不刺伤皮肤、无心理畏惧、不用消毒、不会感染等独特优点,早在 1972 年就有人用 He-Ne 激光针灸治疗高血压、支气管炎哮喘和精神疾病等,并取得了一定的疗效。已证明,He-Ne 激光针灸对机体具有刺激组织再生作用,可加速皮肤、粘膜的伤口愈合,提高机体细胞的抗病能力及消炎、消肿止疼、止痒的作用。目前 He-Ne 激光针灸治疗机已广泛应用于外科、内科、皮肤科、妇科、耳鼻喉科、眼科、神经科及美容科等临床各科治疗中,是临床治疗中应用最多的医用激光器械之一。

1. 仪器结构特点

He-Ne 激光针灸治疗机是以 He-Ne 激光器为主体以及电源部分及导光系统组成。He-Ne 激光器是以 He-Ne 气体为激光工作物质的原子气体激光器。激光波长为 632.8nm 红光。该仪器整机轻便、对光简单、使用方便。图 7.29 为 He-Ne 激光针灸治疗机结构示意图,其中(a)、(b)为落地式结构,(c)为便携式结构。仪器无需水冷却装置。

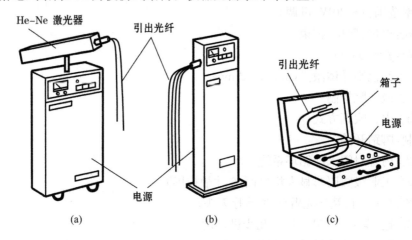

图 7.29　He-Ne 激光针灸治疗机外形结构示意图

(1) 激光器。

①外壳材料:一般都用 11♯硬质玻璃管吹制而成,阴极为高纯铝筒。

②功率:纯针灸用便携式针灸仪其功率一般为 1～3mW,用于针灸、理疗和扩束照射的综合治疗机功率为 8～30mW,有些可达 40mW 以上。

(2) 电源系统。和 CO_2 激光器一样,He-Ne 激光器具有负阻特性,即管压降随放电电流的增加而降低。因此,为了获得稳定的放电,需要附加一定阻值的限流电阻。

(3) 导光系统。根据治疗需要,便携式针灸仪一般都采用导光光纤结构。激光出口端的光纤采用笔式结构,以利手握,并可直接紧贴于穴位处。台式结构综合治疗机一般采用原光束、光纤及扩束三种输出形式。

2. 使用注意事项

(1) 和 CO_2 激光器一样,He-Ne 激光器也是纯玻璃制品,故在安装、拆卸及使用时务必轻拿轻放,以防震动,损坏。

(2) 本机系高压用电设备,故仪器外壳应有可靠接地,以防触电。

(3) He-Ne 激光对人眼有强刺激作用,故操作者及患者非治疗需要不得直视激光束,以防伤眼。

（4）应将本机置于通风、干燥、洁净处，停止工作后应立即盖上防尘保护罩，以防尘土浸入。

（5）仪器所配光纤系玻璃丝制成，极易折断，故在使用和包装时应避免光纤弯曲过度（弯曲半径不得小于10cm），不得挤压。

7.3.8　激光内窥镜治疗机

1973年光导纤维问世，使激光进入人体并借助内窥镜治疗人体内腔疾病成为可能。1973年研制成功的第一台Ar^+激光内窥镜治疗机输出功率可达6W以上。1975年国外开始用Ar^+激光内窥镜治疗消化道溃疡引起的出血取得成功。我国从1977年开始用Ar^+激光内窥镜治疗消化道出血的研究。目前，激光内窥镜治疗机主要有两种：一种是Ar^+激光内窥镜治疗机，一种是Nd^{3+}：YAG激光内窥镜治疗机。

1. Ar^+激光内窥镜治疗机

（1）仪器特点及用途。

①由于Ar^+激光的波长为488.0nm和514.5nm的蓝绿光，所以这两种波长的激光不仅适于在光导纤维中传输，而且机体内的红色细胞组织对该波长激光有良好的吸收，因而适于对血管瘤和出血管作光凝固治疗。

②Ar^+激光对组织的穿透力较差，因而在腔内手术如胃部治疗时不易造成穿孔，手术安全。

③经光导纤维传输引导，借助腹腔镜、胃镜、子宫镜、膀胱镜等多种内窥镜可有效治疗多种内腔疾病。

（2）仪器结构。

该机由Ar^+激光器、光纤耦合器及光导纤维等部分组成。图7.30为该机结构示意图。

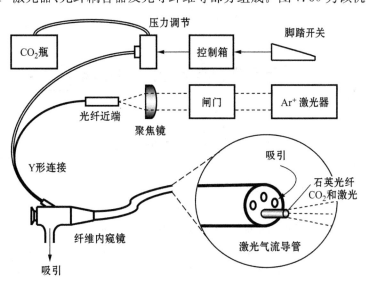

图7.30　Ar^+激光内窥境治疗机结构示意图

①Ar$^+$激光器。按手术治疗需要,要求 Ar$^+$激光器输出功率为 7～10W,并能连续可调。激光照射时间由脚踏开关及时间控制器控制。

②光纤耦合器。内窥镜用光导纤维与一般石英光纤相同,只是发散角较小。此外,在光纤保护套外包有一层比保护套直径稍大的聚乙烯管,以便 CO_2 气体从此间隙中通过。通气的目的是将血液吹离出血区域,且可使喷气压迫血管,使出血暂停。为防止光纤接触机体的一端被污染,可将该端用一精细外套套上,此套应比光纤端口长 1～2mm。

将安装好的光纤随聚乙烯管置于内窥镜活检钳孔内,激光束即可随内窥镜进入腔体。

2. Nd3$^+$：YAG 激光内窥镜治疗机

(1) 仪器特点及用途。

①穿透力强。YAG 激光穿透机体的能力是 Ar$^+$激光的 3～4 倍。

②止血效果好。YAG 激光可使直径 4mm 以下的粗血管止血,而 Ar$^+$激光能使直径 1mm 以下的血管止血,所以,YAG 激光最适宜腔内止血。

③YAG 激光可有效治疗消化道血管病变,如血管瘤、动-静脉畸形和血管扩张症,以及肠道多发性小息肉和不能用电烧灼摘除的广基大息肉。对晚期癌肿所引起的消化道狭窄或梗阻也可用 YAG 激光照射,可起到暂时性姑息治疗作用。

(2) 仪器结构及主要技术指标。YAG 激光内窥镜治疗机整体结构与 Ar$^+$激光内窥镜治疗机相同,但由于 YAG 激光系近红外不可见光,故为保证治疗的准确性,可采用 He-Ne 同光路装置,如图 7.31 所示。

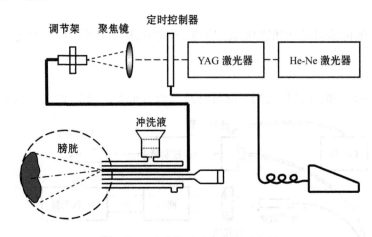

图 7.31　膀胱镜治疗机结构示意图

主要技术指标

激光波长　　　　1.06μm(近红外光);

激光功率　　　　30～50W(经光纤后的功率);

激光输出形式　　连续和脉冲两种,每个脉冲时间 0.1～900s 可调;

光导纤维　　　　柱形石英光导纤维,芯径 500～600μm,光纤长度 3～4m;

同光路光源　　　He-Ne 激光,功率 1～3mW。

(3) 手术注意事项。

①由于 YAG 激光穿透力强,故做腔内手术时应防止穿孔。预防的方法是将激光器制成

输出宽度可调的光脉冲,以精确控制激光剂量。

②当操作者确定好手术部位后,插入光纤后应判断光纤激光输出端伸出内窥镜的长度,以免损伤内窥镜。

③操作者在手术中应配有红外激光防护镜,以防腔壁反射光经光纤返回眼底而灼伤眼睛。

7.3.9 氦镉激光治疗机

1. 仪器特点和用途

氦镉激光器有三种不同颜色的激光输出。蓝紫色可见光,波长为 441.6nm;紫外不可见光,波长为 325.0nm;白光,波长由红色的 636.0nm 和 635.5nm,绿色的 537.8nm 和 533.8nm 及蓝紫色的 441.6nm 组成。目前只有蓝紫色 441.6nm 波长的激光器用于医用治疗及医学研究,其他波长均未制成医用治疗机。蓝紫光波长 441.6nm 比 Ar^+ 离子激光的 488.0nm 还短,所以对人体的生物作用更强。氦镉激光治疗机从价格、操作、使用等方面都优于 N_2 激光和 Ar^+ 激光治疗机,尤其适用于探索性研究。

氦镉激光治疗机的输出形式有光纤输出、原光束输出及扩束输出,可根据需要选择合适的输出形式。氦镉激光治疗机生产厂家少,临床应用不多,但在试用中有明显的特殊作用。数十毫瓦功率的氦镉激光可进行癌病灶的临床检查和治疗,几毫瓦可用于一般检查和照射治疗,适合外科、皮肤科、妇科、耳鼻喉科、口腔科以及内科。理疗时,对疮疖、溃疡、炎症、创伤、肿痛等都有很好的疗效。另对带状疱疹、脚气感染等各种感染性溃疡的疗效特别显著,使用无痛苦、无副作用。

2. 氦镉激光治疗机的结构

氦镉激光治疗机包括三个主要部分:激光头、激光电源及激光输出装置。

(1)激光头。激光头主要由氦镉激光管与激光管的调整装置两部分组成。

氦镉激光管是氦镉激光治疗机的心脏,它有多种不同的结构。按镉的气化方式分为外热式和自热式,按腔体结构分外腔式、半外腔式及内腔式三种,按放电形式分空心阴极区及阳极正柱区两种。目前用于激光治疗机的激光管,大多是阳极正柱区放电结构。小功率多是全内腔,有自热式和外热式两种,自热式功率在 20mW 以下,外热式功率在 20mW 以上。功率 30mW 及以上大多是半外腔或外腔式的,这种腔结构目前均为外热式的。激光的输出波长,一般小型内腔式只有一个 441.6nm 波长输出,或一个 325.0nm 波长,半外腔及外腔结构可以输出两种波长,即 441.6nm 和 325.0nm,三色光的氦镉激光器尚未用于治疗机。

氦镉治疗机用的氦镉激光管的腔体结构基本与氦氖激光管的腔体结构相似。不同之处在于氦镉激光管中有一镉源,一般结构也有内热式(也称自热式)和外热式。自热式与外热式区别在于外热式有一加热器置于镉源外,自热式靠放电时自行加热。

由于激光管的不同结构而导致激光头的不同结构,激光头的结构是由激光管加上其调整结构组成的,两种典型结构的激光头如图 7.32 所示。

(2)激光电源。氦镉激光电源一般为高压稳流式,一种是可控硅稳流,一种是高性能稳流管稳流。对于外热式即镉源用外加电源加热气化的氦镉激光器,要求镉炉温度受电源电路精密控制,一般为热敏反馈稳流控制电路。

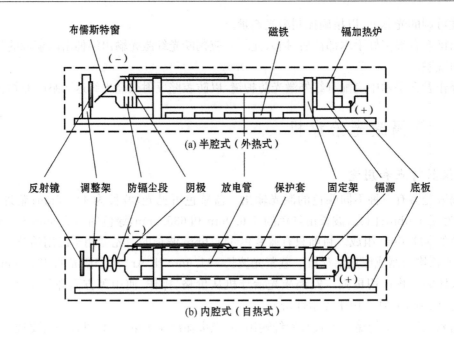

图 7.32　氦镉激光头结构示意图

自热式氦镉激光器镉汽的控制，是依靠制作激光管时严格地实验确定，实验中确定合适的工作电流来保证镉的加热和激励，所以这种激光器均有一最佳工作电流范围，应配以适当输出的稳流电源。

（3）激光输出装置。氦镉激光治疗机的输出装置与氦氖激光治疗机基本相似，有原光束输出、扩束输出、光纤输出几种，与氦氖激光治疗机输出装置不同仅在于外形方面。

3. 氦镉激光治疗机操作要点

（1）外热式氦镉激光治疗机操作要点。

①准备工作。开机前应按说明书认真检查激光头、激光电源、激光输出装置及各主要部件的完整性、完好性，导线有无接错、漏电，有无触电危险，输出有无造成伤害的可能，一一校对无误后，准备开机。

②开机步骤。先接通电源总插头，打开总开关，绿灯亮，红灯也亮，说明接通，外热式指示加热镉炉的指示灯亮表示镉炉已经加热。电源上装的风冷扇的开关，应在电源工作后 5～10min 打开，用风冷扇使电源内温度降低。

③调整方法。调整工作电流：一般工作电流在 80～150mA 之间（应按产品说明书确定）变化，可调在 90±10mA 之内。调整方法是：一般情况下调整微调钮即可，如电源有输入电压调整装置，可用调整钮在较大范围内调整，先调至一个电流，等其他调整完成激光输出后再反复调至最佳工作电流。

镉炉温度调整：一般情况下产品出厂时镉炉温度已调好，不需再调，只在开机后出光正常时试调（微小变化），以调整最佳功率。一般由制造者来调，使用者若确有成熟经验方可进行，否则会污染窗口使激光管损坏。

腔的调整：对外腔或半外腔的腔调整，建议请制造者或受过专门训练的操作者来调整，其他工作人员不应随意调整,以免造成不应有的差错。

④关机。首先关闭镉炉加热器开关,然后再关总电源(中间间隔 15～20min),有延时器的装置,延时定为 20min,关闭镉炉开关后,20min 总开关才断开,等全部电源工作终止,最后切断总电源。

(2) 自热式氦镉激光治疗机操作要点。

①准备工作(同外热式氦镉激光治疗机的准备工作)。

②开机步骤。

先接通电源总插头,打开总开关,绿灯亮,顺时针旋转调节旋钮,激光管点燃后,使旋钮指在一定位置后电流指示在最佳工作电流。激光管点燃后,预热半小时左右,才能出光,而且需点燃一段时间后,才可达到最佳的激光输出。若使用时间过长,请每隔一定时间,将风扇开关打开,以利散热,每次约开半小时。

③调整方法。这种激光器一般在出厂时已调好,一般不用再调,若需调整,一定要在制造者指导下进行,以免损坏。

④输出方式的选择。旋转激光盒上的输出光旋钮可调节输出光斑位置,激光输出分三种形式:原光束、扩束、光纤输出。原光束:不安装扩束镜、光纤及光纤耦合镜时,可获得原光束输出;安装扩束镜时,为一扩束光斑,适合较大面积的照射。光纤输出:装上光纤耦合镜及光纤即可使激光从光纤端输出以进行定点或穴位照射。

⑤关机。激光器使用完毕,需关机时,反时针旋转调节电流旋钮,将电流降至 30mA 左右,约 15 分钟后,激光管不再出光,这时可将电流调至零,激光管熄灭,然后向左扭动电源开关(钥匙),切断电源。

⑥几点说明。治疗机前面板上装有电子计时器,便于在治疗时,随时掌握时间,可以定时。治疗机后面板上装有积时器,便于考察激光管寿命。

⑦注意事项。

· 请接交流稳压器;

· 非紧急情况下,一定要先将电流降至 30mA 左右,15min 后再关机,以保护激光管;

· 平时勿动激光管盒,保持水平,防止激光管内镉掉出。

⑧排除小故障。若向右拨动电源开关后,绿指示灯不亮,请检查指示灯泡是否损坏,若指示灯完好,可检查后面板上的保险管是否熔断。激光管点燃后,经过预热,仍不见出光或出光很弱,可打开激光管盒上盖,轻轻调节管口调节架上的三个螺钉,注意用力不可过大。

经以上检查或调整后,仍有问题,请与生产单位联系检修,确保正常使用。

7.3.10 激光动力学治疗机

光动力疗法(photodynamic therapy,PDT)是一种基于光敏剂对肿瘤细胞和正常组织细胞有不同的亲和性,利用适当波长的光辐照含有光敏剂的靶向细胞或组织,通过光动力效应,实现光敏剂诱发的光生化反应,选择性地在肿瘤细胞或组织内进行,从而实现灭活肿瘤细胞的一种治疗方法。选择合适的光敏剂及作用条件,PDT 可以对正常细胞基本不产生或产生较小的影响。光动力疗法由于具有选择性灭活肿瘤细胞、抗瘤谱广、适应症广、可与其他治疗方法联合使用等优点,近年成为医学界、生物医学工程领域和光生物学领域的一个重要研究方向。

早在古埃及时代，人们就发现植物中的补骨脂灵口服后会积聚在皮肤中，患皮肤白斑病的人口服补骨脂灵后，再用日光照射，白斑消失。1903年有人将从患者身上取下的癌肿，涂上一种叫伊红的色素，再用光线照射，结果癌细胞死亡。1976年临床上应用一种血卟啉衍生物治疗膀胱癌获得成功，由此开创了光动力学疗法治疗癌症的历史。1996年美国食品药品署批准该疗法用于治疗食管癌；1997年法国和荷兰批准治疗中晚期肺癌和食管癌；德国批准治疗早期肺癌；日本批准治疗早期食管癌以及肺、胃和宫颈癌；1998年美国批准治疗早期支气管内癌，1998年又批准治疗梗阻型支气管内癌（肺癌）。近年来由于光敏物质、光激活装置和导光系统的发展和进步，光动力学疗法已成为肿瘤治疗的基本手段之一。

1. 光动力学治癌的原理与特点

光动力反应中的光敏剂吸收特定波长的光后，可由基态(S^0)被激发至寿命极短($1ns\sim1\mu s$)的单重态(S^1)，后者通过辐射荧光释放出能量返回基态，或经系间跃迁至三重态(S^3)。三重态具有较长的寿命($1\mu s\sim10s$)，从而有机会与周围的分子相互作用。光敏剂的三重态可经I型反应，即与底物分子间直接发生电子转移或抽氢作用，产生底物和光敏剂的自由基或自由基离子，并进一步与周围的氧反应生成氧化产物；或经II型反应与基态氧分子之间发生能量传递，产生单重态氧($^1O_2$)。单重态氧是一种高反应活性的物质，它具有亲电子性，能高效氧化生物分子，与不饱和脂肪酸、蛋白质、核酸等反应而产生损伤效应，并最终导致细胞死亡。

光动力学治癌的原理是癌细胞能特异性摄取光敏剂。光敏剂被癌细胞摄取后，能较长时间停留在癌细胞内。光敏剂本身无毒性，但经一种特殊波长的光（常用630nm的激光）照射后，可与氧起反应，产生一种具有毒性作用的活性态氧离子，从而破坏癌细胞。因此，该疗法对正常细胞杀伤很少，也不影响机体的免疫功能，对患者没有明显副作用。光动力学疗法对某些癌症的疗效不亚于手术、化疗或放疗，对某些早期癌症，可达到治愈目的。

光动力学疗法对肿瘤的杀伤机制较为复杂，与光敏剂的种类、生物学特性、组织含氧的程度以及光敏剂与肿瘤结合的状态等多种因素有关。

(1)光动力学疗法对肿瘤细胞的影响。光动力学疗法对肿瘤细胞有直接杀伤作用，但在治疗肿瘤时，有的以直接杀伤肿瘤为主，有的以破坏微管为主。

(2)光动力学疗法对微血管的影响。光敏化反应可造成微血管破坏，激活血小板及炎性细胞导致炎性因子释放，引起血管收缩、血细胞滞留凝集、血流停滞造成组织水肿、缺血、缺氧，从而杀伤肿瘤。

(3)光动力学疗法对间质的影响。间质是肿瘤细胞生长的"瘤床"，对物质扩散、运输和新生血管形成具有重要作用，间质中光敏剂含量很高，光动力学疗法对间质的破坏，对于防止肿瘤的残留或复发很重要。

许多研究表明细胞的细胞质膜和线粒体是细胞对PDT最敏感的细胞器，其他细胞器如溶酶体、内质网、微管、核糖体、细胞核等也可能在PDT中受到损伤破坏。PDT反应产生的单态氧，很容易与蛋白质中的一些氨基酸残基以及脂质中的不饱和脂肪酸和核酸中的鸟嘌呤发生作用；PDT初始反应的光氧化产物还可以继发引起肽链内、肽链间及DNA-蛋白质的交联，从而引起细胞的膜损伤、酶失活、受体丧失、细胞骨架破坏、能量代谢降低、细胞内运输中断、损伤修复能力丧失、不能增殖等一系列改变，最终导致细胞死亡及组织破坏。

光动力学对实体肿瘤的疗效虽已肯定，但关于它的确切作用方式，至今未有一个普遍适用的、得到公认的详尽的解释。就肿瘤本身而言,实体肿瘤本身的许多因素可能影响 PDT 治疗的效果。肿瘤组织不是单纯和均一的肿瘤细胞群体,除肿瘤细胞外,还有间质、血管、炎症细胞等多种成分,都可因 PDT 作用而发生改变,又可互相发生影响。肿瘤细胞的坏死、凋亡是各种因素作用的共同结果。

与手术、化疗、放疗等常规治疗手段相比,光动力疗法具有如下重要优点:

(1) 创伤很小。借助光纤、内窥镜和其他介入技术,可将激光引导到体内深部进行治疗,避免了开胸、开腹等手术造成的创伤和痛苦。

(2) 毒性低微,主要破坏癌细胞,不损伤正常细胞。进入组织的光动力药物,只有达到一定浓度并受到足量光辐照,才会引发光毒反应杀伤肿瘤细胞,是一种局部治疗方法。人体未受到光辐照的部分,并不产生这种反应,人体其他部位的器官和组织都不受损伤,也不影响造血功能,因此光动力疗法的毒副作用是很低微的。且不会抑制人的免疫功能,也不会抑制骨髓而引起白细胞、红细胞和血小板减少。

(3) 选择性好。光动力疗法主要攻击目标是光照区的病变组织,对病灶周边的正常组织损伤轻微,这种选择性的杀伤作用是许多其他治疗手段难以实现的。

(4) 适用性好。光动力疗法对不同细胞类型的癌组织都有效,适用范围宽;而不同细胞类型的癌组织对放疗、化疗的敏感性可有较大的差异,应用受到限制。

(5) 可重复治疗。癌细胞对光敏药物无耐药性,患者也不会因多次光动力治疗而增加毒性反应,所以可以重复治疗。

(6) 可姑息治疗。对晚期肿瘤患者,或因高龄、心肺肝肾功能不全、血友病而不能接受手术治疗的肿瘤患者,光动力疗法是一种能有效减轻痛苦、提高生活质量、延长生命的姑息性治疗手段。

(7) 可协同手术提高疗效。对某些肿瘤,先行外科切除,再施以光动力治疗,可进一步消灭残留的癌细胞,减少复发机会,提高手术的彻底性;对另一些肿瘤,有可能先做光动力治疗,使肿瘤缩小后再切除,扩大手术的适应证,提高手术的成功率。

(8) 可消灭隐性癌病灶。临床上有些肿瘤,如膀胱移行细胞癌,在主病灶外可能有散在的肉眼看不见的微小癌巢,常规治疗手段只能去除主病灶,对隐性癌巢无能为力,但用光动力疗法采取全膀胱充盈后表面照射的方法,消灭可能存在的所有微小病变,从而大大减少肿瘤复发的机会。

(9) 可保护容貌及重要器官功能。对于颜面部的皮肤癌、口腔癌、阴茎癌、宫颈癌、视网膜母细胞瘤等,光动力疗法有可能在有效杀伤癌组织的情况下,尽可能减少对发病器官上皮结构和胶原支架的损伤,使创面愈合后容貌少受影响、保持器官外形完整和正常的生理功能。

(10) 由于光动力治疗的创伤轻微,毒副作用很低,治疗后患者恢复迅速,住院时间缩短。

(11) 治疗时间短,一般 48~72h 后即可出现疗效。

迄今全世界已有数万例患者接受该疗法治疗,治疗的癌症多达数十种,包括食管癌、肺癌、脑瘤、头颈部癌症、眼肿瘤、咽癌、胸壁肿瘤、乳腺癌、胸膜间皮瘤、腹腔肉瘤、膀胱癌、妇科肿瘤、直肠癌、皮肤癌等。对早期食管癌,光动力学疗法几乎能 100% 治愈;对中晚期食管癌,80% 的病例在治疗后 1~2 天即有癌肿脱落,吞咽困难明显好转;肺癌引起支气管阻塞者,治疗后 2~3 天就气道通畅,肺功能改善,有效率达 79%;膀胱癌在治疗后 1 周内血尿消失,癌肿消失 70% 以上;对早期喉癌的治愈率为 33%~96%,且能维持喉的功能;对早期口腔癌的治愈率为

77%～100%；对脑肿瘤的有效率为72%。

2. 光敏剂

光敏剂指能吸收特定波长光的能量并传递给周围的分子，从而产生活性氧等毒性物质的一类化学物质。由光敏剂引发的光化学反应称为光敏反应。一般把有氧分子参与的伴随生物效应的光敏反应称为光动力反应。把可引发光动力反应破坏细胞结构的药物称为光动力药物，即光敏药物。

光敏剂是光动力学治疗的最基本的要素之一。在杀伤肿瘤细胞的过程中，光敏剂作为能量的载体和反应的桥梁起着决定性作用。研究发现，一些亲脂性的光敏剂易于附着在低密度脂蛋白上，而肿瘤细胞比正常细胞具有更多的低密度脂蛋白受体，所以此类光敏剂容易在肿瘤组织上聚集，从而直接杀伤肿瘤细胞。而亲水性的光敏剂则更多地通过白蛋白和血亲蛋白的运输，聚集在肿瘤的间质和血管组织，破坏肿瘤的血管，切断肿瘤的氧和营养物质的供应，起到杀伤肿瘤的作用。

PDT光敏剂的研究经历了逐步发展的过程，至今已较成熟的有以HPD为代表的第一代光敏剂以及以ALA为代表的第二代光敏剂或光敏剂前体物。实践表明第二代光敏剂比第一代光敏剂性能有所提高。例如，以ALA作为光敏剂前体物的PDT，克服了基于第一代光敏剂实施PDT后需要患者避光4～8周等缺点，外加光辐照后，灭活肿瘤细胞的效率也较高。但第二代光敏剂也存在一些不足，如吸收光谱较窄，不利于吸收更多的外来辐照光能增强PDT疗效；发射光谱太弱，不利于探测分析PDT过程。以光敏剂前体物ALA为例，其激发光波段很窄，只在几个有限的峰值处有较强的吸收，且其发生光敏作用的主要激发光波长在405nm处，正好落在生物组织的高漫反射和散射区，不利于把外加的光辐照能量尽可能多地传递给光敏剂，因而影响对靶向肿瘤细胞能产生灭活作用的单态氧的产出，不利于提高对靶向肿瘤细胞的灭活效率。

光敏药物与一般化疗药物的区别为：

(1) 作用原理不同。光敏药物经注射进入人体后，很快会在不同组织中形成不同的浓度分布，然后又以不同的速率下降，并在数天后大部分排出体外。摄取了药物的人体组织，如果没有受到光照就不会引发光动力反应，产生细胞毒性。即使受到了光照，只要光的波长、辐照量或组织中的药浓度未达到一定要求，细胞也不会受到大的损伤，所以光动力学疗法是一种可控制的局部光毒性作用。而一般的化疗药物进入人体后无需外加条件便具有细胞毒性，在杀伤癌细胞的同时，也会对正常器官和细胞引起不同程度的损伤，所以是一种全身性的毒性作用。

(2) 设备要求不同。光敏药物的使用必须有专用仪器设备的配合，因为光敏药物必须和专用的光动力激光治疗机联合使用完成治疗，而一般化疗药物的使用无需专用设备。

理想的光敏剂最好具备的条件：

①组分为单纯的化合物，而非混合物；

②靶组织选择性高，且能使靶组织内的浓度迅速达到最高；

③最长的激发可达到红外区、近红外区，激发后的活性氧产量高；

④在体内的清除时间短，黑暗情况下无毒副作用，即光毒性短和无暗毒性。

就临床上来说，光动力学疗法使用的光敏剂的选择原则为：①对机体无副作用、安全；②肿瘤选择性摄入高,正常组织能够快速排泄;③光敏化力强,所产生的单态氧产量多。

血卟啉衍生物(HPD)是常见的光敏剂。血卟啉衍生物主要从血红蛋白中提取,呈暗红色,酸碱两性,不溶于水,易溶于酸性或碱性有机溶剂中,暗处保存有效期为1年。对小鼠静脉注射血卟啉衍生物3小时后,同位素标记法测量体内分布。随着时间的推移,不同组织中血卟啉衍生物含量比率也发生变化。注药后24小时,正常组织的实质细胞内血卟啉衍生物大都消失,但肿瘤细胞则将血卟啉衍生物潴留长达7天之久。血卟啉衍生物含量在正常组织与肿瘤细胞中潴留时间长短的典型差异,为光动力学治疗恶性肿瘤提供了有利条件。

3. 仪器特点及用途

激光-血卟啉治疗机是一种新型癌瘤诊断和治疗器械,是基于光敏物质HPD对肿瘤的强亲和效应及HPD在短波长光照射下能发出红色荧光这一特性设计的。光动力学治疗机由Ar$^+$激光器、染料激光器、染料循环系统,光导纤维及图像放大器和光谱分析装置等部分组成。其可调谐染料激光的光路结构如前图7.21所示。

(1)根据实验测定,Ar$^+$激光器所发出的514.5nm激光正处在HPD激发光谱的次峰上,是一种较理想的激光光源。同时,Ar$^+$激光又可作为治疗激光——染料激光的泵浦源。这样将诊断和治疗集于一身,实现了一机两用。所以本机结构简单、造价低、操作方便。

(2)该机可用于癌瘤的诊断定位以及用于体表癌、体内气管癌、胃癌、食道癌、膀胱癌、子宫癌、肠癌等的治疗。

自1982年以来,我国医务工作者利用这种治疗机先后对肺癌、胃癌、膀胱癌、体表癌、食道癌、直肠癌、宫颈癌、口腔癌、喉癌、咽癌等多种病进行了治疗研究,取得了可喜的成果。其中对40例肺癌统计,诊断合格率达92%,治疗有效率达83%,有力地证明了这一治疗方法具有广阔的应用前景。

光动力学疗法十分安全,唯一缺点是可引起皮肤光敏毒性反应,这是因为正常组织内有少许光敏剂存在,在日光或强光照射后可发生日光性皮炎,所以在注射光敏剂后1个月内,患者应避日光。室内用黑布遮光,但可开小灯,夜间可去室外活动,白天如需短暂外出,应穿黑色或深色衣服,黑布包头,戴有色眼镜,避免直接暴露于日光下;如果发生皮肤日光晒伤,可对症处理,均能自愈。少数可发生便秘,无需特殊治疗。

4. 主要技术指标

诊断激光　Ar$^+$激光

激光波长:514.5nm

激光功率:≥6W

激光模式:TEM$_{00}$(水平偏振)

治疗激光　可调谐染料激光器

激光波长:~630.0nm

激光功率:1W,经光纤后:700mW

光导纤维:石英光纤

光纤芯直径:0.2~0.4mm

数值孔径(NA):0.3~0.5mm

5. PDT 用于肿瘤治疗

(1) 给药方法。可以经静脉、动脉注射给药，也可进行肿瘤组织内注射或肿瘤表面敷贴给药。

① 静脉注射。先以皮肤划痕法做过敏试验，阴性反应者可静脉注射给药。HPD 可按每千克体重 2.5～5.0mg 给药，加入 5％葡萄糖液 250～500ml 中，稀释后慢滴。患者在注射药物后应避光，48～72h 后可选用 405nm 波长的激光对肿瘤局部照射，进行荧光诊断，然后根据肿瘤的大小及部位选用合适的激光进行照射。

② 动脉给药。根据肿瘤的血液供应，选取其主要动脉，顺行或逆行注药，用药后 24h 进行照光。

③ 肿瘤组织内注射。稀释 HPD 为 0.5％溶液，在肿瘤组织基底多点注射，让 HPD 浸润肿瘤组织中，注射药物后 1h 可照光。体表、黏膜外生性肿瘤一般采用此法。

④ 肿瘤表面敷贴。用 HPD 原液纱布敷贴溃疡或浅表病灶，3～4h 后局部照射，对浅表性皮肤癌效果好。

至于照射剂量，对于各种不同脏器的不同肿瘤的合适照射剂量仍在探索研究中。一般地，光照功率密度为 100～250mW/cm^2，能量密度为 100～500J/cm^2。具体剂量，视肿瘤的类型、大小、部位等情况而定。例如，气管肺癌照光剂量为 495 J/cm^2（630nm，30mW，25min），照光后手术切除肿瘤，发现肿瘤组织深度在 3cm 以内有明显的退行性变化，正常组织无此改变。因而认为 495 J/cm^2 是 630nm 的红光对肿瘤组织合适的光作用剂量。

(2) 照射方法。根据肿瘤部位、形状及大小选择不同的照射方式。

① 分野照射。用于体表肿瘤，要求使肿瘤病灶全部被照射，不可遗漏病灶。分野照射可以先后进行，也可利用多条光纤，多光斑同时照射。

② 组织间穿刺照射。对于巨大肿瘤或带蒂肿瘤，因光对其穿透能力差，不能深入肿瘤病灶深部，因而可选择在肿瘤基底部，分多点穿刺插入柱状光纤，每点相隔 1.0～1.5cm，进行组织间照射。

③ 配合内镜照射。一般多用于内腔器官如气管、支气管肺癌、食道癌、胃癌、大肠癌及膀胱癌等。

7.4　激光的安全与防护

随着激光技术的发展，激光应用范围日益扩大，在医学和生物学中，为临床医学诊治疾病提供了手段，也为基础医学和生物科学研究提供了工具。与此同时，对激光潜在危害的理解也日益加深。

不是所有激光器都对人体有害，有些激光器，不论如何使用，都是无危险的。但有些激光，就是其漫反射，也会伤害人的眼睛和皮肤，为此，要按照激光器的危险性大小给予分级。我国激光分级标准采用了美国的分级办法。

1. 激光器的分类管理

为了便于安全管理和采取控制措施，必须根据激光器和激光器系统的输出参数和对人的危害程度进行分类。激光器的输出参数包括：波长或波谱宽度、脉冲能量或峰值功率、脉冲宽度、脉冲重复频率、连续波与重复脉冲激光器的平均输出功率(能量)、最大输出功率或能量及其实际应用的波长。美国国家标准委员会 Z136.1 将激光器分为四类：第一类——无危害，第二类——轻度危害，第三类——中度危害，第四类——高度危害。对各类激光器分别订出其控制措施，并指出其危害程度。

(1) 第一类——免予控制的激光器。其辐射水平较低。单脉冲激光器能发射能量低于 0.2 微焦到 8 毫焦。发射持续时间小于 0.25 秒。连续输出的激光器输出功率低于 0.8 纳瓦到 0.8 毫瓦。发射持续时间一般为 0.3 毫秒。只有远红外激光器例外(>10 秒)。这种水平辐照一般情况下对人体不会造成危害，不必采取任何控制措施和警戒标志。

(2) 第二类——低功率激光器。列入本类内的均为连续输出的可见光(0.40~0.70μm)激光器，其输出功率低于 1mW。发射持续时间为 3×10^4 s。使用时，除仔细控制外，不需要特别的安全措施。但要贴出"注意"的警戒标志。

(3) 第三类——中功率激光器。其输出水平大于第一、二类，但小于第四类。单脉冲激光器发射持续时间低于 0.25s 时，其发射能量低于或等于 $10J/cm^2$ 或 $31mJ/cm^2$。连续波激光发射功率均低于 0.5W。对人体可以造成直接危害。因此，要采取安全措施，防止直视光束。必须在控制区内使用，尽可能采取有效防护。将反射光减少到 MPE 以下。要贴"危险"字样的警戒标志。

(4) 第四类——高功率激光器。列入本类者，其辐射功率平均超过 0.5W 水平，辐照量大于 $10J/cm^2$ 或大于 $31mJ/cm^2$。取决于发射持续时间(1ns~0.25s)。不仅直射光束对人体有危害，反射光束如有足够的功率，也能造成人体损伤，漫反射光的危害性也大为增强。因此，必须采取严格的控制措施，防止原光束和漫反射光无限制地扩散，使眼与皮肤受到不必要的照射。为此，应当把激光器放在专用房间内，实行远距离操作。同时严格控制激光的通路，防止无关人员逗留现场或误入现场。

在生物医学领域内，尤其在临床治疗应用方面的激光装置，按其危害程度许多均属于第三或第四类。因此，对这类激光器的使用应严格遵守防护规程和注意事项。因为它不仅涉及到激光操作人员，而且关系到患者的保健问题，特别是对眼和皮肤这些经常暴露在外的器官，采取严格的防护措施尤为重要。

2. 与激光器有关的危害

(1) 电的损伤。正如带有高压的任何带电装置一样，激光器系统内部均装有高压电发生系统。不正确使用和操作可能引起触电事故。就是在一般情况下，监视电路安全也是非常重要的。当电流超过 0.5mA 时，42.5V 以上的电压就是危险的。频率 10000Hz 的交流电比 60Hz 的交流和直流电危险性小些，高压直流比高压交流更危险。

(2) 毒性物质的危害。染料激光器所用的染料许多是高毒性物质。在激光染料中花青和碳化青是极毒物质，使用时应特别注意。其次是臭氧的危害。由紫外线激光器或电源的电晕产生的臭氧，最好及时排出室外。

(3) 其他一些危害。许多激光器高压达上万 V，可能产生 X 射线。幸好其能量十分低，容易防护。其他还有空气污染、低温液体跑漏、噪声等危害。为防止激光泵浦灯爆炸造成伤害，高功率激光器和闪光灯应放在安全罩内。

思 考 题

1. 简述激光产生的条件。
2. 激光具有哪些特性?
3. 激光对人体可有哪些作用?
4. 常用的固体激光器有哪几种? 它们各自输出的激光波长为多少?
5. 常用的气体激光器有哪几种? 它们各自输出的激光波长为多少?
6. 激光器中的布儒斯特窗结构有何作用?
7. 可调谐染料激光器的最大特点是什么?
8. 作为外科手术使用的大功率激光一般有哪几种类型的激光器?
9. 作为针灸刺激治疗使用的小功率激光一般有哪几种类型的激光器?

第八章　放射治疗设备

8.1　绪 论

医用放射治疗设备是放射物理学中的一个重要组成部分,也是衡量医院放射科技术和设备先进程度的一个重要内容。医用放射治疗设备是利用射束对患者进行诊断和治疗的设备,是继手术治疗和化疗之后的又一种治疗肿瘤的手段。从放射治疗治愈第一位患者至今已有一百多年的历史。

1. 放射治疗的历史

1895 年,德国科学家伦琴发现 X 线。

1896 年,法国科学家贝克勒尔发现了放射性核素镭(^{226}Ra)。

1898 年,法国物理学家居里夫人成功的分离出放射性核素镭,并首次提出了"放射性"的概念。

1899 年,临床医生首次应用镭的电离辐射治疗皮肤癌患者。

1906 年,人们发现,放射性核素产生的电离辐射仅对部分病种和病例有效,也发现了一些经过放射治疗后的放射损伤。当时由于没有可靠的放射治疗设备,对工作人员具有很大的辐射损伤和潜在的误照危险,放射治疗技术一度步入低潮,有过一段曲折的发展历史。

(1) 千伏级 X 射线治疗设备阶段。虽然采用天然放射源进行放射治疗遇到挫折,但学者们并没有放弃对放射治疗技术和放射治疗设备的研究与探讨。随着对放射物理学和放射治疗机制等科学技术的持续研究,人们认识到,由于天然放射源存在能量低、放射性不易控制等诸多缺点,只能用于部分皮肤癌等表浅部位病灶的放射治疗,对较深部位的肿瘤则无能为力。因此,学者们逐步将视野与精力转入了对人工射线装置和放射治疗设备的研究与研制阶段。

1910 年,美国人 Coolidge 研制成功钨丝热阴极 X 线管。

1913 年,Coolidge 研制成功 140 千伏(kV)级 X 线机。

1920 年,庞大的 200 千伏级 X 线治疗机研制成功,开始了"深部 X 线治疗"的时代。

1922 年,在巴黎召开的国际肿瘤大会上 Coutard 及 Hautant 报告了放射治疗可治愈口腔癌,且无严重合并症,肯定了放射治疗恶性肿瘤的疗效。

研究表明加在 X 线管上的电压越高,X 线的能量就越高,辐射就越深。因此,人们就用 X 线管的管电压来表示 X 线的输出能量。根据不同的能量范围,可将其分为以下三种类型。

①接触 X 线治疗机(10～60kV)。

②浅部 X 线治疗机(60～160kV)。

③深部 X 线治疗机(160～400kV)。

千伏(kV)级 X 线治疗机输出的 X 线的能量仍然太低,其最大剂量分布在皮肤下较浅部位。当治疗较深部位肿瘤时,在肿瘤尚未得到足够剂量时,皮肤反应已经非常严重。但受材料和安全技术等因素的制约,其管电压不可能继续提高,因此,千伏级 X 线治疗机后来逐步走入低谷,直至淘汰,目前已经很难见到。

(2) 兆伏级治疗设备阶段。以 X 线管为核心部件的 X 线治疗机,只能提供千伏(kV)级 X 线,适合于表浅组织的肿瘤放射治疗。因此,要对体内深部肿瘤实施无创性放射治疗,只能依靠开发新的人工射线装置或放射治疗设备。

1929 年,第一台粒子静电加速器研制成功。

1941 年,美国制成了能量为 2.2MeV 的电子感应加速器。

1950 年,加拿大科学家利用反应堆生产了人工放射性核素 60 钴(^{60}Co)。

1951 年,第一台 ^{60}Co 远距离治疗机研制成功。这种装置可以发射 1.17MeV 和 1.33MeV 两种 γ 射线,其深度剂量分布与 2.5MeV 的电子加速器相当。由于这种装置结构简单、成本较低、运行维护方便,因此,在发展中国家和我国至今仍有生产,主要在中小医院应用。

20 世纪 50 年代至 20 世纪 70 年代,许多国家先后研究开发了各种不同类型的医用加速器,主要类型包括:电子回旋加速器、电子直线加速器、质子加速器和其他重离子加速器等。

1953 年,第一台能量为 8MeV 的医用电子直线加速器研制成功,并投入使用。由于医用电子直线加速器可以输出不同能量的 X 线和电子射线,输出能量可以从几个兆电子伏到几十兆电子伏,基本可以满足临床需求,且其相对成本较低,因而得到了迅速发展,目前医用电子直线加速器已成为放射治疗领域的主流产品。其他几类医用加速器,虽然性能也比较优越,但由于结构更加复杂庞大、成本太高等原因,致使它们的发展速度比较缓慢,真正投入临床应用的很少。

(3) 从普通放射治疗到精确放射治疗的发展。与以往手术治疗不同的是,放射治疗属于无创治疗。因此,照射部位、照射角度以及照射野形状的选择和病灶的定位就显得非常重要。

普通放射治疗的常规定位方法是在模拟定位机上通过 X 线透视的方法确定病灶部位、形状和照射角度等,并在人体表面画上标记,然后在放射治疗机上实施放射治疗。显然,这种定位方法的位置误差较大,有时会影响疗效。因此,在研究开发各种放射治疗设备的同时,尤其是在确立了医用电子直线加速器在放射治疗领域的主导地位之后,如何提高并确认病灶的定位精度,自然就成了放射治疗设备研究的主攻方向。

1949 年,瑞典的 Leksell 首次提出了立体定向放射外科理论,开创了精确放射治疗的先河。

1959 年,日本的 Takahashi 提出了"适形"放射治疗原理,首创多叶准直器。

1968 年,瑞典的 Elekta 公司推出了以 ^{60}Co 为辐射源,专门用于脑部肿瘤治疗的立体定向放射外科治疗装置。

1974 年,美国的 Larsson 等人提出了用医用电子直线加速器代替 ^{60}Co 做立体定向放射治疗的建议,开创了以医用电子直线加速器为放射源的精确放射治疗新起点。

1977 年,美国的 Bjangard 和 Kijewski 等提出了"调强适形"放射治疗原理。

1984 年,出现了以医用电子直线加速器为辐射源,采用非共面弧形旋转放射治疗的头部专用立体定向放射治疗装置,可以达到毫米级甚至更高的立体定向定位精度。由于医用电子直线加速器发出的是 X 线,并且专门用于头部精确放射治疗,也可以达到类似于手术切除的治疗效果,故被称为头部 X-刀,简称"头-刀"。

1994 年,瑞典 Lax 等开发了专门用于体部精确放射治疗的立体定向定位系统,被称为体部 X-刀,简称"体-刀"。

2003 年之后,美国瓦立安公司(Varian)、瑞典医科达公司(Elekta)和德国西门子公司(Siemens)等先后开发并推出了以医用电子直线加速器为核心的"调强适形"放射治疗设备(intensity modulated radiation therapy,IMRT)和"影像引导"放射治疗设备(image guide radiation therapy,IGRT)。标志着放射治疗设备已经进入了一个以"调强适形"和"影像引导"为核心技术内容的精确放射治疗新阶段。

2. 放射治疗在肿瘤治疗中的地位

肿瘤放射治疗是一门涉及使用复杂放射治疗设备进行治疗疾病的学科,其基础涉及放射物理学、放射生物学、医学影像学、临床肿瘤学和临床综合医学等基本知识,是临床治疗措施的三大主要手段之一。在常见恶性肿瘤患者的治疗中,约有 75% 的患者需要采用或加用放射治疗,所以放射治疗已经成为控制恶性肿瘤的主要有效治疗措施之一。

放射治疗有三个方面的作用:第一种是根治性治疗,是指肿瘤通过单纯放射治疗就可以治愈;第二种是辅助性治疗,常需要与别的治疗方法相结合,例如与外科治疗相结合可提高手术的治疗效果;最后一种是姑息性治疗,对治愈希望不大,但患者有许多由肿瘤引起的症状时,通过放射治疗可以有效地缓解,改善其生存质量。研究发现,提高肿瘤的照射剂量,不仅可以有效地提高肿瘤的局部控制率,而且还可以降低其远处转移的发生率,提高肿瘤患者的存活率。

3. 放射源和放射线

(1) 放射源。放射治疗使用的放射源,通常分为放射性核素和人工射线装置两大类,放射性核素又分为天然放射性核素和人工放射性核素两种类型。例如:^{226}Ra 是天然放射性核素,^{60}Co 和 ^{192}Ir 是人工放射性核素等。

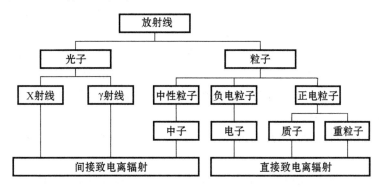

图 8.1　放射线的分类

放射性核素的特点是:每时每刻都有射线输出,但随着时间的推移,辐射能力逐步衰减。通常用"半衰期"和"平均寿命"来表示放射性核素的这种衰减特性。但半衰期过后,甚至衰减报废以后的放射性核素仍然会有射线输出,因此,放射性核素的储存、防护、使用和废源处理等环节,都必须严格执行国家的法律和有关的行业规定,以免造成人员的意外放射性伤害。

人工射线装置主要是指各种 X 线机和各种加速器等能够产生并输出高能射线的各种射线装备。其特点是:工作时可以输出射线,而停机时没有放射性,因此不存在废源处理问题,停机时也不会对工作人员造成意外的辐射伤害。但人工射线装置的结构比较复杂,而且输出射线的能量越高、性能越先进、结构越复杂,价格就越昂贵。人工射线装置是随着科学技术和社会经济技术的不断发展而逐步发展起来的。

(2) 放射线的种类。虽然放射线的种类繁多,放射源又有天然放射源和人工放射源之分,但从本质上来讲,其实就是光子辐射(电磁辐射)和粒子辐射两大类,如图 8.1 所示。

①光子辐射。包括各类放射性核素产生的 γ 射线和加速器等设备产生的 X 线,他们实际上是波长很短、频率非常高的电磁波辐射。

②粒子辐射。包括各类放射性核素产生的 α 粒子(中子)、β 粒子(电子)和加速器等设备产生的电子束、质子束、中子束及其他重粒子束等各种粒子射线束。

^{60}Co 和^{192}Ir 是放射性核素,发射出的是 γ 射线;千伏级 X 线治疗机和各类加速器是人工射线装置,其中,千伏级 X 线治疗机放射出的是 X 线;质子加速器放射出的是带电粒子——质子;而目前临床上应用最为广泛的医用电子直线加速器既能产生光子束——X 线,也能发出粒子束——电子射线。

4. 放射治疗设备的分类

医用放射器件和设备的种类繁多,称谓也甚多。根据光子线、粒子束及放射源特性、产生方法及用途的不同,有不同的命名方法。

(1) 按射束的不同特性分。

①按射束的物理特性可分为:光子线(γ 线、X 线)治疗机和粒子束(电子束 e、u 介子,π 介子、中子、质子、重离子)治疗机。

②按射束电离粒子在其径迹中所释放的能量大小不同分为:低 LET 射束治疗机及高 LET 射束治疗机。

(2) 若按放射源的特性分。

① 按放射源产生的方法可分为:天然放射源(如镭、氡)治疗机及人工放射源治疗机(如人工同位素^{60}Co、^{137}Cs 治疗机,X 线机及电子加速器等)。

② 按放射源与表面皮肤之间的距离(源皮距)的远近可分为:远距离治疗机(源皮在 50～100cm 如^{60}Co 治疗机及电子加速器等),中距离治疗机(源皮距为数十厘米,但小于 50cm,如^{137}Cs 治疗机的源皮距为 40cm),近距离治疗机(源皮距很小或直接接触组织,如 50KV 的近距离 X 线机及同位素治疗器件等)。

③若按线束能量的高低分为:高能、中能、低能治疗机,或分别称之深层、中层、浅层治疗机。

在众多的称谓中,常以线束的名称和物理特性连在一起进行命名的为多,如^{137}Cs 中距离治疗机、^{60}Co 远距离治疗机、电子直线加速器及电子回旋加速器等。

本章将介绍几种放射治疗设备的典型装置。

8.2 ^{60}Co 远距离治疗机

8.2.1 ^{60}Co 远距离治疗机的特点和优点

自从加拿大 1951 年生产了第一台^{60}Co 远距离治疗机以来,至今已有半个多世纪的历史,在此期间得到了迅速发展和广泛的应用。我国在 60 年代也开始生产^{60}Co 远距离治疗机,发展也相当迅速。由于放射性核素^{60}Co 发射出的 γ 射线可以达到 MV 级能量,并具有成本低、结构简单、穿透力强等特点,^{60}Co 远距离治疗机逐步取代了千伏级 X 线治疗机而成为当时临床放射治疗设备的主流机型。

^{60}Co 远距离治疗机是一种利用^{60}Co 同位素衰变放出的 γ 放射线从体外治疗疾病的设备,其 γ 线的平均能量为 1.25MeV,和一般深部 X 射线机(200~400kV)相比,除能量高外,^{60}Co 远距离治疗机还具备以下特点:

(1)穿透力强。高能射线通过吸收介质时的衰减率比低能 X 射线低。因此,高能射线剂量随深度变化比低能 X 射线慢,也就是说比低能 X 射线有较高的百分深度剂量。由于百分深度剂量高,^{60}Co 治疗时射野设计比低能 X 射线简单,剂量分布也比较均匀。

(2)保护皮肤。^{60}Coγ 射线最大能量吸收发生在皮肤下 4~5mm 深度,皮肤剂量相对较小。因此,给予同样的肿瘤剂量,^{60}Co 引起的皮肤反应比 X 射线轻得多。如果在皮肤表面放一薄层吸收体,^{60}Coγ 射线的这一优点将随之失去。因此,在治疗摆位时或设计准直器或挡块时,应保证铅块或准直器底端离开皮肤一定距离(一般为 15cm 以上),使得最大剂量的吸收不发生在皮肤上。

(3)骨和软组织有同等的吸收剂量。低能 X 射线,由于光电吸收占主要优势,骨中每伦琴剂量吸收比软组织大得多。而对^{60}Coγ 射线,康普顿吸收占主要优势,因而每单位剂量的吸收在每克骨中与软组织近似相同。^{60}Coγ 射线的这一优点保证了当射线穿过正常骨组织时,不致引起骨损伤;另一方面,由于骨和软组织有同等吸收能力,在一些组织交界面处,等剂量曲线形状变化较小,治疗剂量比较精确。

(4)旁向散射小。^{60}Coγ 射线的次级射线主要向前散射,射线几何线束以外的旁向散射比 X 射线小得多,剂量下降快,因而保护了射野边缘外的正常组织和减低了全身积分剂量。

电子加速器能辐射出能量、剂量率都高的电子束、X 线,可对^{60}Co 治疗机不能治疗的患者进行治疗。但两者相比,^{60}Co 治疗机具有下列优点:

① 价格便宜,治疗费用低。就国产的两种放射机相比,价格相差 6~7 倍左右。治疗费为电子加速器的 1/5~1/4 左右。

② 性能可靠,使用方便。没有高电压高电流的电真空器件及复杂的电子线路。此外,仅当偶然事件发生(如同位素源及准直器定位不准)引起剂量变化时,才需要进行测量。而电子加速器系统复杂,操作步骤严格,引起线束能量、剂量率及照射野内剂量均匀性等变化的偶然因素较多,需每天或至少每周对这些参数进行测量。

③ 结构简单,故障率低,维修容易。除了 2 至 3 年进行换源外,其他只有在偶然的电器故障时,才需一般性的技术维修。而电子加速器发生故障时,须由懂专业知识的工程师进行维修,有时常常还须由制造单位的工作人员才能进行维修。

8.2.2 ^{60}Co 远距离治疗机的结构

^{60}Co 治疗机主要由治疗机头、治疗机架、治疗机床和控制系统组成,其典型外形结构如图 8.2 所示。

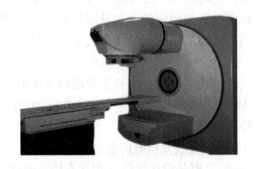

图 8.2　旋转式^{60}Co治疗机外形

1. 治疗机头

治疗机头是^{60}Co 治疗机的关键部件。上面安装了放射源、遮线器、准直器和光学测距器等。

（1）同位素源及其容器。图 8.3 是供体外治疗机所使用的同位素源及其容器的典型结构图。

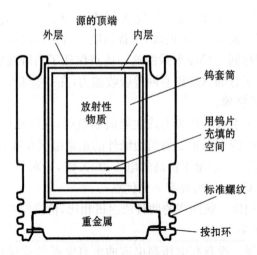

图 8.3　标准远距同位素源容器结构的简图

同位素源首先安放在双层密封的容器中，后者用不锈钢材料经过等离子封焊而成。内层容器中安放有外径相同而内径各异的钨合金圆套筒，用以固定不同外径^{60}Co 源的横向位置。此外，还需要放不同厚度的钨合金圆片，以固定源在容器中的纵向位置。

把源位置固定的双层容器放在外容器中，为了达到辐射防护及足够的机械强度要求，外容器是由钨合金制成的空心圆筒。内容器的顶端被外容器小的内径部分卡住，底端由钨合金圆板顶住，并用扣环与外容器锁牢。

在外容器的外径有标准的固定用螺纹，将其倒置固定在不锈钢制成的钴源筒中，用旋塞紧固。放射源的 γ 线便通过内容器的顶端进行辐射治疗。上述三种固定措施，都是为了防止同位素源在长期使用过程中位置的变化，以影响 γ 线在照射野内剂量的均匀性。

（2）遮线器。在治疗机头内，装有放射性核素^{60}Co，俗称钴源。为使放射源能在关机储存和开机照射状态之间自如转换,治疗机头内必须安装遮线器装置。当遮线器处于关位时,射线束被遮挡,治疗机处于安全状态;当遮线器处于开位时,射线束从机头射出,处于治疗状态。

常用的遮线器有:抽屉式遮线器、钨门式遮线器、旋转式遮线器、水银柱式遮线器等 4 种基本形式,如图 8.4 所示。

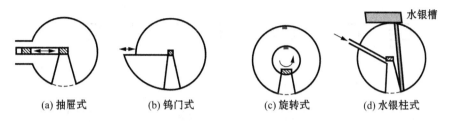

(a) 抽屉式   (b) 钨门式   (c) 旋转式   (d) 水银柱式

图 8.4   准直器

其中,抽屉式遮线器是目前最常用的一种方式,最具有代表性,因此,下文将简要介绍安装抽屉式遮线器的治疗机头。

抽屉式遮线器的工作原理是:首先将钴源的源容器装在一只抽屉中,防护机头中间有一条可以自由运动的滑道,抽屉的运动动力是靠压缩空气完成的。在压缩空气的气路中,有一套二位五路的电控阀门,把压缩空气注入到气缸的左端或右端,使抽屉自由运动,达到放射源自由开启或关闭的功能。遮线器用机头本身防护,机头是用铅浇铸而成,外壳用钢板成型。在钴源储存处用净化铀和钨加强防护。钴源固定在钢柱中心,钢柱沿轨道可以滑行,利用空气压缩机使钢柱移动,变换安全位和照射位。抽屉式遮线器的特点是结构比较简单。万一钴源钢柱运动时被卡住,该机器有强行回源按钮,启动后可自动强行回源。

(3) 准直器。准直器的作用是为 γ 线提供靶区形状的照射野,并吸收掉照射野外的射线。所谓射线的照射野,就是在放射源的辐射场内,离源任一距离外垂直于射线轴的截面范围。准直器一般都用重金属(如铅及钨、铀合金等)制成,故又称铅门或钨门。

为了提供可变的照射野,一般由上、下层各一对门构成,分别改变照射野的横向(X 方向)及纵向(Y 方向)的尺寸,以提供各种尺寸的矩形或正方形照射野。变化尺寸范围一般为 $2 \times 2 cm^2 \sim 20 \times 20 cm^2$。整个准直器通过支架安装在治疗头上,并可按治疗头的垂直轴线进行旋转。

位置可变式准直器工作时,不仅为射线提供与靶区形状相同的照射野(以对肿瘤进行均匀的高剂量照射)。还必须有小的半影区(以避免正常组织不必要的照射)。所谓半影区,是指射线照射野内 20% 到 80% 的等剂量曲线范围。半影区的形状主要有三种因素所造成,如图 8.5 所示,分别说明如下:

(1) 透射半影。透过准直器的部分初级光子线所照射的范围称透射半影区。如图 8.5 (a),点 O 表示同位素源(点源),线段 OA、OB、OC 表示放射源辐射场中的部分放射线。A、B、C 表示射线抵达组织内某一深度时的位置。由于准直器提供照射野的平面 a 与 γ 线不平行,三条射线经过准直器时便会产生不同的结果。射线 OA 没有被准直器阻挡吸收,属放射源射线的照射野范围。射线 OB 及 OC 辐射途中,遇准直器的部分被阻挡吸收,且随穿过吸收层的层厚增加,强度便随之减弱。射线照射的 A—B—C 范围内,自 20% 到 80% 的等剂量曲线范围,便属射线的透射半影区。射线 OD 因被准直器充分吸收而不构成对组织的照射。

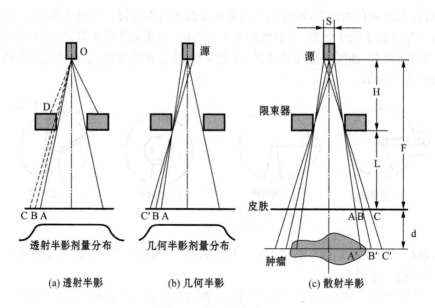

图 8.5　射束的半影区

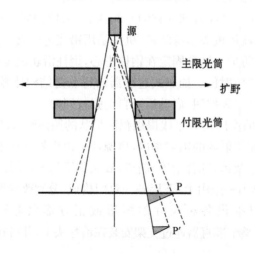

图 8.6　复式限光筒(消半影装置)

　　由上面的分析可知,为了减小透射半影区的影响,往往采取两方面的措施,其一,准直器运动时,照射野的平面 a 应与 γ 射线平行;其二,准直器必须有足够的吸收厚度。根据国际放射线防护委员会(ICRP)要求:准直器透射泄漏不超过有用射量的 5%。

　　(2)几何半影。同位素照射量率的值都是有限的。必须增大放射源的体积来满足治疗所需的剂量率。因此,供治疗使用的放射源都有一定的几何尺寸,如图 8.5(b)所示。被准直器限束后,照射野边缘各点分别受到面积不等的源照射,因而产生由高到低的渐变剂量分布,称几何半影区。

　　在人体表皮的几何半影区宽度 AC,可根据相似三角形对应边比例相等的原理求得:

$$\overline{AC} = \frac{S(F-H)}{H} \tag{8.1}$$

式中 S——源的顶部直径;

F——源-皮肤距离；

H——源到准直器孔的垂直距离(源阑距)。

若肿瘤在表皮下的 d 深度,则肿瘤处的几何半影宽度为:

$$\overline{A'C'} = \frac{S(F+d-H)}{H} \tag{8.2}$$

由式(8.2)可知,若要减小几何半影区的宽度,可有以下三种方法:

① 减小放射源直径的尺寸 S。但 S 过小,放射源的辐射剂量率就会减小,延长了治疗时间。

② 增大源阑距 H。由于准直器需用支架固定在治疗头上,H 过大既会使支架笨重,也不利于射线的摆位。

③ 减小准直器孔下端到表皮距离(即 L)。但是,由于减少了准直器至患者皮肤之间的距离,却增加了 γ 射线中的电子污染,破坏了 γ 射线的剂量建成效应,会增加皮肤的放射性反应。

实验表明:当放射源直径 $S=1.5\sim2.0\,\mathrm{cm}$,准直器孔下端到表皮距离 $L=15\sim20\,\mathrm{cm}$ 时,几何半影区的影响可不予考虑。由此所提供的轮廓分明的照射野便可适用于治疗。为了有效地减小几何半影区宽度,一般都装置了消除半影的防半影准直器,结构作用如图8.6。这种翼形状钨条是由两只微型电机传动,使初级照射野内几何半影进一步被吸收,由原来较大的半影宽度 P 变成较小的半影宽度 P'。

(3) 散射半影。如图 8.5(c)所示。即使是使用点状放射源和球面准直器,使几何半影和透射半影消失,组织中的剂量分布仍有渐变,这主要是由于组织中的散射线造成。在照射野的边缘,由于到达边缘的散射线主要由照射野内的散射线造成,边缘散射线的总剂量总是低于照射野内任意一点的散射线的剂量。

照射野的边缘离照射野的中心越远,其散射线的剂量就越少。由此可知,组织中的散射半影是无法消除的。但散射半影的大小却随入射线能量的增大而减少。在高能 X 射线或 γ 射线中,其散射线主要向前,故散射半影较小;在低能 X 射线中,其散射线呈各向同性,故其散射半影比较大。

(4) 光学测距器。又称光学聚焦指示器。用以指示源-靶之间的距离。用光学系统把标尺刻度及十字线分别都投影到床面上。移动床面的上、下位置,则十字线交点所指示的标尺刻度数便是源-靶距。

(5) 模拟照射野装置。是提供 γ 射线治疗时所需的照射野的模拟尺寸的大小。由强光源(如 100W 的溴钨灯)通过光学系统,聚焦到准直器上端的反光镜上。经 90°反射后再通过准直器的下端孔。改变两对准直器的位置,使之与靶区尺寸相同,则灯光所照射的范围就是所需要的 γ 线照射野。

2. 治疗机架

治疗机架是机器的支撑装置,整个机器的所有部件都由机架将其连为一体,直立固定式 ^{60}Co 机的机架较为简单,主要就是支撑防护机头和平衡体,而旋转式机器除有支撑作用外,还是等中心技术的最基本组成部分。

3. 治疗床

治疗床要能够承载足够体重的患者,而且当射线通过时,其吸收剂量小、散射少。同时,床面能垂直升降、左右移动灵活,既满足治疗需要,又可保持稳定。纵向移动也是同样要求。床座和床面可旋转角度都是±90°。

4. 控制系统

^{60}Co 治疗机的控制系统由电气控制、机械控制和安全保护控制等部分组成。控制台配有总电源开关、源位指示灯、双道计时系统、治疗机控制钥匙开关、门连锁指示、气源压力系统、机头机架角度指示、电视监控和对讲机等。

为保证机器的正常运行,保证患者及工作人员的安全,^{60}Co 治疗机必须设置一系列的安全连锁装置,这些装置都连接到主控电路中,也就是说,无论哪一个安全连锁不在正常位置,机器都不能顺利出源治疗。

8.2.3 ^{60}Co 源治疗机的种类和钴源更换

1. ^{60}Co 治疗机的种类

^{60}钴治疗机可以分为"百居里"治疗机和"千居里"治疗机两种。前者治疗距离在 40～60cm 的范围,后者一般在 75cm 以上。由于"百居里"治疗机治疗距离短,百分深度剂量低,照射时间长等缺点,现已不再使用。"千居里"甚至"万居里"级治疗机较普遍,治疗距离可达 100cm,其百分深度剂量可与加速器低能 X 射线相比。

根据治疗机在治疗时的放射源运动方式又可分为固定式^{60}Co 治疗机和旋转式^{60}Co 治疗机。

(1) 固定式^{60}Co 治疗机。固定式^{60}Co 治疗机也叫做立式治疗机,它的机头可以上下运动,一般活动范围在 135cm 左右。同时机头可以朝一个方向转动给定角度,一般不超过 110°。治疗床与机身分体,可以推开换用椅子坐位治疗,也可机头升高,患者躺低位床,用大面积照射野。床的方向可任意转动,治疗头颈患者比较适宜,但做切线照射不太方便,等中心治疗也较困难。

(2) 旋转式^{60}Co 治疗机。旋转式^{60}Co 治疗机机架可做 360°旋转,机头也可朝一定的方向,照射起来方便。可以做多种治疗,如等中心治疗、切野照射,有些旋转治疗机还可做钟摆照射和定角照射等等。但它的床固定,照射距离要靠升、降床来调节。

随着制造技术的发展,立式治疗机不再生产,主要为旋转式,源到等中心的距离为 80cm 或 100cm。

2. ^{60}Co 源更换

^{60}Co 源因不断衰变,放射性活度逐渐减少,致使患者的治疗时间不断加长,此时需要更换新的^{60}Co 源。更换^{60}Co 源是一项细致、慎重的工作,需要在专业技术人员的指导下进行。新^{60}Co 源的规格应尽量与旧^{60}Co 源的规格相近,特别是新^{60}Co 源的直径至少要等于或小于旧^{60}Co 源的直径。

新^{60}Co 源换上后,由于源的物理几何参数都发生了变化,故需要对新换^{60}Co 源进行一系列的剂量学测量。临床上特别重要的物理参数如输出剂量的测量、照射野平坦度和对称度的测定、半影的测定以及机器本身(特别是机头)的防护等,都要一一检查,在获得实际数据后方可交付临床使用。

8.3 医用电子加速器

8.3.1 医用电子直线加速器的特点和分类

随着加速器技术的不断发展,医用电子加速器已经成为放射治疗设备的主流。加速器能够提供高能量、高剂量率的 X 线、电子束,基本上满足了浅表至深层部位肿瘤的治疗需要,在提高肿瘤的治愈率,延长患者的生命等方面起了很大作用。

1. 加速器的特点

加速器是粒子加速器的简称。是一种在高真空条件下,使低能带电粒子束流在延着直线或圆形轨道的运动过程中,从加速电场中获得高能量的设备装置。加速器除能输出高能粒子束外,还可打靶产生高能量的 X 射线。因此,加速器是用人工方法产生高能粒子束及光子线的人工放射源。与同位素放射源相比,加速器虽设备庞大,操作复杂,成本昂贵,但却有同位素放射源所无法具备的一些特点:

(1) 加速器所辐射出的(光子)线(粒子)束具有能量和剂量率都高的性能。并在不增加设备的情况下,可以方便地改变能量和剂量率的数值,以满足不同靶区的治疗需要。目前,常用的一般医用电子加速器输出能量为 $4\sim20\text{MeV}$,剂量率为 $300\sim500$ 拉德/分·米。而供治疗用的同位素源^{60}Co 的 γ 线,其平均的能量仅为 1.25MeV,剂量率仅为 $27\sim60$ 拉德/分·米。(虽然也有少数使用了 250 拉德/分·米的^{60}Co 源)。

(2) 从加速器中能产生出同位素源所无法产生的粒子束流(如质子束、中子束、π 介子)及元素周期表中所有的元素的离子束,以供放射治疗使用。此外,还能制造出某些元素的放射性同位素。

2. 加速器的分类

加速器的种类已近 30 种左右,故称谓也甚多。下面介绍一些常用的命名方法。

(1) 按加速器工作时的温度高低分。有常温加速器和低温加速器。对于后者,是指低能粒子在超低温的加速器腔(或管)中被加速获能的工作状态。超低温的加速结构中,加速电场能量的损耗大为减弱,在加速场源功率相同的情况下,粒子比在常温加速结构中获得更高的能量。目前,超导加速器只是在美国、德国、中国、日本等少数国家的核科技领域中获得了应用。

(2) 按加速器出束粒子所具有的能量高低分。有高能、中能、低能加速器。迄今为止,虽还无统一的划分方法,较普遍的一种划分是:使粒子能量增加到 1000MeV 以上的加速器,称为高能或超高能加速器;使粒子能量增加到 $100\sim1000\text{MeV}$ 的加速器称为中能加速器;使粒子能量加速到 100MeV 以下的加速器称为低能加速器。要产生质子、中子和重离子等高 LET 粒子束,只有在中能及高能加速器中获得。就当前技术水平,中、高能加速器比低能加速器更为庞大,制造费用也更为昂贵(每台在数百万至上千万美元)。因此,中、高能量加速器在放射治疗中还暂且不能获得普遍的使用。目前在放射治疗中使用的最普遍的 X 线、电子束是在低能加速器中获得的。

需要指出的是,在以后的叙述中,为了方便起见,把电子(束)在进入加速电场前所具有的能量状态称为低能电子(束),而经加速电场加速后获得能量的状态称为高能电子(束)。同样,把高能状态的电子(束)打靶所产生的 X 线称为高能 X 射线。

(3) 按被加速粒子的名称分。有电子加速器、质子加速器和重离子加速器等。迄今为止，在放射治疗中应用最普遍的是电子加速器，是一种由电子被加速获得能量，或轰靶产生高能 X 线来进行医疗的设备。

(4) 按电离辐射类型分。有低 LET 加速器和高 LET 加速器。低 LET 加速器主要有医用电子加速器和医用质子加速器；高 LET 加速器主要有医用重离子加速器、医用中子加速器和医用 π 介子加速器。

(5) 按粒子在加速结构中获得能量所走的轨道形状来分。有直线加速器及回旋加速器。

(6) 按加速电场的频率所在的频段分。有静电加速器、高频加速器及微波加速器。加速电场的频率愈高(波长愈短)，传输加速电场的传输线及加速管的结构尺寸便愈小。医用电子加速器为了使结构紧凑，几乎都是采用微波加速器。对于高频、微波加速器，根据交变电场的结构是行波型还是驻波型，又可分为行波(型)加速器和驻波(型)加速器。

在诸多命名中，习惯上往往把几种命名连在一起，使加速器的基本特点更为清晰。如电子行波直线加速器，这是一种电子从行波型加速电场中，在直线运动状态下获得能量的加速器。电子感应加速器是一种电子在感应的加速电场中获得能量的一种加速器。

8.3.2 医用电子直线加速器的结构

医用电子直线加速器因其体积小、重量较轻、成本较低、运行维护容易成为现代放射治疗设备的主流产品，因此通常谈到的医用加速器就是指医用电子直线加速器，其典型外形如图 8.7 所示。本节将具体介绍该加速器的原理及构成。

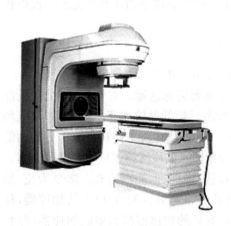

图 8.7　医用电子直线加速器外形

从现代高能医用电子直线加速器的整套结构来讲，基本结构是相似的，核心部件包括加速系统(加速管、引导磁场系统、聚焦磁场系统)、微波系统、电子发射系统 3 大部分。另外，作为一套完整的高能医用电子直线加速器还需要包括以下系统：真空系统、温控系统、偏转系统、治疗头、控制系统、高压脉冲调制系统、机架、等中心与旋转治疗系统等组成，如图 8.8 所示。

电子直线加速器的基本工作原理是：在高压脉冲调制系统的统一协调控制下，一方面，微波系统(磁控管或速调管)向加速管内注入微波功率，建立起动态加速电场；另一方面，电子枪向加速管内适时发射电子。只要注入的电子与动态加速电场的相位和前进速度(行波)或交变速度(驻波)都能保持一致，那么，就可以得到所需要的电子能量。如果被加速后的电子直接从治疗头的"窗口"输出，就是高能电子射线，若为打靶之后输出，就是高能 X 线。

以下是医用电子直线加速器各部分的主要功能：

(1) 加速系统。加速系统中关键装置是加速管，是加速器的心脏部分。其内部处于高真空状态，同时还存在着交变加速电场。交变加速电场使低能电子束被加速成高能的电子束。

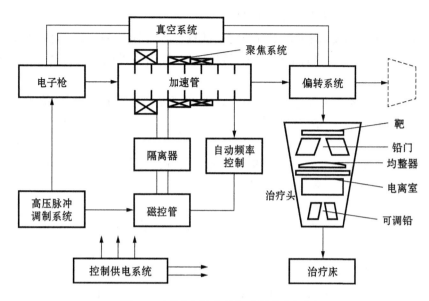

图 8.8 医用电子直线加速器的方框图

为了达到可供临床使用的射束,本系统还必须具备以下的系统和装置。

① 加速管。加速电场系统是电子束由低能转变成高能状态时的能量供应系统。为了使医用电子加速器不至于过于庞大,一般是用电磁波波谱中的微波波段元件、器件所组成的系统来实现。加速管就是按照微波理论,通过严密的计算、高精度加工和严格测试后的一只微波元件。

② 引导磁场系统。引导电子束沿着所需的轨道或方向运动,一般都由控制线圈或磁铁来实现。

③ 聚焦磁场系统。作用是克服电子束运动过程中的散焦。

(2) 微波系统。沿波导加速电子需要大功率源,微波发生系统负责产生微波,并将其有效的输送并注入到加速管内。

(3) 电子发射系统。加速器中最常用的电子发射装置是电子枪。在高真空条件下,由阴极发射出一定束流强度的电子流,在球面结构的直流电场作用下,被聚焦成直径为 2mm 左右的电子束流,通过直流磁场的作用,电子束流被注入到加速器结构(即加速管)内,以在加速电场中加速。因此,电子枪是加速器的射束源。

(4) 真空系统。高真空系统在电子的发射及加速运动获能的过程中,提供了气体分子极为稀少的空间。这样,既能使电子枪正常发射电子的功能,又能防止高功率加速电场的击穿。同时,高真空系统可以减少或避免电子加速获能过程中与气体分子的碰撞,以防止束流能量、强度的减弱。

(5) 温控系统。为保证加速器稳定、可靠的工作,必须对加速器中的升温元器件(如磁控管或速调管、加速管、聚焦线圈及 X 线靶等)进行冷却,温控系统使这些元件被限制在某一温度上进行工作,从而防止射束的参数发生变化。

(6) 偏转系统。由加速管出射的电子束经一短距离的漂移后进入偏转系统,在偏转磁铁的磁场作用下电子经弯曲的路径最终导向治疗方位。

(7) 治疗头。辐射出符合临床治疗所需的射束,从而对患者进行准确的治疗。这是医用加速器与其他领域的加速器最主要的区别。

按临床治疗要求的需要,该设备中有使射束准直、均匀、对称及改变照射野大小的装置,以及供检测和控制射束剂量率用的电离室等装置。整个辐射头可围绕病灶部位作等中心旋转运动。

(8) 控制系统。主要由电器、电子线路来实现,使各系统或装置正常、可靠地进行工作,从而获得稳定、准确的射束,实现对患者正确、安全的治疗。一些先进的医用电子加速器已使用了集成电路、大规模集成电路。

(9) 高压脉冲调制系统。该系统主要用来为微波源提供脉冲负高压,同时控制电子发射系统发射电子的相位和数量(脉冲波形和脉冲幅度)。

8.3.3　医用电子直线加速器主要功能部件

1. 加速系统

加速系统是采用微波电场把电子加速到高能的装置。一般使用的频率为 3000MHz(波长 $\lambda=10\mathrm{cm}$),加速管实际上是一个微波波导管。电子直线加速管有两种:行波加速管与驻波加速管。

(1) 行波加速管。如果采用直流静态电场加速电子,由于受直流电压不能太高的限制,一般只能达到几百个 keV 级的能量,而实际上我们都需要几兆乃至几十兆电子伏(MeV),甚至更高的电子能量。由此人们想到,如果能保持加速电场与被加速的电子同步向前运动,就会持续不断地对电子进行加速,被加速的电子能量就会不断增加,这就是行波加速原理。这种加速管叫做行波加速管。

当通过圆形波导管传输微波时,在其中可以激励起一种具有纵向分量的行波电场,其行波电场沿圆波导传播的电场分布形态如图 8.9。这种模型在中心轴区域具有纵向行波电场分量,这正是我们所期望的行波电场,如果能够用它来加速电子,就可以实现我们所设想的行波电子加速模型。

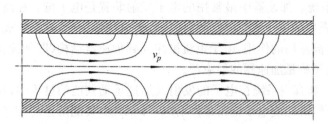

图 8.9　微波沿圆形波导管的电场分布

但是,根据微波理论和实验研究证实,当特定波长的微波注入结构尺寸与之相匹配的圆波导后,所激励的行波电场的"相速度"v_p 必然会大于光速,而电子的运行速度是不可能超过光速的。因此,要想利用这种行波电场来加速电子,以达到让行波电场在运动中持续不断地推着电子前进,使电子能量得到持续提高,就必须设法让"相速度"慢下来,并且要让行波电场的"相速度"得到有效控制,以保证始终同步加速电子。设置干扰条件最简单有效的方法,就是在圆波导中周期性地设置带中孔的圆形金属模片。由于这种模片具有给波导管加载之意,所以人们将这种内有圆形金属模片的加速管称为盘荷波导加速管,如图 8.10 所示。

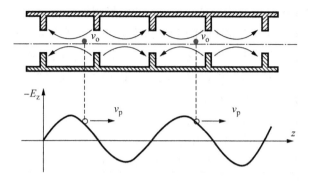

图 8.10　行波加速管结构图

　　实际上,行波加速管可以分为两个加速阶段。在加速管的开始部分,由于电子速度低,圆盘及其孔的直径较大,圆盘间距较小,使波的传播速度慢些。随着电子速度逐渐增快,圆盘直径逐渐缩小,且间距逐渐增大,但这一段很短,很快就能使电子速度接近光速,通常这一部分叫做聚束段;之后,圆盘间距保持不变,腔的大小也逐渐一致,在这一阶段,电子速度基本不再增加,而电子能量的增加,主要表现在电子相对质量的增加。

　　(2) 驻波加速管。在图 8.11 中,上半部分表示的是驻波加速管的结构示意图,下半部分表示的是加速电场的波形图。驻波加速管也是由多个谐振腔连接起来的,而谐振腔的大小和距离是相等的。在谐振腔轴线上有可让电子通过的中心孔,在腔中建立起随时间振荡的轴向电场,轴向电场的大小和方向是随时间交变的,形成如图 8.11 所示的驻型波形,故称为驻波。这种加速管就叫做驻波加速管,采用驻波加速管的加速器就叫做驻波加速器。

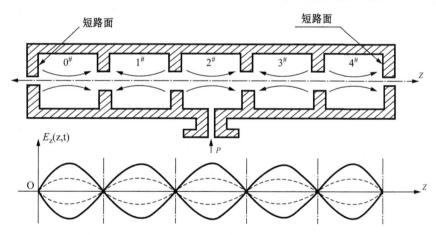

图 8.11　驻波加速原理示意图

　　作为驻波加速管,当 1# 腔内电场强度为正时,则 2# 腔内的电场强度为负;反之,当 1# 腔内电场强度变为负值时,则 2# 腔内的电场强度变为正值。相邻腔内的电场强度总是这样交替变换,幅度则随着时间逐渐由小变大,再由大变小,周而复始。因此,可以设想,如果在 1# 腔内的电场强度由负变正的瞬间注入一个电子,则电子在前进的同时电场强度不断增加,电子不断获得能量,电场强度达到峰值时,电子也正好到达 1# 加速腔的中央位置。之后电场强度开始下降,电子依靠惯性在后半腔中飞行;当电子进入 2# 腔的瞬间,相邻加速腔的电场强度方向正好翻转,这时,1# 腔内电场强度变为负值,2# 腔内的电场强度变为正值,电子又在 2# 腔内被继续加速获得更高的能量。当相邻加速腔的电场强度方向再次翻转时,电子又进入了下一个电场强度为正值并不断增加的加速腔内。这样,尽管相邻加速腔电场强度的大小方向一直交替变换,但电子却一直处于加速相位,所以电子能量可以得到持续增加,直至达到我们所期望的电子能量。这就是驻波加速管的基本工作原理。

(3) 驻波加速管与行波加速管的性能比较。

① 从加速管的长度来看,对低能医用电子直线加速器,驻波管要比行波管的增益高得多,因此驻波管比行波管短许多。例如同样是 6MV 的医用电子直线加速器,采用驻波加速结构,加速管仅长 30cm,可以做成直立式,无需偏转系统。而采用行波加速结构时,其长度在 100cm 以上,只能水平安装于机架上,必须采用偏转系统把电子束引向下方。对于中、高能量的医用电子直线加速器,两者增益差别不大,尽管驻波加速管要比行波加速管短一些。

② 从能谱和控制特性来看,行波加速管的聚束特性要优于驻波加速管,因此行波加速管的能谱比驻波加速管的能谱好。这就决定了驻波加速管对自动稳频系统、微波传输系统和束流偏转系统等技术的要求要高于行波加速管。另外,行波加速管的能量调节也比驻波加速管容易些。

③ 驻波加速腔内加速电场高,便可降低对电子流注入电压的要求,注入电压只需 1~10KV,从而降低了对电子枪的耐压要求,减小了电子枪的体积及结构尺寸。

综上所述,行波加速管和驻波加速管各有特色,都能满足临床放射治疗的要求。

2. 微波系统

电子直线加速器是利用微波电场加速电子来提高能量的装置。在电子直线加速器中,作为微波源使用的主要是磁控管和速调管。

因为速调管是作为功率放大管工作的,所以需要激励部分。另外,由于速调管的内阻比磁控管高,因此需要 150kV 到 200kV 的高压脉冲。包括激励源在内,速调管不能像磁控管那样都装在回转机架中,所以只有在大型加速器中才使用速调管。在此,我们仅对磁控管做简单介绍。

磁控管是利用磁场控制阳极电流的电子管,即是在一定的磁场和外加阳极电压的作用下,能产生微波振荡的二极管。它是自激振荡器,效率比速调管高,一般可达 30%～60%。由于易受外部回路影响,磁控管的频率稳定性比速调管差。一般不加稳频措施,频率稳定性可达 10^{-4} 量级;而通过改善微波传输系统和采用稳频措施,可提高稳频度,即使医用加速器机架转动,也能保证高稳定的剂量输出要求。

磁控管按工作方式可分为脉冲磁控管和连续波磁控管。在连续波工作状态,磁控管阳极上加固定直流高压,使其不断工作。在脉冲工作状态下,阳极则加以脉冲电压,脉冲工作时可以得到比平均功率大近千倍的脉冲功率。

磁控管一般由阴极、阳极、磁铁、能量输出装置、调频机构和冷却机构组成,如图 8.12。

(1) 阴极。脉冲磁控管的阴极一般是圆柱形的旁热式氧化物阴极(为提高承受电子回轰的能力,大功率磁控管如 M4543 采用敷钍钨阴极)。它位于磁控管的中央,由灯丝通电流加热而使阴极发射电子。阴极的面积较大,因而有很大的发射电流,脉冲值可达数十甚至数百

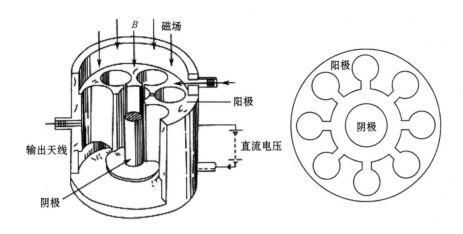

图 8.12 磁控管结构图

安培。

（2）阳极。磁控管的阳极与普通二极管相似，相对阴极处于高电位，起着收集电子的作用。但磁控管的阳极又有其特殊的作用，它实际上又是磁控管自激振的振荡系统。阳极是环绕阴极的大铜块（所以也叫做阳极块），上面开了许多圆孔和槽缝（8～40个），每一个圆孔就是一个圆柱形谐振腔，各谐振腔通过槽缝相互耦合。因此，每一个谐振腔等效为一个 LC 振荡回路，整个系统等效为一系列谐振腔形成的耦合腔链。与低频三极管振荡器的频率是由 LC 回路固有频率决定的一样，磁控管的振荡频率则由阳极块多腔耦合腔链的谐振频率特性所确定，"多腔磁控管"名称的来源就在于此。由于目前磁控管都是多腔式的，因此以后我们就简称"磁控管"。

工作时，磁控管的阳极与阴极之间要施加直流高电压或脉冲高电压。由于阳极露在外边，而且体积较大，为了安装方便和运行安全，阳极总是通过外壳接地（零电位），而将阴极连接负高电压。这样，在阳极与阴极之间就会产生一个径向直流高电场，与磁场共同作用可以起振并产生微波。

（3）磁铁。对大功率磁控管采用永久磁铁；中功率磁控管采用电磁铁。磁场的方向与磁控管的阴极轴平行。

（4）能量输出装置。由于磁控管阳极块的谐振腔是通过电磁场耦合在一起的，因此，从其中任何一个腔都可以把微波能量输送出去。应用最广泛的输出耦合装置有同轴线和波导两种。通常，同轴线输出装置与磁控管之间采用磁环耦合，用于低功率结构；在高功率时则采用槽缝耦合的波导输出装置。对输出耦合装置的基本技术要求，首先要能使微波能量在输出过程中达到功率匹配，同时又必须保证磁控管的真空状态不被破坏。

（5）调频机构。我们知道，行波加速管存在一个通频带。在通频带范围内可以有多个频率工作点。驻波加速管虽然只有一个工作频率点，但由于加速管与磁控管在制造过程中的离散性和微波在传输过程中的各种影响，往往难以保证两者的频率特性完全匹配，也要求磁控管产生的微波频率可调。因此，应用在医用电子直线加速器上的磁控管必须是频率可调。磁控管的微波频率调节原理，是在阳极的谐振腔中插入一根金属杆来干扰内部的谐振条件以改变微波频率，通过调节插入深度，就可以在一定范围内得到不同频率的微波。

（6）冷却机构。磁控管的工作效率一般只有 50%，也就是说，有 50%的输出功率是消耗在阳极上。因此必须采用冷却措施。一般按功率的大小不同分为自然冷却（散热片）、水冷和油冷三种。医用电子直线加速器的磁控管采用水冷方式。

3. 电子发射系统

医用电子加速器设计中要注入的电子束应具有一定的能量、流强、束流直径和发散角。电子枪的功用在于给出满足要求的电子束,而电子枪的工艺结构和材料又必须考虑到加工、维修使用的方便。因此,我们对电子枪提出以下几点要求:

(1) 注入电子具有一定的能量,需承受一定的加速电压,结构要有足够的耐压强度。

(2) 要有足够的发射能力,即能给出足够的脉冲电流。

(3) 电子束径与发射角要求在给定范围内(如 $\alpha < 1°$,束径=2mm)。

(4) 结构简单、耐用、易于加工、安装、检修。

(5) 寿命长,至少在半年以上。

无论那种类型的电子枪,它们均由电子的发射极——阴极、电子注形状的限制极——聚焦极和电子的加速引出极——阳极三部分组成。不同环境下使用的电子枪其结构会是多种多样的,但是其基本组成部分是不变的。

电子枪最常用的是二电极皮尔斯型。结构如图 8.13 所示。该电子枪的光学系统主要包括阴极、阳极和聚焦极,有的加有栅控极。通常聚焦极的电位等于或接近阴极电位,阳极为地电位,阴极上加有负脉冲高压。阴极和阳极构成一个二极管,阴极受热子(灯丝)加热烘烤,热子由交流电源供电,当阴极加热到一定温度时,即有热电子发射,在阴阳极间加速电压的作用下,形成电子束飞向阳极。电子束受聚焦极作用朝着阳极孔飞行,最终穿过阳极孔进入加速系统。

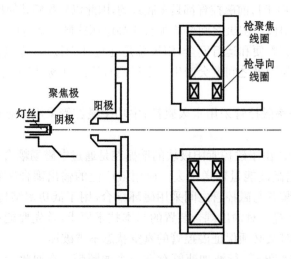

图 8.13　二电极皮尔斯型电子枪

另外,在一些强流短脉冲电子直线加速器上,以及一些驻波电子直线加速器中采用了栅控电子枪。原理示意图如图 8.14 所示。这种类型的电子枪,主要在阴极与阳极之间设有一控制栅极,在栅极与阴极之间加一直流控制电压,当栅阴之间突然加一脉冲电子过栅极而获得加速,电子束流的大小以及宽度由栅压脉冲来决定。这主要是为了得到毫微秒级脉冲宽度的电子流。

阴极是电子枪的关键部件之一,它决定电子枪的发射能力和寿命。目前世界上用于电子

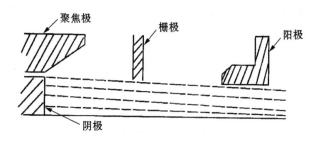

图 8.14　栅控电子枪

直线加速器上的电子枪,其阴极的形式多种多样,归纳起来可分为:轰击型和加热型两种:

（1）轰击型。其加热方式是通过在热子(灯丝)和阴极之间加上几百乃至上千伏的轰击电压,在此电压下,从热子发射的电子轰击阴极,使阴极加热到一定温度后从其表面发射出大量电子。

（2）加热型。这种阴极的化合物层固定在薄壁的底托上(镍管或钼管),底托下面放着耐热绝缘的螺旋钨丝。电流流过灯丝,灯丝烧热阴极,当阴极达到发射电子的温度时,就发射出电子。

阴极的材料及其工作温度对电子枪的发射能力和寿命有决定作用。

阴极必须选用低逸出功的材料。阴极表面原子的外层电子,受到一定的热能或电能的激励后,会越出轨道的束缚而成为自由电子。热发射式电子枪的灯丝阴极一般是用钨丝制成的,必须靠电流将灯丝加热到一千度以上,灯丝发射电流密度与灯丝温度及灯丝材料的逸出功有关。以钨丝温度为例,其逸出功为 4.55 电子伏,在工作温度为 2500K 时,J＝0.5 安/厘米^2。

灯丝温度对电子的发射强度的影响是很大的。如果采用逸出功小的阴极材料,在获得同样发射强度的条件下,还可大大降低灯丝温度。为了使阴极寿命尽可能的延长,要求材料有较高的熔点和较小的蒸发率,并且不容易受空气侵蚀而中毒。钨丝的熔点为 3655K,在工作温度为 2750K 时,蒸发率为 0.0043 毫克/厘米・秒,但钨丝的耐侵蚀性较强。氧化物阴极的逸出功更低,例如氧化钡的逸出功只有 2.8 电子伏,但其耐蚀性差,一般只适宜在 $10^{-5} \sim 10^{-6}$ 毫米汞柱的高真空下工作,在 10^{-4} 毫米汞柱时,其发射本领显著下降,在 10^{-3} 毫米汞柱下工作时,甚至会严重中毒,不能再继续使用。

8.3.4　医用直线加速器的功能及技术指标

1. 医用直线加速器的功能

早期的医用加速器一般是低能机,只能输出单光子低能 4MV 或 6MV 的 X 线。为了满足不同部位和不同深度病灶的放疗需求,现代医用电子直线加速器可以设计成为输出高能和低能双光子甚至三光子 X 线,并有多档电子射线可供选择。电子射线能量的典型组合是最低 4MeV,最高 21MeV,中间再穿插几档,形成较为合理的能量阶梯,如电子射线能量为:4MeV、6MeV、8MeV、10MeV、12MeV、15MeV、18MeV、21MeV 等。通常,腹部或胸部较深部位的病灶可选用高能 X 线,较浅部位的病灶选用低能 X 线;而皮肤或皮下较浅部位的病灶则按照需要选择不同能量的电子射线,这就可以做到一机多用,可以充分满足不同的临床需求。

另外,为了能够实现多角度、全方位照射,以达到既能躲避重要器官,又能得到所期望的剂量分布状态,现代医用加速器的机架、辐射头和治疗床都可以做 360°旋转,并且三条中心轴线相交于一点,这个三线合一的交汇点就称为"等中心"。当把病灶置于等中心位置时,就可以在任何角度和任何方位进行照射,以达到最佳的剂量分布,从而得到最好的治疗效果。

可见,现代医用电子直线加速器的基本功能是:既可以输出双光子甚至三光子 X 线,又可以输出多档电子射线,这是以往任何放疗设备都不能比拟的。同时,既可以单角度静止照射,也可以等中心立体照射,从而达到最佳的三维剂量分布状态,取得最好的治疗效果。

2. 技术指标

医用电子直线加速器的主要性能指标可以分为射线质量指标和机械精度指标两部分。

射线质量指标包括:

(1) 光子或电子射线的能谱特性　即光子或电子射线输出的能级。国家标准规定直线加速器的输出 X 射线能量误差不超过±2%。

(2) 射野(照射区域)内的射线平坦度　国家标准要求当直线加速器射野大小在 5cm×5cm~30cm×30cm 时,平坦度误差要小于±3%;当射野大于 35cm×35cm 时,平坦度误差要小于±5%。

(3) 射野(照射区域)内的射线对称性　国家标准要求直线加速器设定的射野内最大剂量点 Dmax 与最小剂量点 Dmin 的比值小于 103%。

机械精度指标包括:

① 等中心精度　通常规定等中心精度不能大于±1mm。

② 射野精度　国家标准要求当直线加速器射野大小在 5cm×5cm~15cm×15cm 时,半影要求小于 7mm;当射野大于 15cm×15cm 时,半影要求小于 8mm。

8.4　伽玛刀(γ-刀)治疗系统

8.4.1　γ-刀治疗系统概述

1. γ-刀治疗的特点

γ-刀又称立体定向伽玛射线放射治疗系统,是一种融立体定向技术和放射外科技术于一体,以治疗颅脑疾病为主的立体定向放射外科治疗设备。其思想源于 20 世纪 50 年代 Leksell 等科学家对立体定向放射外科的理论。关键的设计是把多个放射源(179 个或 201 个)准确聚焦到一个固定的焦点上,通过精确的立体定向,将经过规划的一定剂量的伽玛射线集中射于体内的预选靶点,一次性、致死性地摧毁点内的组织,以达到外科手术切除或损毁的效果。用伽玛射线代替手术刀,其治疗照射范围与正常组织分界非常明显,边缘如刀割一样,人们形象地称之为"伽玛刀"。

目前,伽玛刀分为头部伽玛刀和体部伽玛刀。头部伽马刀治疗可以避免传统神经外科开放式颅脑手术所带来的术后出血、感染及损伤颅内重要功能结构的危险,并且可对脑深部(包括脑干在内)手术禁区的肿瘤和脑血管畸形施行确实有效的治疗,创建了一种不开颅的、无血无痛的颅内手术方法,从根本上改变了治疗脑肿瘤必须经开颅手术切除的传统观念。

伽马刀(放射外科)与普通放疗的区别,主要表现在以下两个方面:

（1）治疗疾病的机理不同。普通放射治疗是利用肿瘤组织相对于正常组织增殖快，周期短，对放射线的敏感性来治疗疾病，其对肿瘤的治疗作用依赖于周围组织的可耐受剂量。而伽马刀（放射外科）则是使用一次超常规大剂量的窄束电离射线束精确聚集于靶点，使之产生局部性的破坏，利用靶内组织与周围组织所受的辐射剂量差或梯度而达到治疗肿瘤的目的。从理论上说，放射外科治疗并不依赖于周围组织的可耐受剂量。

（2）设备定位和治疗的精度不同。普通放射治疗的定位精度远低于放射外科的要求，放射外科的定位精度一般小于 2mm，通过数学几何原理，由计算机处理得到的剂量学参数，误差一般小于 5%，传统放射治疗远远不及。根据病灶的大小、形态。相应的规划剂量分布，裁减剂量场的大小、形态，三维立体的适形过程使放射外科无论在时间上还是在空间上比传统放射治疗更加精确。

目前临床上应用的 γ-刀系统基本上都是以 201 颗 ^{60}Co 为辐射源的高精度聚焦放射治疗系统，该系统的外形结构，见图 8.15。

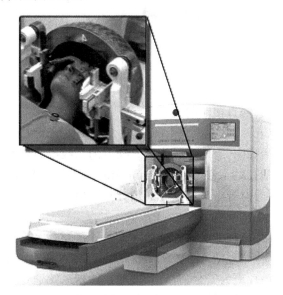

图 8.15　伽马刀典型外形结构及定位头盔

2. γ-刀的治疗原理

为了避免大剂量射线治疗深部病灶时损伤周围组织，γ-刀把照射源分布成一个半球面，如 Leksell 伽马刀，将 201 个射线源（^{60}Co）均匀几何分布在一个半球壳体中，201 束射线经过准直器和头盔聚集于球心，显而易见，球心的辐射强度是每束射线的 201 倍。因此，只要我们选择合适的辐射剂量，球心（焦点）位置的辐射强度足以摧毁病变组织。而 201 束入射的射线所穿过的组织却可以不受损伤，从而达到治疗的目的（图 8.16）。

3. γ-刀的主要类型

目前，伽马刀主要有了两种类型：静态聚焦伽马刀和旋转聚焦伽马刀。

（1）静态聚焦 γ-刀。有三种类型的静态聚焦 γ-刀，U 型、B 型和 C 型。

U 型 γ-刀上部的半球形机壳内为 201 个 ^{60}Co 源的安放处，每个 ^{60}Co 沿 48°弧形排列，并与治疗床交叉成 80°角。201 个源聚焦向一点，该点距各个源距离的总和为一定值。在机壳内

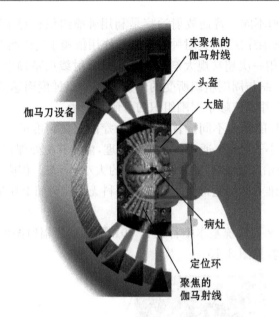

图 8.16 伽马刀治疗原理

部,每个源均被不锈钢双重包裹,每个线束管都装有源帘、钨合金前置准直器和一个铅准直器。该设计保证了无射线从屏蔽门直接泄漏。

B 型 γ-刀有 201 个 ^{60}Co 源,排列成 5 个圆圈,在源体以彼此 7.5°夹角排列。中央线束轴水平通过聚焦点,平行于治疗床,有两叶屏式门。线束的二级准直器是一个钨合金头盔,通常有 4 种类型,每种头盔上的孔的大小分别为 4mm、8mm、14mm 和 18mm 直径。孔径不同,可在聚焦点上形成直径不等的射野。为调整等剂量分布,可将 201 个孔中的某些堵塞以避免射线经此照射脑重要部位。

C 型 γ-刀是目前国际最先进的放射外科治疗设备。在原有 B 型伽玛刀的基础上,推出了自动摆位系统和自动坐标检测系统,消除了人工操作的误差,使治疗精度达到 0.1mm。并缩短了操作和治疗时间,使治疗更为安全、有效和便捷。计划系统通过实时剂量计划、自动计划程序、图像融合、三维显示等功能,使伽玛刀治疗中高智能的自动化程度有了一个飞跃。

(2)旋转聚焦 γ-刀。旋转式 γ-刀采用旋转聚焦原理,在一个半球壳体上呈螺旋状分布着 30 个 ^{60}Co 放射源,射线经准直器的引导、准直、旋转,准确地汇聚在球心形成焦点。在治疗时,用立体定位系统将预选病灶对准焦点,病灶处受到连续的大剂量的 γ 射线辐射,一次性地摧毁病灶,而周围正常组织仅受到微量 γ 射线辐射,因此其损伤程度被降至最低。

8.4.2 γ-刀治疗系统的结构

以一智能型 γ-刀治疗设备为例,系统主要由放射源系统、准直器系统、立体定位系统、电气控制系统和治疗计划系统等组成。其机械结构如图 8.17 所示。

1. 放射源系统

放射源系统由射线源装置(源体、^{60}Co 密封放射源和外准直器)、驱动装置和屏蔽装置组成。

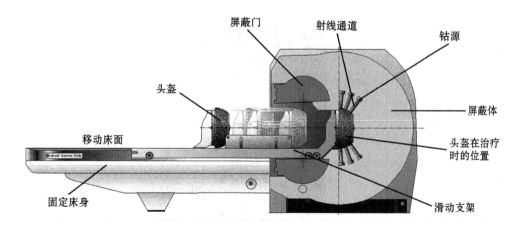

图 8.17 伽马刀机械结构

（1）源体。按一定经纬度分布放置^{60}Co 密封放射源，源放射出 γ 射线形成锥顶角不等的射线锥面。

（2）外准直装置。用以引导 γ 射线在焦点处聚焦，同时还具有在非治疗状态下屏蔽 γ 射线进入治疗空间，与屏蔽门一起达到双重屏蔽效果的功能。

（3）屏蔽装置。由屏蔽体和屏蔽门构成，共同对 γ 射线进行屏蔽，以保证工作环境安全。屏蔽体还具有固定传动机构和屏蔽门的作用。

（4）驱动装置。源体和外准直器上分别装有直流伺服驱动装置，源体旋转时，可实现治疗时的聚焦和非治疗时间的屏蔽。

放射源装置与外准直装置构成同心的球冠体，通过驱动装置实现它们所需要的运动。射源装置与外准直装置的相对转动可实现准直器的更换，从而得到大小不同的焦点剂量场；治疗时，射源装置与外准直装置则进行同步旋转。

2. 准直器系统

^{60}Co 钴源被安放在一个半径大约为 400mm 的半球壳体上，它们沿着 5 个平行环分布，并且每个孔间的轴线互相为 7.5°，每个源之间相距大约 60mm。

每一束的通道包含有一个安装在屏蔽体的固定的准直器系统（外准直器）和一个安装在头盔上的可改变的末端准直器（内准直器），原理如图 8.18 所示。当头盔是在治疗位置时，全部的准直器系统形成一个圆锥形的通道，并且有一个圆形的横断面的射线束，这些通道分别从源射向公共焦点。

头盔准直器有两个功能，一是将钴放射出的伽玛射线准确导向聚焦点；二是通过不同的孔径，控制每束伽玛射线的大小，如图 8.19 所示。头盔上的准直器可以根据病灶的情况更换，一般有四到五种准直器尺寸供选择，并且必要时某些孔可用塞子堵住。

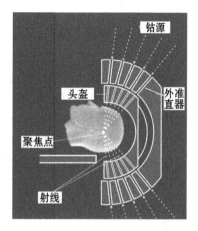

图 8.18 准直器原理图

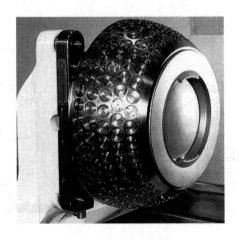

图 8.19 头盔

3. 立体定位系统

立体定位系统包括：基础环、立体定位框架、摆位框架、头型测量器等组成。

（1）基础环。对头部 γ-刀而言，基础环是利用局部麻醉，通过特定的固定支杆和螺丝固定到患者的颅骨上，成为人体颅骨的一部分而与颅骨形成刚性结构，从而在患者的治疗部位建立

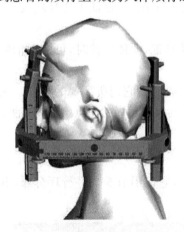

图 8.20 头部定位环

起一个保证从定位、计划设计到治疗的整个过程中不变的三维坐标系统。基础环属于手术固定型或有创型，它能达到很高的体位固定精度，是联系影像定位和治疗摆位两大部分的核心部件，如图8.20所示。

当 γ-刀应用到胸部和腹部的病变治疗时，因其解剖部位的特殊性和使用分次治疗模式，不可能再用有环系统，因此必须建立起一个类似于头环的替代系统。就其方式而言，可分为三种，即：①用治疗部位三个或以上的特殊骨性结构作为标志点；②在病变周围用手术植入三个或以上的金属标记作为标志点；③在治疗部位的皮肤上找到三个或以上的标记点。无论是体内标记还是体外标记，均要符合形成类似于颅内及头颈部的头环与病变间类似的刚性结构。

这样在每次治疗摆位时，通过它们可以知道治疗体位下的靶区中心位置，就整个治疗过程而言，设置标记点时必须要考虑以下因素，即：①呼吸和器官的运动对病变（靶区）的影响；②治疗部位的皮肤弹性移位对标记点实际位置的影响；③定位和摆位时标记点的确认方法。

（2）定位框架。包括定位标尺和定位床。

定位标尺用于对病灶的诊断定位，可沿床两侧沟槽上下做纵向滑动。定位标尺顶板内嵌有 CT 和 MRI 可成像的 N 形或 V 形标志线，与设在定位床底部的标志线对应，形成决定靶区位置的定位坐标系。计算机系统借此可计算出病灶在坐标系中的坐标值及其和治疗焦点的坐标关系。

定位床是治疗床的一部分，床沿外侧沟槽用于安放摆位架和定位标尺。床边刻度用于摆

位架和定位标尺位置的确定。床板底部有两条 CT 和 MRI 可成像的纵向标志线,与定位示尺的 N 形线一起构成确定靶区位置的定位标志系统。

(3) 摆位框架。对于头部 γ-刀,摆位框架是直接安装在治疗机的床头上,由带有 X、Y、Z 的标尺和坐标指示器组成。摆位框架与定位框架相同,均以基础环为坐标的参照物,由治疗计划系统计算出来的靶区中心坐标,通过治疗床的运动置于 γ-刀治疗的焦点位置。摆位框架的坐标指示器都采用毫米分度尺,若用电子指示器,则每次摆位时必须将其调整到坐标原点。

(4) 头型测量器。头型测量器用于测出颅体外形,读出头皮到中心在各方位的距离,并依此计算出头皮到病灶在各方位的距离,供剂量计划时应用。它是一个过半球的壳体,下面有四个定位销,可与基环上的定位孔配合,球面上布置了 24 个指向球心的空心圆柱,形成 24 个向心测距孔,测量杆穿过测距孔,按孔的外端面读取测量杆的刻度。

4. 电气控制系统

电气体控制系统由控制台、电气控制柜、电源系统和电器控制软件等部分组成。

电气控制系统用以控制屏蔽门开关,床定位,源体、准直器的选位、旋转等动作,治疗数据输入,治疗过程设备状态的显示以及对设备和患者的监视。为保证治疗过程中患者和操作人员的安全,系统还设置了各运动部件之间的状态联锁和声光报警。电气控制系统接受治疗计划系统制定的治疗参数,并按照操作者的指令准确可靠地予以执行。

(1) 控制台。包括操作台、监视系统、对讲系统等部分。

操作台装备有控制按钮、状态指示灯、报警器、计时器等。通过操作控制盒预置治疗数据及监视设备的运行状态;通过对操作台上的控制按钮的操作可控制系统的运转、启停;通过指示灯还可随时了解 γ-刀的运转情况。另外,操作台上的蜂鸣报警器在系统发生重大故障时能够发出报警,提醒操作人员注意。计时器系统用于治疗时对辐照时间的控制,由两个独立的计时器组成。开始辐照时,一个计时器正向计时,另一个计时器反向计时,计时值在操作台的显示器上显示。它们能独立中止辐照过程。

监视系统用于适时观察整个治疗过程。监视器置于操作台上,摄像机镜头分别正对治疗床前后端。根据观察需要,可调节清晰度、视野和进行视频切换。

对讲系统用于在治疗过程中操作人员与患者之间的双向通话。操作者通过和患者的交谈,随时了解患者的感受,并通过适当指导缓解患者的紧张情绪,及时处理一些事项。

(2) 电气控制柜。是本机的电控中枢,集中了电控部分大多数硬件装置,整个系统的运动由电控柜内的控制器控制。电控柜和各部分之间通过电缆联系。

(3) 电源系统。由市电供给,内置在线式不间断电源(UPS),再经过各变换装置变换成所需的各种交直流电压。在线式不间断电源可在外界电源断电后,使设备正常运行 30 分钟以上,不至于因突然停电而中断正在进行的治疗过程。

5. 治疗计划系统

治疗计划系统由硬件平台和软件系统组成。硬件平台包括:图像工作站,PC 机,扫描仪,打印机,HUB,UPS 电源。

治疗计划系统为临床医生提供交互式诊断设备断层图像的二维重构和数据可视化工具,能够输入和处理图像数据,确定体表、病变组织靶区及体内其他感兴趣组织的几何描述;通过治疗参数计算、治疗剂量给定和治疗时间计算,计划出治疗方案;通过三维图像显示和治疗方案模拟为医生提供治疗方案的直观表示;用多种方法评估治疗方案,并将治疗计划结果打印输出,形成特定格式的治疗文件供电气控制系统使用。

8.5　X-刀治疗系统

8.5.1　X-刀治疗系统的特点

X-刀是以医用加速器为核心设备,附加三维立体定向定位装置,在现代影像设备(CT、MRI等)和计算机技术的配合下,实施定向精确治疗的放射治疗设备,根据治疗的部位,X-刀系统可分为头部 X-刀系统(如图 8.21)和体部 X-刀系统(如图 8.22)。其特点是小射野、聚束、大剂量。

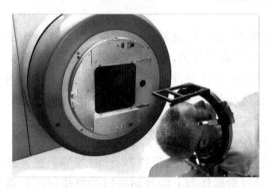

图 8.21　"头-刀"设备实例

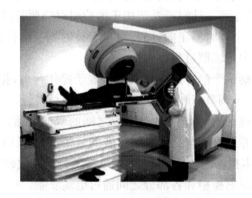

图 8.22　"体-刀"设备实例

X-刀系统的基本工作原理与伽马刀类似,即在医用直线加速器上采用三级准直器系统或特定限束装置,经过非共面或共面弧形照射或多野集束技术,将直线加速器产生的高能 X 线从空间三维方向上聚焦在肿瘤组织上,杀灭肿瘤细胞。X-刀治疗是要在 CT 图像引导下,经过TPS 系统的精确规划,定位系统准确定位后实施。X-刀治疗可实施单次或分次照射,达到最大限度地杀灭肿瘤细胞,保护正常组织的目的。

X-刀系统不但与 γ-刀系统具有相同的治疗优势和治疗效果,而且可以一机多用,平时作普通放疗设备,需要时可作为 X-刀使用。

近年来,X-刀立体定向放疗技术的发生和发展经历了以下变化:适用范围从颅内扩展到颅外,从头部扩展到体部;照射方法从单次大剂量照射发展到分次剂量照射,即立体定向放射治疗(SRT),既保持了 SRS 的优势,有效地杀伤肿瘤细胞,又保持了分次照射的生物学优势,对晚反应组织损伤减轻;固定方法从有创固定到无创固定。

8.5.2 X-刀治疗系统的结构

以头部 X-刀系统为例,系统由直线加速器、定位系统和 X-刀治疗计划系统组成。

1. 直线加速器

直线加速器的结构在第二节中已经介绍,这里不再赘述。

2. X-刀定位系统

实现精确的立体定向照射,需要有多种专门设计的机构与装置,来保证对病灶的精确定位和射束的定向照射。定位系统由以下 4 大部分组成。

(1) 头环。头环的作用是精确地固定患者头部的位置,是联系影像定位和治疗摆位两大部分的核心部件。由于肿瘤或其他病变的放射物理效应和病变组织大小的不同,X-刀治疗通常选择单次照射治疗或分次照射治疗,因此固定头环就有单次和分次头环两种。单次照射头环采用 4 支不锈钢针将头环牢固地固定于患者的头颅上,提供可靠相对不变的坐标基准。与单次头环采用侵入式有损伤固定方式不同,分次照射头环采用牙模固定加头枕辅助的非侵入无损伤的固定方式。它采用左右两个半环结构,安装时将两半环通过拉杆拉开,套入患者头颅。先让患者咬紧右半环上预先咬制好的牙模,当患者感觉正常时,将左右两半环通过拉杆锁紧,依靠左半环上的头枕以及吊带紧紧地将头环与患者固定。

(2) 影像定标架。根据影像设备和方法的不同,影像定标架有 3 种:

① CT 扫描定标架。安装于头环上的 CT 定位架,在周围设有定标柱或在侧面装有定标线,其作用是确定每张 CT 片和 CT 片上每个点的精确位置。因此,患者须戴上这种定标架接受 CT 扫描。

② 血管造影定标架。安装在头环上,在患者血管造影图像中提供计算靶心位置所必需的标识点,从而得以进行精确的靶心定位。

③ MRI 核磁定标架。结构同 CT 扫描定标架,只是它采用空心碳纤维杆,内部充灌用于核磁显影的硫酸铜溶液。

(3) 仿真校验设备。用于验证在用设备的机械精度,保证将靶心调整到等中心的正确位置并满足精度要求。

① 靶心坐标仿真仪。靶心坐标仿真仪是一个精密的三维坐标仪。根据治疗计划给出的靶心坐标,在靶心坐标仿真仪上可模拟出靶心的空间位置。再利用仿真夹具就可将该空间点移至地面等中心定向仪上,调节坐标,即可将该点移至等中心点进行模拟照射。

② 摄片校验装置。为检验整机的定位精度,需进行靶心仿真,并通过三维坐标头架的移动,使靶心定位于等中心。检验等中心定位精度的方法是将一胶片放入胶片夹内进行 X 射线照相,比较胶片和胶片测量样板即可测得靶心的定位偏差。

(4) 三维坐标立体定向装置。立体定向照射的含义是通过专门设计的准直器,将窄射束X线准确地聚焦于靶区(病灶),而使周围正常组织受到最小的损伤。它由准直器和等中心定位装置两部分组成：

① 准直器。安装在直线加速器头部的准直器的作用是根据病灶的大小和形状形成窄射束并对准靶区。一般采用圆形射束，按照一定间隔配置有 10 至 15 个不同直径的准直器。

② 等中心定位装置。利用医用电子直线加速器进行立体定向放射外科治疗，根据病灶部位和大小的不同，采用多个非共面聚焦照射弧。定位系统首先按照治疗计划中给出的靶心位置，将靶心放置到加速器的等中心上，在治疗过程中加速器按照计划中给定的照射弧旋转，其射束始终对准靶心，达到大剂量集中照射的目的。

为实现将靶心准确地放置到加速器等中心上，固定头架可以采用两种方案，一种是地面等中心定向装置，另一种是床上等中心定向装置。下面分别予以介绍：

① 地面等中心定向装置。靶心定位照射治疗系统是 X-刀系统实现精确定位的核心，它通过两销一球固定于地面，通过万向支承座和直线加速器头部实现柔性连接，通过调整三维坐标头架可以将靶心精确地定位于加速器等中心处，由于三维坐标头架和治疗床的分离从而保证照射精度不受治疗床的影响。通过二次准直器限定直线加速器光束，确保 X-刀治疗的准确。

结构组成：定向仪的中心部件为三坐标头架，如图 8.23 所示，头架上有 3 个可移动的相互垂直的坐标轴。当三轴读数均为零时，在头架安装头环坐标系的零指针，其尖点就是头环定位系统的等中心点。当治疗计划系统依据 CT 扫描图像确定出病灶靶心坐标值后，则可通过移动三坐标头架（反方向）将靶心定位在头环定位系统等中心上，经仿真校验确认，即可实施立体定向放射治疗。

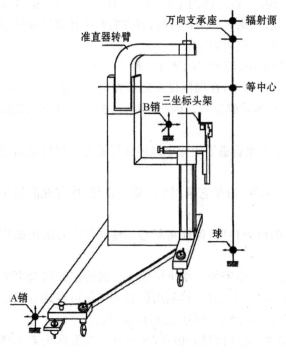

图 8.23　地面等中心定向装置

地面等中心定向装置的优点是精确度高，特别是当直线加速器和治疗床的精度不高时，它可能自行保证 X-刀治疗所要求的定位和照射精度；其缺点是由于等中心装置安装在地面上，占用了一部分空间，使加速器不能作 360°旋转，从而损失了部分照射角度。

② 床上等中心定向装置。主要由床上定位调节器和靶点定位框组成。

· 床上定位调节器。立体定向装置核心定位部件，用于将患者头环及其靶点坐标系固定在床头位置上。通过三向（X、Y、Z）微调装置将靶心（病灶）精确定位到加速器等中心点，保证治疗计划的准确实施。

· 靶点定位框。其上贴有患者待治靶点的病灶图形及中心，调整治疗床的高低、前后和左右，粗调病灶中心至直线加速器的激光定位器的等中心，再利用床上定位调节器微调坐标架进行精确调节，将病灶图形中心准确地定位于直线加速器等中心上，即可进行照射治疗。

固定于床上的等中心定向装置机构简单，安装方便，不妨碍加速器做 360°旋转，可选照射弧的范围增大,便于制订治疗计划。由于直线加速器与治疗床的精确度较高,床上装置被更多医院采用。

3. X-刀治疗计划系统

X-刀治疗计划系统主要由如下设备组成:工作站、显示器、光盘驱动器、图像扫描仪、网络服务器、打印机等。工作站是 X-刀治疗计划系统的心脏,用于二维图像重建、治疗计划设计等。网络服务器和图像通信接口用于与 CT 和 MRI 影像设备的数据通信。打印机等输出设备用于保存有价值的患者资料。

8.5.3 X-刀治疗系统的摆位

1. 单平面旋转照射与多平面旋转照射

直线加速器机架做圆周运动。在实际治疗中,机架从起始角旋转到终止角,完成一段圆弧运动。在圆弧上任意位置,加速器输出的 X 射线均照射在圆心上,该圆心即为加速器等中心。如果将治疗床固定在某一位置,通过加速器机架旋转的照射方法,称为单平面旋转照射,射束旋转形成一个通过等中心的平面状照射野。

如将床位改变一个角度,则又形成一个新的照射面。依此类推,则可形成多个通过等中心的照射面,于是等中心区域照射野的辐射剂量是多个照射面辐射剂量的叠加,形成非共面的多弧聚焦照射,如图 8.24 所示。

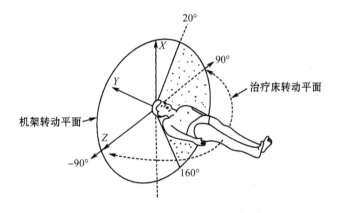

图 8.24 非共面的多弧聚焦照射

X-刀治疗就是应用这种治疗方式,使总照射剂量在靶区内高度集中而在靶区外形成锐减性分布。

2. X-刀的 3 个机械轴

机架的旋转和治疗床位置的变动始终是绕两个轴线进行的,加上准直器中心轴线,3 轴相交于一点,即等中心点。图 8.25 中的三条虚线:虚线 G 为机架的旋转轴,T 为治疗床的旋转轴。治疗床是绕 T 轴做水平旋转,机架绕 G 轴做垂直平面内的旋转时,准直器中心轴与 G 轴垂直相交。在床角处于任何位置、机架旋转至任何角度均应保证这 3 个轴始终相交在等中心点上。这是 X-刀系统等中心定向装置的关键,并称这三条轴线为 X-刀的机械轴。

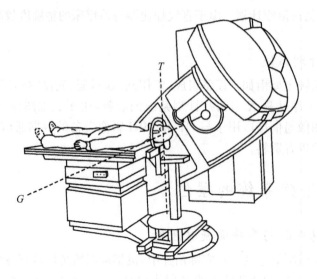

图 8.25　X-刀的机械轴

当实际进行 X-刀治疗时,要求这三条轴线相互交叉在一半径小于 1mm 的球内,这个要求也是进行 X-刀等中心立体定向装置设计的基本要求。

8.5.4　X-刀治疗过程

X-刀治疗是一种微侵袭性的治疗方法,以非手术方式治疗颅内疾病。其适用范围主要包括脑血管畸形、颅内肿瘤和某些功能性疾病。病灶的直径小于 3cm 较好,对 4～5cm 的大病灶可采用分次治疗。对脑外伤、颅内出血、脑血管栓塞及硬化破裂、颅内高压等急症或必须马上解除症状的疾病不能使用。对于表浅、手术简单、安全的颅脑病变,目前也多采用开颅手术治疗。

(1) 患者准备。严格掌握 X-刀治疗适应症,选好患者。会诊时要求多科医生参加,充分考虑治疗中、治疗后可能出现的各种情况,并对 X-刀治疗可能出现的并发症予以充分注意。

对高血压、心脏病、有麻醉反应的患者,至少提前一天住院给予必要的饮食管理、静脉输注及监护准备等。如影像需增强,提前一天做碘过敏实验,若需要可加基础麻醉。

(2) 安装固定照射头环。

① 核查原有 CT、血管造影等诊断资料,确定头环的大致安放位置。

② 安装头环应尽可能使头环水平,使病灶位于 CT 扫描定标架上、下环之间,并位于定标架中央位置。

③ 局麻并用颅骨钉固定头环,在颅骨钉对应头皮处进行局麻。待麻醉起作用后,分多次对称地按顺序拧紧颅骨钉。

(3) 记录 CT 扫描前头环位置。在患者的头部选择几个标识点,使用专用工具进行测量并记录。

(4) CT 扫描。在 CT 扫描时,必须明确以下问题:

　　① 扫描放大倍数不变、CT床高不变、每层 9 个标志点必须清晰可见、病变层面的扫描层距为 2～4mm,从下向上扫描。

　　② CT扫描结束后,必要时检查头环位置是否变动。若无变动,可取下 CT 扫描架。否则重新扣紧头环,再做 CT 扫描。

　　③ 对于脑动静脉血管畸形的患者必要时需做 DSA 造影。

　　(5) 治疗计划设计。通过 PACS 或存储设备将患者影像数据输入到治疗计划计算机,医生与物理师一起利用影像学数据勾画病灶和需要保护的关键结构,选择可用的照射弧,制订X-刀治疗计划。

　　打印出治疗计划结果及摆位治疗单,并由物理师、放疗医生检查、签字认可后,交由放疗技术人员执行。

　　(6) 加速器准备与等中心验证。

　　① 安装等中心定位装置,将加速器的初级准直器置于 6.0cm×6.0cm。

　　② 等中心定位精度验证。等中心定位装置安装完成后,需由物理师仔细检查系统的定位精度和加速器的综合精度,必要时需摄片检查确保系统的等中心定位精度符合治疗要求。

　　(7) 立体定向出束照射治疗。

　　① 定位坐标检查。检查定位系统的坐标值,注意检查时应与患者实际病变位置相联系,以免出错。

　　② 检查照射头环的位置是否变动,如有变动需重新做 CT 扫描、重做治疗计划。

8.6　近距离放射治疗机

8.6.1　近距离后装治疗机的工作原理

　　近距离治疗(brachytherapy)是放射治疗的主要手段之一,与外照射相比,放射源到治疗部位的距离非常近。这一技术最显著的优点是辐射能量的绝大部分被患者的肿瘤组织所吸收,可最大限度地杀灭肿瘤细胞,而正常组织及邻近的敏感器官很少受到照射。正是由于这一特点,近距离治疗往往被视为“高剂量-高精度”放射治疗的重要方法之一。20 世纪 80 年代以后,高新技术不断向医学领域渗透,近距离后装治疗机不断得到完善,现代后装治疗机具有电脑控制的信息处理系统和相应的剂量计划系统,并有可靠的剂量监测系统和安全保障系统。

　　内照射近距离后装治疗机的基本工作原理是:首先按照不同部位选用合适的“施源器”,并通过腔道或组织间置入的方法将施源器紧贴在病变部位,然后由控制系统自动将放射源送进施源器实施近距离放射治疗。宫颈癌的治疗示意如图 8.26 所示。由于是事先置入施源器,然后由机器自动将放射源送入治疗部位的施源器内,所以称这种设备为近距离后装治疗机,简称后装机。

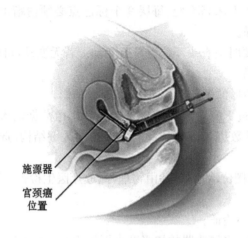

图 8.26　肿瘤近距离治疗示意图

施源器
宫颈癌
位置

8.6.2　近距离后装治疗机的构成

内照射近距离后装治疗机的基本结构包括：后装治疗机、各种施源器、治疗计划系统和操作控制系统等四大部分。

1. 后装治疗机

基本结构包括机座、立柱、机头和放射源 4 个部分。后装治疗机的实物外形如图 8.27 所示。

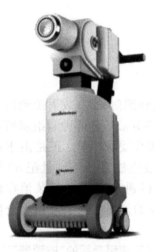

图 8.27　后装机外形

（1）机座。最下端的机座是整台设备的基础部件，底部装有滑轮可以在室内移动调整位置，并有电路接口，可以与电源和操作控制系统进行连接控制。

（2）立柱。中间部分就是立柱，立柱有固定式和升降式两种类型，目前一般是采用电动升降式结构，以便于根据患者位置调整机头高度。

（3）机头。最上面的机头是后装治疗机的核心部分，内有储源器、驱动器、施源器接口和放射源出源位置检测装置等部分。

储源器处在机头的中间部位，是在钢壳内浇灌铅钨合金铸造而成，中间留有一个很小的空腔，是平时储存放射源的地方，以保护工作人员不受射线照射；在储源器的后面部分是驱动器，它可以根据计算机指令，将放射源拉回储存或送出去用于治疗；储源器的前面设有放射源出源位置检测装置，用来随时检测放射源的出源情况和出源位置；机头的最前面是可以与施源器连接的接口，如图 8.28 所示。一般设有多个接口，可以根据临床需要同时连接多个施源器，在计算机的控制下分别出源治疗，以达到比较理想的剂量分布效果。

（4）放射源。现代近距离后装治疗机使用的放射源是放射性核素[192]Ir，这是一种高剂量率放射源，放射出的是 γ 射线，其平均能量为 380keV。出厂时的初始放射性活度为 10～12Ci，

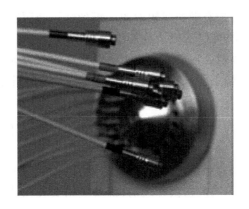

图 8.28 施源器接口

半衰期只有 74d,约 6 个月时间就需要更换新源。

^{192}Ir 源的物理机械性能比较好,可以做成各种形状。后装治疗机使用的铱源一般是做成颗粒状,体积只有米粒大小,出厂之前被封装在不锈钢包壳里面,并焊接在特定长度(一般是 1~1.5m)的驱动钢丝的一端,钢丝截面直径与不锈钢包壳的外径相同。然后,将焊接铱源的一端插到一个铅罐里面锁住,以便进行储存和运输。钢丝的另一端露在外面,换源时,工作人员将钢丝露在外面的一端连接到后装治疗机的驱动器上,通过施源器接口,由驱动器自动将铱源拉到机头中间部位的储源器内备用。

通常,后装机内部都要设置一套与铱源(真源)钢丝长度一致的"假源"钢丝。在进行实际治疗之前,要先送出假源检验管路是否畅通,以避免"卡源"现象。假源检验无误后,再送出真源进行实际照射治疗。

2. 施源器

施源器是内照射近距离后装治疗机的重要组成部分,图 8.29 就是部分施源器的实物图。其作用是:在治疗之前,先将施源器置于病灶附近,接口处与主机连接。根据被照射腔体或组织的不同部位和不同形状,可以设计制作各种各样的施源器。施源器的外形要与相应部位的

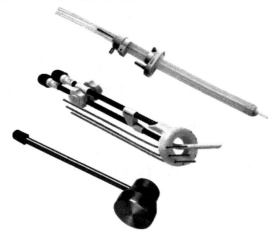

图 8.29 施源器实物图

腔体吻合,内部正好能够插进带有颗粒状辐射源的钢丝绳。施源器的另一端与机头最前面的施源器接口连接之后,辐射源可以从机头内的储源腔里通过连接通道直接输送到病灶部位。当进行内照射放射治疗时,辐射源可以通过施源器以步进方式移动到所需要的照射部位进行逐点照射治疗,治疗结束后,辐射源被机器自动拉出施源器,退回机器的储源腔内储存备用。

3. 治疗计划系统

要开展近距离后装治疗技术,治疗计划系统不可缺少。治疗计划系统一般包括硬件和软件两个部分。

治疗计划系统(包括操作控制系统)的硬件设备见图 8.30。硬件包括图像资料输入设备、治疗计划设备等。在进行近距离放射治疗之前,都要应用安装在计算机上的专门软件设计治疗计划。

治疗计划系统的软件一般包括图像输入处理和图像输出功能、剂量规划与计算功能和治疗计划的评估与优化功能。

治疗计划设计的好坏,直接影响治疗效果,因此,往往要进行多次修改和优化处理。在得到主治医师认可后,可通过软盘或其他传输方式将治疗计划传输到操作控制系统进行治疗。

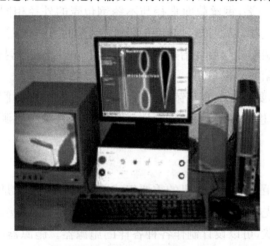

图 8.30 后装机计划和控制系统

4. 操作控制系统

操作控制系统也由硬件和软件两部分构成,计算机通过电缆和控制线路与治疗室内的后装治疗机连接。控制计算机上安装与治疗计划软件相配套的操作控制软件,通过执行计划系统上的治疗计划,实施近距离放射治疗。

与体外远距离放射治疗相比,体内近距离放射治疗具有病灶局部治疗剂量大,正常组织受量少,全身反应轻等优点。除了通过人体的自然腔道实施近距离照射之外,还可以进行术中放疗、组织间置入和表面敷贴等方法完成近距离放射治疗。体内某些部位的病灶,配合体外远距离放射治疗,会取得比较好的治疗效果。

8.6.3　近距离后装治疗机的治疗过程

内照射近距离后装机的治疗过程是,首先对选定的施源器进行消毒,然后将施源器放置在需要近距离治疗的病变部位,如果是用于食管等部位的治疗,还要在 X 线诊断机或模拟定位机上,通过透视并摄像的方法确认施源器的确切位置,并通过专门的图像输入设备将拍摄的 X 线片输入到治疗计划系统的计算机内,通过专业软件设计治疗计划。同时,要将施源器与后装治疗机接通。待准备工作完成之后,工作人员退出治疗室,然后通过操作控制系统,执行计划系统传送过来的治疗计划。当完成一定量的辐照之后,在电脑的控制下,放射源自动退回到储源器,完成一次照射过程,从而实现近距离后装治疗。

这种治疗模式既可以保证治疗精度,又能保证工作人员安全,所以受到放射治疗界的广泛认可,从而获得了广泛的推广应用。

由于铱源是放射性核素,即使废源仍然具有一定的放射性,因此对废源的处理要特别慎重,一般是由供货厂家回收处理,千万不能随意处置。另外,在换源和储存运输过程中,均要使用专门剂量检测仪器进行检测,以免造成意外的放射损伤或放射事故。

思　考　题

1. 分别说明 ^{60}Co 远距离治疗机的优点和缺点。
2. 分别阐述行波加速和驻波加速的原理。
3. 医用电子直线加速器主要有哪几部分组成,各自的作用是什么?
4. 简述伽马刀的治疗原理。
5. X-刀与伽马刀的主要区别是什么?
6. 简述近距离后装机的治疗过程。

参 考 文 献

[1] A·M·柯克. 医用治疗设备——应用和设计[M]. 上海:上海科学技术文献出版社,1988.

[2] 王保华. 生物医学测量与仪器(第二版)[M]. 上海:复旦大学出版社,2009.

[3] 董秀珍. 医学电子仪器维修手册[M]. 北京:人民军医出版社,1998.

[4] 余学飞. 医用电子仪器原理与设计[M]. 广州:华南理工大学出版社,2003.

[5] 沙达赫. 心脏的电治疗学——心脏起搏器技术概论,1993.

[6] S. Serge Barold 等原著,吴永全等译. 心脏起搏器图解阶梯教程[M]. 北京:人民卫生出版社,2006.

[7] 华伟. 经静脉非开胸植入单根电极埋藏式心律转复除颤器[J]. 中国心脏起搏与心电生理杂志,1996,10(3):131-133.

[8] 赵卫全. 高频电刀的基本原理及使用[J]. 医疗设备信息,2001(1):20-21.

[9] 胡宗泰. 国内外高频电刀发展状况[J]. 世界医疗器械,2002(2):56-58.

[10] 蔡晓光. 各种手术电刀的应用特点及选择[J]. 医疗卫生装备,2003(11):40-43.

[11] 郑富强,王国宏. 各类设备性手术器械概况及新进展[J]. 医疗设备信息,2004(8):33-34.

[12] 李忠,许根合. 国内手术器械发展状况和趋势[J]. 医疗卫生装备,2003(10):136-137.

[13] 吴建刚、栾振涛. 医用理疗设备原理构造和维修[M]. 北京:中国医药科技出版社,2010 年.

[14] 乔志恒、范维铭. 物理治疗学全书[M]. 北京:科学技术文献出版社出版,2001.

[15] 谢永林、徐爱华. 理疗机械学[M]. 北京:人民军医出版社出版,1985.

[16] 乔志恒、华桂茹. 理疗学[M]. 北京:华夏出版社,2005.

[17] 燕铁斌. 物理治疗学[M]. 北京:人民卫生出版社,2008.

[18] 张庆双. 医疗保健应用电路集粹[M]. 北京:机械工业出版社,2005.

[19] 郭万学. 理疗学[M]. 北京:人民卫生出版社,1984.

[20] 冯若等. 实用超声治疗学[M]. 北京:科学技术文献出版社,2002.

[21] 孙西钊. 医用冲击波[M]. 北京:中国科学技术出版社,2006.

[22] 孙西钊. 冲击波碎石机的未来发展[J]. 北京:医疗卫生装备,2005,26(7):31-35.

[23] 朱平等. 激光医疗实用技术[M]. 北京:电子工业出版社,1990.

[24] 虞启琏等. 医用激光仪器[M]. 天津:天津科学技术出版社,1986.

[25] 鲁焕章等. 激光医疗手册[M]. 天津:天津科技翻译出版公司,1991.

[26] 宫良平. 放射治疗设备学[M]. 北京:人民军医出版社,2010.

[27] 韩庆俊. 放射治疗技术[M]. 北京:人民卫生出版社,2009.